临床医师诊疗丛书

名誉总主编　夏穗生　黄光英
总　主　编　陈安民　徐永健

中医临床诊疗指南

第3版

主　编　陆付耳

科学出版社
北　京

内 容 简 介

本书在前两版的基础上，根据中医临床诊疗的实际需要，于第一篇证治方药篇中增加了临床常见的危重证“闭证与脱证”，以利于中医临床急症的辨证论治，从而使本书以 17 种基本证为纲，系统地介绍了各证的证候、治法、药物和方剂，便于临床实践时根据中医理法方药的理念进行诊治。第二篇临证备要中进一步充实了“以症求证”的内容，使基于常见症状的分析辨证更成体系，满足临床辨证的需要，同时着意增加了“针灸精要”和“中医调护”两章，旨在使中医临床治疗和调护的方法与措施更为完善，便于临症中查阅辨证分析、脏腑用药、中药配伍、针刺穴位、调养护理以及中药功效和方剂组成等相关资料。本书还对第 2 版的其他内容作了适当删减。面向临床、重点突出、简明扼要、方便实用为本书特色。本书为实用型中医临床工具书，可供临床中医师和医学生随身携带、随时查阅之用。

图书在版编目(CIP)数据

中医临床诊疗指南 / 陆付耳主编. —3 版. —北京:科学出版社,2013. 6
(临床医师诊疗丛书 / 陈安民,徐永健总主编)
ISBN 978-7-03-037923-8

Ⅰ. 中… Ⅱ. 陆… Ⅲ. ①中医诊断学-指南 ②中医治疗学-指南 Ⅳ. R24-62

中国版本图书馆 CIP 数据核字(2013)第 134515 号

责任编辑:康丽涛　戚东桂 / 责任校对:宣　慧
责任印制:赵　博 / 封面设计:范璧合

科学出版社 出版
北京东黄城根北街 16 号
邮政编码: 100717
http://www.sciencep.com
北京天宇星印刷厂印刷
科学出版社发行　各地新华书店经销
*
1999 年 3 月第　一　版　开本:787×960　1/32
2013 年 6 月第　三　版　印张:13 3/8
2025 年 3 月第九次印刷　字数:352 000

定价: 44.80 元

(如有印装质量问题,我社负责调换)

《临床医师诊疗丛书》
编委会

名誉总主编 夏穗生 黄光英

总 主 编 陈安民 徐永健

编 委 (按姓氏笔画排序)

于世英	马　丁	马净植
王　伟	王国平	邓又斌
叶章群	田玉科	田德安
付向宁	白祥军	冯杰雄
朱小华	刘光辉	齐俊英
孙自镛	杜　光	李　锋
李树生	李慎秋	余学锋
汪　晖	汪道文	张　虹
张存泰	陆付耳	陈孝平
罗小平	周剑峰	赵建平
胡绍先	姚　颖	徐　钢
郭铁成	唐锦辉	崔永华
雷　霆	廖家智	漆剑频
熊　薇	魏　晴	魏　翔

《中医临床诊疗指南》
(第3版)编写人员

主　编　陆付耳
主　审　刘沛霖
副主编　胡永红　涂胜豪
编　者　(按姓氏汉语拼音排序)

陈　斌　陈　琢　董　慧
官纯寿　胡少明　胡永红
黄光英　黄召谊　李宝玉
李国成　李鸣真　林云华
刘沛霖　刘艳娟　陆付耳
罗树星　邱绮玉　舒沪英
谭立兴　涂胜豪　屠庆年
万宝俊　吴汉卿　燕群美
叶望云　张明敏

《临床医师诊疗丛书》第3版前言

《临床医师诊疗丛书》于1999年第一次出版，共32个分册；2005年经过修订增至35个分册。本丛书出版至今，大部分分册累积印数均上万册，获得各方好评，深入人心。

随着近年来医学科学飞速发展，临床上新理论、新技术和新方法不断出现，第2版中的内容已显陈旧，难以全面反映学科发展水平和当前临床现状。因此，根据客观形势的变化情况对本丛书加以修订补充，既是时代迅猛发展的迫切要求，也是学科逐步完善的必经步骤。

此次修订保持了前两版的编写风格，仍是在反映学科最新进展的基础上，侧重疾病的诊断与治疗，坚持“使用方便”的原则。我们对35个分册进行了全面的修改，重点突出临床实践部分以及近几年来疾病诊断与治疗的一些新理论、新技术和新方法（特别是国内外新的诊断与治疗标准的介绍和医学名词的更新）。另外，本次改版新增《重症医学临床诊疗指南》、《医院感染预防与控制指南》、《过敏性疾病诊疗指南》、《临床输血指南》、《临床营养指南》、《创伤外科临床诊疗指南》6个分册，根据学科发展将原《胸心外科疾病诊疗指南》细分为《心血管外科疾病诊疗指南》和《胸外科疾病诊疗指南》，共计42个分册。此次改版还增加了线条图、流程图、影像图和表格等，便于读者理解和记忆。

本丛书十余年来一直受到医学界同仁的广泛支持和帮助,我们再次深表感谢;同时也恳请大家继续关注和喜爱《临床医师诊疗丛书》第3版,并提出宝贵意见,以便我们持续改进。编委会对科学出版社的精心编辑表示衷心感谢。

陈安民　徐永健
华中科技大学同济医学院附属同济医院
2013年4月

《临床医师诊疗丛书》第 2 版前言

《临床医师诊疗丛书》1999 年出版了第 1 版，共 32 个分册，本次对 32 个分册进行了全面的修改，另外增加了《老年疾病诊疗指南》、《临床病理诊断指南》、《临床护理指南》3 个分册。第 2 版共 35 个分册，保持了第 1 版的编写风格，重在临床“使用方便”四字。本次修改过程中，突出了近几年来疾病诊断与治疗的一些新理论、新技术、新方法。

本丛书自出版以来，受到了广大读者的欢迎。各个分册都进行了重印，不少分册多次重印。我们感谢大家对本丛书的厚爱，同时也恳求广大读者再次提出宝贵意见，以便再版时修正。编委会对原总主编夏穗生、黄光英、张良华三位教授对本丛书第 1 版所做出的贡献，对科学出版社的精心编辑一并表示感谢。

陈安民　徐永健

华中科技大学同济医学院附属同济医院

2005 年 5 月

《临床医师诊疗丛书》第1版前言

临床医学参考书籍可谓浩如烟海。从大型的学术专著到简明的临床应用手册，内容和形式层出不穷。然而对大多数工作在临床一线的中青年医师来说，尚缺一类便携式专科参考书。这类书在内容上应介乎前述两类参考书之间，既不像大型学术专著那样从基础到临床，庞杂繁复，查阅不便，又不至于像综合性的临床手册过于简单，不能满足临床诊断治疗细则的需要。有鉴于此，我们组织各临床专业科室的专家编撰了这套《临床医师诊疗丛书》。

同济医科大学建校已近百年，一直是国家卫生部直属重点高等医科院校。同济医院是同济医科大学的附属医院，为卫生部第一批评定的三级甲等医院，也是全国文明窗口十家示范医院之一。我们编撰这套《临床医师诊疗丛书》是以这所综合性大型教学医院多年来不断修订的临床诊疗常规为依据，博采各临床专业专家学者们的经验及心得，集临床医学精髓之大成，以现代性、实用性为特色，面向临床一线专业医师和技术人员。

全书由32个分册组成，包括26个临床医学二、三级专业学科和6个临床诊疗辅助专业分册。各分册结合综合性医院的诊疗常规，自临床的一般性问题到专科性疾病，从病因、病理至诊断、治疗，从常用的诊疗技术到高新专科手术及疗法，层次分明地予以阐述，重点在于实用性强的临床诊断、鉴别诊断及治疗方式、方法。

我们的目的及愿望是既为综合性大型医院提供一套全面系统的诊疗常规参考书，又能为临床主治医师、住院医师、研究生、实习医师奉献一套“新、全、实用”的“口袋”书。

全书编写历经一年，全体参编人员付出了艰辛的劳动，经过科学出版社编辑同志们的精心雕琢，全书各分册得以先后面世，我们谨对上述同仁的勤奋工作致以衷心的谢意。本丛书参编人员达数百人之多，故文笔文风殊难一致；限于编写者的水平，加之时间紧迫，疏误之处在所难免，祈望读者不吝赐教，以便再版时予以订正。

夏穗生　黄光英　张良华
同济医科大学附属同济医院
1998年9月

前　　言

中华民族拥有悠久的历史和灿烂的文化，而中医药学更是我国传统文化中一颗耀眼的明珠！中医药学不仅在历史上为中华民族的繁衍昌盛做出了极大贡献，时至今日依然在我国医药卫生事业的发展和人民的医疗保健中发挥着重要作用；中医药学不仅在历史上曾经卓有成效地对外传播，促进了当时的医药文化交流，今天更是以崭新的姿态走向世界，成为国际传统医学中的一朵奇葩。中医药学博大精深，其学术典籍更是汗牛充栋；进入21世纪，中医药学的临床与实验研究成果更是层出不穷。如何在浩如烟海的中医药学著作和当代中医药学研究成果中撷英摘翠，强调辨证论治、着力重点突出、切合临床实用，编辑整理出一本能服务于中医药临床一线医务工作者的临床诊疗指南，并非易事。尽管如此，我们在科学出版社的大力支持下为之进行了不懈努力，还是编写出版了《中医临床诊疗指南》。该书自1999年第1版面世以来，以其章节编目条理清楚、选择内容重点实用、临证查阅方便，得到了广大读者的衷心爱护和热情支持，也提出了一些宝贵的修改意见。为此，我们不断完善修订，更新内容，至今已是第3版。本版第一篇增加了“闭证与脱证”；第二篇进一步充实了“以症求证”的内容，着意增加了“针灸精要”和“中医调护”两章，也删去了部分内容。我们力争为广大读者提供一本非常有用的中医临床“口袋书”，但是由于编者水平有限，兼之编写时间紧张，本书依然存在不少问题。恳请广大读者继续批评指正，以便再版时进一步修改完善。

另外，书中所载犀角、虎骨，根据国发(1993)39号、卫发(1993)59号文，属禁用之列，均以代用品替代。

《中医临床诊疗指南》编委会

2013年4月

目　录

第一篇　证治药方

第二篇　临证备要

第一篇

证治药方

第一章　表　证

表证是外感病发病初期的临床表现。也即是说，表证是外感病特有的一种证型。只有外感病才有表证。外来病邪入侵体表，尚未入里，表现为邪正相争。

证　候

表证乃外感病早期阶段的通称。在临床应用中，根据辨证方法的不同，又有如下的区分：

按八纲辨证，表证又分为表寒证及表热证。

按病因辨证，表证又因六淫病邪兼挟的不同，而有风寒、风热、风寒挟湿、风热挟燥、暑风等诸种表证。

按伤寒六经辨证，称表证为太阳病证。

按温病卫气营血辨证，称表证为卫分证。

尽管提法不一，但从表证的本质来归纳，不外表寒、表热两种证型。

表证的临床症状，可用“肺卫诸症”来概括。“卫”是指出现在全身皮毛肌腠的症状：恶寒发热、头身疼痛等。“肺”是指肺系症状，即上呼吸道症状：鼻塞流涕、咽痛咳嗽等。

确定了表证后，须进一步辨明其为表寒证或表热证（表1-1-1）。

表 1-1-1 两型表证的鉴别

证	恶寒发热	头身痛	口渴	肺系症状	舌象	脉象
表寒证	寒多热少	明显	无	轻,寒象	质淡红,苔薄白	浮
表热证	热多寒少	轻微	轻	重,热象	边尖红,苔微黄	浮数

风寒表证之轻者,如风寒感冒,仅自限于表证。风寒表证之重者,如上呼吸道感染,治疗不当,按六经传变入里。

风热表证之表证阶段短暂,易入里化热,按温病卫气营血传变。

现代医学诊断的感冒、流行性感冒、上呼吸道感染、急性支气管炎、肺炎、麻疹、百日咳等病的发病初期,皆表现为表证。一些传染病的初期,尽管无明显上呼吸道症状,只要具有恶寒发热、头身不适症状者,仍为表证。

治　　法

治疗表证的方法称解表法,又称汗法,是用辛散透发的方药以开泄腠理、逐邪外出的一种治法。由于外邪侵犯人体,多始于皮毛,故当病邪在皮毛肌腠尚未入里之际,就应采用解表法,使邪从汗解。

由于表证主要分表寒、表热两种证型,解表法也相应地分为辛温解表与辛凉解表两大类。

辛温解表与辛凉解表二者的主要区别在于选用解表药物的性味有辛温和辛凉的不同。就其作用而言,辛温解表方药的散寒发汗作用较强;辛凉解表方药的发汗作用较弱,主要是疏风清热。

宣肺亦称解表法,其与解表略有不同。宣肺在于解除外邪束肺;解表在于解除外邪束表。前者重在治疗鼻塞流涕、咳嗽咽痛等上呼吸道症状;后者重在治疗恶寒发热、身痛骨楚等全身症状。

解肌亦属于解表法,是治疗外感病初起有汗的治法,分辛温解肌与辛凉解肌。前者的代表方是桂枝汤;后者的代表方是柴葛解肌汤。

解表法中尚包括疏表、疏风及透疹。使用发表作用较弱的药物,不一定发汗即能解除表证的治法叫疏表。使用善于疏散风邪的药物以祛风为主的治法叫疏风。能助麻疹顺利透发的解表法叫透疹。此外,体虚之人患外感表证还须结合补益药使用,此称扶正解表。不论为何种解表法,概以辛温解表法与辛凉解表法归纳之。

(一) 辛温解表法

本法适用于风寒或兼湿邪所致之表寒证,又分为以下几种具体治法。

1. 发散风寒:适用于以恶寒重、发热轻、无汗、头身痛等全身症状为主的风寒束表。

2. 宣肺散寒:适用于以鼻塞、流清涕、咳嗽、咯痰清稀等上呼吸道症状为主的风寒束肺。

3. 疏化表湿:适用于表证较轻,而头身重痛、肢体重着等湿滞肌表症状为主的表邪挟湿。

4. 宣肺行水:适用于表证兼有水肿之风水。

5. 轻宣凉燥:适用于燥邪与风寒并见之凉燥证,表现为恶寒无汗、咽干鼻燥、干咳无痰或少痰。

(二) 辛凉解表法

1. 发散风热:适用于温病初起,邪在卫分之表热证。

2. 宣肺清热:适用于以咽喉肿痛、咳痰黄稠等上呼吸道为主的风热犯肺。

3. 解表透疹:适用于风热郁表,斑疹透出不畅者。

4. 轻宣温燥:适用于燥邪与风热并见之温燥证,表现为恶风、身热、唇鼻口干、咽喉干痛、干咳无痰或痰少而稠难咯出。

药　　物

解表药皆具辛味。辛味能散,故解表药有发散、发汗、疏风、透疹的作用。解表药之性有温、寒、凉及平的不同。温可祛寒,辛温性味的解表药,用于治疗表寒证,叫辛温解表药;凉可清热,辛凉(包括辛寒及辛平)性味的解表药,用于治疗表热证,叫辛凉解表药。

解表药皆入肺经,因外邪经皮毛及鼻咽而入,皆与肺相关。一些辛温解表药兼入膀胱经,与其兼有利尿作用有关。此外,解表药尚有兼入脾胃经者,乃因其兼有化湿、和中、止呕等作用。某些解表药,尚兼有宣肺止咳、透发斑疹、解肌清热、祛风胜湿、解痉止痛、利水消肿等作用。某些属于其他类的药物,亦兼有解表作用者,称为解表相关药。

分列辛温解表药(表1-1-2)、辛凉解表药(表1-1-3)及解表相关药(表1-1-4)如下。

表1-1-2 辛温解表药

药名	性味	归经	功效	主治
麻黄	辛微苦,温	肺、膀胱	发汗,平喘,利水	风寒表证无汗,肺实咳喘
桂枝	辛甘,温	心、肺、膀胱	散寒解表,温通经脉,通阳化气	风寒表证有汗,风寒湿痹,寒滞痛经及经闭,胸阳不振,阳虚水停
紫苏	辛,温	肺、脾	发表散寒,行气和中	外感风寒兼胸闷呕恶
荆芥	辛,微温	肺、肝	祛风解表,透疹,止血	风寒或风热表证,疹出不畅
防风	辛甘,微温	膀胱、肝、脾	祛风解表,胜湿止痛,解痉	风寒或风热表证,风湿痹痛,痉证
香薷	辛,微温	肺、胃	散寒解表,祛暑化湿,利水消肿	夏季外感风寒及伤湿吐泻

续表

药名	性味	归经	功效	主治
羌活	辛苦,温	膀胱、肝、肾	解表散寒,祛风胜湿	风寒表证,风湿痹痛
白芷	辛,温	肺、胃	发散风寒,祛风止痛,消肿排脓,燥湿止带	外感风寒,前额头痛,疮疡肿痛,寒湿白带
藁本	辛,温	膀胱	发表散寒,祛风胜湿止痛	外感风寒,巅顶头痛,风寒湿痹
辛夷	辛,温	肺、胃	散风寒,通鼻窍	外感风寒,头痛,鼻塞,鼻渊
生姜	辛,微温	肺、脾、胃	发散风寒,温中止呕	风寒感冒,胃寒呕吐
葱白	辛,温	肺、胃	发散风寒,通阳	风寒感冒,寒凝腹痛腹泻,小便不利
苍耳子	辛苦,温	肺	通鼻窍,祛风湿	鼻渊,鼻塞,风湿痹痛
胡荽	辛,温	肺、胃	发表透疹	麻疹初期
柽柳	辛,平	肺、胃、心	发表透疹	麻疹初期,风疹身痒

表 1-1-3 辛凉解表药

药名	性味	归经	功效	主治
薄荷	辛,凉	肝、肺	疏散风热,清头目,利咽喉,透疹,疏肝	风热表证,目赤咽痛,麻疹透发不畅

续表

药名	性味	归经	功效	主治
牛蒡子	辛苦,寒	肺、胃	疏散风热,解毒透疹,利咽散肿	外感风热,咽喉肿痛,风热咳嗽,热毒疮疡
桑叶	苦甘,寒	肺、肝	疏散风热,清宣肺热,清肝明目	外感风热,目赤肿痛,燥热咳嗽
菊花	甘苦,微寒	肺、肝	疏散风热,清肝明目,平降肝阳	外感风热,目赤肿痛,头痛眩晕
柴胡	苦辛,微寒	肝、胆、三焦、心包	和解退热,疏肝解郁,升气举陷	少阳病证,肝气郁结,气虚下陷
升麻	辛甘,微寒	肺、脾、大肠、胃	解表透疹,清热解毒,升阳举陷	外感风热,疹出不畅,咽喉肿痛,气虚下陷
葛根	甘辛,凉	脾、胃	发表解肌,透疹,生津,升阳止泻	发热项强,麻疹初起,胃热口渴,湿热泻痢,脾虚腹泻
蝉衣	甘,寒	肺、肝	散风热,透疹,退目翳,止痉	外感风热,疹出不畅,咽痛目赤
蔓荆子	辛苦,平	膀胱、肝、胃	疏散风热,清利头目	风热头痛,目赤肿痛
淡豆豉	辛甘微苦,寒	肺、胃	解表,除烦	外感表证,热病心烦

续表

药名	性味	归经	功效	主治
浮萍	辛，寒	肺、膀胱	解表透疹，祛风止痒，利水消肿	外感风热，疹出不畅，风热痒疹
木贼	甘苦，平	肺、肝	散风热，明目	风热目赤

表 1-1-4 解表相关药

药名	归类	兼解表作用
藿香	化湿药	祛寒解表
苍术	燥湿药	祛寒解表
独活	祛风湿药	祛寒解表
细辛	祛寒药	祛寒解表
金银花、连翘	清热药	宣散透邪
白僵蚕	平肝熄风药	疏散风热

说明：

1. 辛温解表药

（1）此类药中，以麻黄温性最烈，桂枝次之，二药常配合用于治疗风寒重证。麻黄发汗作用强，且能宣肺平喘，利水消肿。桂枝发汗之力较缓，但善于温通经脉，通阳化气。

（2）荆芥、防风之辛温性较缓和，既可用于风寒表证，亦可用于风热表证。荆芥发汗之力大于防风，兼有透疹作用，炒炭还可止血。防风为通用之祛风药，兼能胜湿。

（3）紫苏分苏叶与苏梗。苏叶长于发散风寒；而苏梗善于理气宽中，用于表寒证兼见胸闷呕恶者。

（4）生姜发汗力较弱，用于感冒轻症，或用作发汗解表辅助药。生姜亦为温中止呕要药，用于胃寒呕吐。

（5）葱白发表散寒，温通阳气，用于寒邪入里之腹痛、腹泻及小便不利。

（6）羌活、防风、白芷、藁木、苍耳子诸药兼有祛风胜湿作用。其中羌活温而且燥，亦常用作祛风湿药。防风以祛风见长，兼能除湿。白芷祛风燥湿而善治阳明经头痛，且能温通鼻窍及消肿排脓，藁本作用与羌活相似，而善治巅顶头痛。苍耳子发散风湿且善通鼻窍，与辛夷、白芷、细辛皆为宣通鼻窍的要药。

(7) 荆芥、胡荽(芫荽)、柽柳(西河柳)具有透疹作用，常用于治疗麻疹。

(8) 它类药物中，化湿药藿香、燥湿药苍术、祛风湿药独活、祛寒药细辛，亦兼有发散风寒的作用。

2. 辛凉解表药

(1) 风热表证之重证常选用薄荷、牛蒡子。二药皆能疏散风热、利咽喉、透麻疹。唯薄荷辛散发汗之力较胜，且轻清升浮、清利头目而治头痛目赤，兼入肝经以疏肝解郁；而牛蒡子发汗之力缓弱，兼具苦泄之性，有祛痰止咳、清热解毒之功。

(2) 风热表证之轻证常选用桑叶、菊花。二药皆能疏散风热、清肝明目。唯桑叶疏散之力较胜，又能清肺热、宣肺气而止咳嗽；菊花清肝之力较强，又具平降肝阳、清热解毒之功。

(3) 柴胡善疏少阳半表半里之邪，常配葛根以解肌退热；又善疏肝解郁，常配郁金以治肝气郁结；又能升举阳气，常配升麻以治气虚下陷。

(4) 蔓荆子、木贼皆长于疏散头目风热。前者善治风热头痛；后者专治风热目疾。

(5) 升麻、葛根皆有升阳及透疹的作用，常配伍应用。升麻又能清热解毒；葛根又能生津止渴。

(6) 薄荷、牛蒡子、升麻、葛根、蝉衣、浮萍诸药皆有透疹作用。

方　　剂

解表剂是以辛散发表的药物为其主要组成部分。依其所选药物的性味辛温或辛凉，可分为辛温解表剂与辛凉解表剂。

从解表的作用来说，辛温解表剂是温以散风寒，强调发汗；而辛凉解表剂则发汗作用较弱，重在透热。近人的经验，在辛温解表剂中适当配入辛凉药，如荆防败毒散；在辛凉解表剂中适当配入辛温药，且加用清热药，如银翘散，确能增强疗效。故辛温解表剂及辛凉解表剂在选用药物上，虽各有侧重，但不应作绝对划分。

解表剂中常用的配伍药有止咳化痰的杏仁、桔梗、前胡、浙贝,清热的银花、连翘、竹叶、芦根等。

（一）辛温解表剂

平温解表剂适用于外感风寒表证(表1-1-5)。麻黄汤中麻、桂并用,发汗散寒力强,又能宣肺平喘,为辛温解表之重剂,适用于外感风寒,恶寒发热,无汗而喘之表实证。桂枝汤中桂、芍并用,发汗解表之力不及麻黄汤,但有调和营卫之功,适用于外感风寒,发热汗出而恶风之表虚证以及一切营卫不调之杂病。葛根汤是在桂枝汤基础上加葛根、麻黄而成,在调和营卫基础上加强了发汗解表的力量,且舒筋解痉,治外感风寒表实证项背强而拘急者。荆防败毒散辛温解表兼疏风热,祛湿止痛及宣肺止咳,为治风寒表证兼证较多之方。九味羌活汤发汗祛湿之力较强,且兼清里热,适用于外感风寒挟湿内有蕴热之证。香苏散理气解表,适用于外感风寒兼有气滞之证。加味香苏散则发汗解表,理气解郁更为全面。葱鼓汤发汗之力最缓,仅用于一般的伤风轻证。小青龙汤长于解表散寒,温肺化饮,适用于素有寒饮,又感风寒之证,亦为治寒性哮喘常用方。大青龙汤由麻黄汤倍麻黄加石膏组成,发汗之力峻,且清热除烦,用于麻黄汤证兼有里热烦躁者。

表1-1-5　辛温解表剂

方名	组成	功效	主治
麻黄汤	麻黄、桂枝、杏仁、甘草	发散风寒,宣肺平喘	外感风寒表实证
桂枝汤	桂枝、白芍、甘草、生姜、大枣	解肌发表,调和营卫	外感风寒表虚证
葛根汤	葛根、麻黄、桂枝、白芍、甘草、生姜、大枣	发汗解表,兼舒项强	外感风寒,表实无汗,项背强痛不舒
荆防败毒散	荆芥、防风、羌活、独活、柴胡、前胡、枳壳、桔梗、川芎、茯苓、甘草	发汗解表,散风祛湿	外感风寒兼湿

续表

方名	组成	功效	主治
九味羌活汤	羌活、防风、苍术、细辛、川芎、白芷、生地、黄芩、甘草	发汗祛湿,兼清里热	外感风寒湿邪,兼有里热
香苏散	香附、苏叶、陈皮、甘草	疏散风寒,理气和中	外感风寒兼有气滞之轻证
加味香苏散	苏叶、香附、陈皮、荆芥、秦艽、防风、蔓荆子、川芎、生姜、甘草	同"香苏散",较香苏散作用强	外感风寒,内有气滞
葱豉汤	葱白、淡豆豉	发散风寒	外感风寒之轻证
小青龙汤	麻黄、桂枝、半夏、干姜、细辛、五味子、白芍、甘草	解表散寒,温肺化饮	外感风寒,内停水饮
大青龙汤	麻黄、桂枝、杏仁、石膏、甘草、生姜、大枣	发汗解表,清热除烦	外感内寒,内有郁热

(二)辛凉解表剂

此类方剂适用于外感风热或风温初起的表证(表1-1-6)。银翘散辛凉解表力大,且加清里之药,为辛凉平剂,适用于温病初起。桑菊饮解表之力轻,重在宣肺止咳,为辛凉轻剂,适用于风热较轻,邪在肺络,以咳嗽为主症者。麻黄杏仁甘草石膏汤长于辛凉宣肺,清热平喘,适用于外邪入里化热所致之肺热咳喘证,应用时当根据发热轻重与汗之有无而酌定麻黄与石膏的用量。柴葛解肌汤辛凉解肌,兼清里热,适用于风寒入里的化热,初犯阳明,或三阳合病者。升麻葛根汤解肌清热而透疹,适用于麻疹欲出不出而身热无汗者。竹叶柳蒡汤透疹解毒,清泄肺胃,适用于痧疹透发不出而内热郁甚之证。

表 1-1-6 辛凉解表剂

方名	组成	功效	主治
银翘散	银花、连翘、牛蒡子、薄荷、桔梗、淡豆豉、荆芥穗、竹叶、甘草	辛凉透表,清热解毒	温热病初起,邪在卫分
桑菊饮	桑叶、菊花、连翘、芦根、杏仁、桔梗、薄荷、甘草	疏风清热,宣肺止咳	外感风热,上犯肺系
麻黄杏仁甘草石膏汤	麻黄、杏仁、甘草、石膏	辛凉宣肺,清热平喘	表邪未解,肺热咳喘
柴葛解肌汤	柴胡、葛根、黄芩、羌活、白芷、白芍、桔梗、甘草	辛凉解肌,兼清里热	表证未解,郁而化热入里
升麻葛根汤	升麻、葛根、芍药、甘草	解肌透疹	麻疹初起,疹发不透以及疱疹、水痘等
竹叶柳蒡汤	柽柳、荆芥穗、葛根、蝉蜕、薄荷、牛蒡子、知母、玄参、麦冬、淡竹叶、甘草	透疹发表,清泄肺胃	痧疹透发不出,喘咳烦闷,咽喉肿痛

(三)扶正解表剂

此类方剂适用于正虚而感受外邪之证(表 1-1-7)。败毒散益气解表,适用于体虚而感风寒湿邪之表证,痢疾初起见表寒证者亦可应用。参苏饮益气解表,且长于理气化痰,适用于气虚者外感风寒,兼有痰饮气滞证。再造散助阳益气,散寒解表,适用于阳气虚弱,外感风寒之证,加减葳蕤汤滋阴解表,适用于素体阴虚,外感风热之证。

表 1-1-7 扶正解表剂

方名	组成	功效	主治
败毒散(人参败毒散)	羌活、独活、柴胡、前胡、川芎、枳壳、桔梗、人参、茯苓、甘草	益气解表,发散风寒且除湿止痛	气虚者感受风寒湿邪
参苏饮	人参、苏叶、葛根、半夏、前胡、枳壳、桔梗、陈皮、茯苓、木香、甘草,另加姜枣	益气解表,理气化痰	虚人外感风寒,内有痰饮
再造散	黄芪、人参、桂枝、附子、细辛、羌活、防风、川芎、生姜、甘草	助阳益气,解表散寒	阳气虚弱,外感风寒
加减葳蕤汤	玉竹、葱白、桔梗、白薇、淡豆豉、薄荷、甘草、大枣	滋阴解表	素体阴虚,外感风热

第二章 热　证

按八纲辨证，热证有表热、里热之分，里热又有实热、虚热之别。表热属表证范畴，在表证中论述。虚热属虚证范畴，在虚证中论述。故本章所谈之热证，主要限于里实热证。

证　候

不论外感病或内伤病皆可产生热证。外感病的热证，多为感受温热之邪引起，亦可因感受风、寒、暑、湿、燥邪，入里化热所产生，此种热证概为实热证。内伤病由于五志过极（指精神情志的剧烈变动）、气郁化火、阳气过盛，痰湿蕴结、瘀血阻滞，皆可产生内火，此种热证亦为实热证。至于内伤病所致之虚热证，不在本章论述之列。

实热证，不论来自外感病或内伤病，表现基本相似。所不同者，在于外感病及内伤病本身的特点。一般来说，外感病的里实热证表现比较急剧，内伤病的实热证表现比较和缓。

外感病里热证按浅深可分为气分热证及血分热证，通常用温病卫气营血辨证，里热可分为气分证、营分证及血分证。内伤杂病热证按脏腑进行辨证。实际上外感病辨证也是以脏腑为基础的。气分证热在肺、胃，营分、血分证热在心、肝。

本章为了讨论的方便，不分外感病与内伤病，概以脏腑为纲，论述实热证。

除肾外，各脏腑皆可产生实热证。

心、肝之热证通称为火，如心火亢盛、肝火上炎、肝火犯肺、心肝火旺。

热邪易与湿邪结合为患，如肝胆湿热、脾胃湿热、膀胱湿热、大肠湿热。

火热病邪可郁成毒,形成局部化脓性感染,称为热毒或火毒。热毒结于肌肤则发为疮疡痈肿;郁于咽喉则为咽喉肿痛;蕴于肺则为肺痈;溃于阑尾则成肠痈;发于头面名大头瘟。

热证的共有表现是:发热、畏热、出汗、口干渴、喜冷饮、小便短赤、大便干结、舌质红、苔黄燥、脉数有力。肺热尚有呼吸气粗,咽喉肿痛,咳痰黄稠等表现。心火尚有心中烦热、夜寐不安,甚则狂躁神昏、口舌糜烂疼痛,或吐血、衄血,或小便赤涩灼痛等表现。肝火尚有头晕胀痛、面红目赤、口苦口干、急躁易怒,胁肋灼痛,或耳内肿痛流脓,或吐血、衄血等表现。胃火尚有胃脘灼热疼痛、吞酸嘈杂、渴喜冷饮,或消谷善饥,或食入即吐,或牙龈肿痛,或口苦、口臭等表现。

治　　法

治疗热证的方法称为清热法,其又可分为清热泻火、清热燥湿、清热解毒及清热凉血诸法。此外,尚有配以泻下的清热泻下法,配以养阴的清虚热法;还有按脏腑而分的清脏腑热法。

(一) 清热泻火法

清热泻火又叫清气分热,适用于治疗外感病热入气分,表现为高热、烦渴、多汗、脉洪大数者。热病后期,余热未清,或热盛伤津,亦以本法为主治之。本法亦用于治内伤杂病之脏腑实热,如肺热咳嗽、心火烦躁、肝火目赤、胃火牙痛等。

(二) 清热燥湿法

清热燥湿法适用于治疗各种湿热证。外感病如湿热留恋气分,内伤病如肝胆湿热、脾胃湿热、大肠湿热、膀胱湿热等皆以此法治之。

(三) 清热解毒法

清热解毒法适用于治疗各种热毒症,包括火热毒盛充斥三焦的瘟疫,以及热毒壅盛结聚于局部的痈肿疮疡。

(四) 清热凉血法

清热凉血又叫清营凉血,适用于治疗外感病热入营分及血分，表现为高热神昏、身发斑疹、舌质红绛及出血症状者。

（五）清虚热法

清虚热法既用于治疗温热病后期邪热未尽、阴液耗伤之夜热早凉、低热不退者，亦用于治疗内伤病之阴虚潮热及骨蒸劳热者。本法多与滋阴法同用，称滋阴清热法或养阴清热法。

（六）清脏腑热法

清脏腑热法用于治疗内伤病之脏腑火热证，根据热邪所在脏腑的不同，选用不同的方药，如清肺热用泻白散、清心火用导赤散、泻肝火用龙胆泻肝汤等。实际上，此种治疗是从另一角度提出，与以上五种治法的方药多有重叠之处。

药　物

清热药的药性均为寒凉，但因药味的不同，而有甘寒、苦寒、咸寒之分。甘寒药寒性较轻，兼能生津止渴，于实热、虚热均可应用，如芦根、竹叶、生地等。若寒药寒性较重，清热力强，兼有解毒、燥湿作用，如黄连、黄芩、黄柏等。咸寒药能清热凉血、透疹化斑，如紫草、犀角、玄参等。

清热药主要归经入肺、心、肝、胃、大肠、膀胱等易产生热证之脏腑。

按清热法的分类，清热药亦相应分为五类。但清热药的作用大多比较广泛，一药可兼有两种或两种以上清热作用，只能根据其主要效能加以归类。

清热泻火药（表 1-2-1）：性味多甘寒，能清气分热，用于治疗外感病气分热证及各脏腑之火热证。

清热燥湿药（表 1-2-2）：性味多苦寒，能清热燥湿，主要用于治疗湿热证。

清热解毒药（表 1-2-3）：性味多苦寒，能清热解毒，主要用于治疗瘟疫及疮疡痈肿等热毒病证。

清热凉血药（表 1-2-4）：性味多甘咸苦寒，能清热凉血，用于治疗热入营血证。

清虚热药（表 1-2-5）：性味多甘苦寒凉，此类药多无苦燥伤阴之弊，既治阴虚发热，亦治温热病后期邪热未尽、阴液耗伤者。

最后列出清热相关药，见表1-2-6。

表1-2-1 清热泻火药

药名	性味	归经	功效	主治
石膏	辛甘，大寒	肺、胃	清热泻火，清泻肺胃	气分热证，肺热咳喘，胃火牙痛
知母	苦甘，寒	肺、胃、肾	清热泻火，清泻肺胃，滋阴润燥	气分热证，肺热咳嗽，阴虚发热
芦根	甘，寒	肺、胃	清肺胃热，生津止渴	肺胃热证，伤津口渴
天花粉	苦微甘，寒	肺、胃	清热生津，消肿排脓	肺热燥咳，热病伤津，痈肿疮疡
栀子	苦，寒	心、肝、肺、胃	泻火除烦，清利湿热，凉血止血，消肿止痛	心肺胃火热证，血热妄行，湿热黄疸，跌仆伤痛
竹叶	甘淡，寒	心、胃	清热除烦，利尿	热病心烦口渴，口舌生疮，小便短赤
莲子心	苦，寒	心	清心泻火，除烦安神	心火亢盛，烦躁不安
夏枯草	辛苦，寒	肝、胆	清肝火，散郁结	肝火上炎，瘰疬痰核
寒水石	咸，大寒	胃、肾	清热泻火	气分热证
鸭跖草	甘，寒	肺、胃、膀胱	清热，解毒，利尿	发热病证，咽喉肿痛，痈肿疮毒，热淋

续表

药名	性味	归经	功效	主治
谷精草	甘,平	肝、胃	疏散风热,清肝明目	肝经风热及肝火上炎之目赤肿痛
青葙子	苦,微寒	肝	清肝明目	肝火上炎,目赤肿痛
决明子	甘苦,微寒	肝、大肠	清肝明目,润肠通便	肝热及肝经风热之目赤肿痛,热结及肠燥便秘
密蒙花	甘,微寒	肝	清肝明目	肝火上炎,目赤肿痛
千里光	苦,平	肝	清肝明目,清热解毒	目赤肿痛,疮疡肿毒,皮肤湿疹
夜明砂	辛,寒	肝	清肝明目,散瘀消积	目赤肿痛,血睛溢血,小儿疳积,跌仆伤痛

表 1-2-2 清热燥湿药

药名	性味	归经	功效	主治
黄芩	苦,寒	肺、胆、大肠、胃	清热燥湿,泻火解毒,清肺,止血,安胎	湿热诸证,肺热咳嗽,热迫血行,胎热不安
黄连	苦,寒	心、肝、胆胃、大肠	清热燥湿,泻火解毒	中焦湿热,心经实火,痈肿疮毒
黄柏	苦,寒	肾、膀胱、大肠	清热燥湿,泻火解毒,退虚热	下焦湿热,疮疡肿毒,阴虚发热

续表

药名	性味	归经	功效	主治
龙胆草	苦,寒	肝、胆	清热燥湿,泻肝火	肝胆实热,湿热黄疸
苦参	苦,寒	心、肝、胃、大肠、膀胱	清热燥湿,杀虫止痒,利尿	湿热黄疸、泻痢、带下、阴痒及淋证,皮肤瘙痒及湿疹

表 1-2-3 清热解毒药

药名	性味	归经	功效	主治
金银花	甘,寒	肺、胃、大肠	清热解毒,宣散透邪,凉血治痢	疮疡肿毒,温病初起,热毒血痢
连翘	苦,微寒	肺、心、胆	清热解毒,消痈散结,宣散透邪	疮疡肿毒,瘰疬结核,温病初起,肺热心火
蒲公英	苦甘,寒	肝、胃	清热解毒,消痈,清热利湿	疮疡肿毒,内痈,湿热黄疸及淋证
紫花地丁	苦辛,寒	心、肝	清热解毒消痈	疮疡肿毒,毒蛇咬伤
紫背天葵子	甘苦,寒	肝、脾、膀胱	清热解毒,消肿散结	痈肿疮毒,癌症
野菊花	苦辛,微寒	肺、肝	清热解毒	痈肿疮毒,咽喉肿痛,风火赤眼
大青叶	苦,大寒	心、肺、胃	清热解毒,凉血消斑	咽喉肿痛,血热发斑

续表

药名	性味	归经	功效	主治
板蓝根	苦,寒	心、胃	清热解毒,清利咽喉	咽喉肿痛,热毒发斑
青黛	咸,寒	肝、肺、胃	清热解毒,凉血散肿	热毒发斑,血热妄行,热毒痈疮,肝胆郁火
穿心莲	苦,寒	肺、胃、大肠、小肠	清热解毒,燥湿	肺热咳喘,湿热痢及淋证
射干	苦,寒	肺	清热解毒,祛痰利咽	咽喉肿痛,痰盛咳喘
山豆根	苦,寒	肺	清热解毒,清利咽喉,散肿止痛	咽喉肿痛,肺热咳嗽,痈肿疮毒
金果榄	苦,寒	肺	清热解毒,利咽消痈	咽喉肿痛,肺热咳嗽,痈肿疔毒
橄榄(青果)	甘酸,平	肺	清热解毒,利咽化痰	咽喉肿痛,肺热咳嗽
藏青果	酸苦涩,微寒	肺、大肠	清热解毒,利咽生津	咽喉肿痛,痢疾
牛黄	苦甘,凉	肝、心	清热解毒,熄风止痉,豁痰开窍	咽喉肿痛,痈疽疔毒,热入心包,小儿惊风,中风昏迷

续表

药名	性味	归经	功效	主治
蚤休(七叶一枝花)	苦,微寒	肝	清热解毒,消肿止痛,熄风定惊	痈肿疮毒,肝热生风,毒蛇咬伤,跌打损伤
拳参	苦,凉	肝、胃、大肠	清热解毒,利湿	热毒痈肿,湿热泻痢,水肿
半枝莲	辛微苦,凉	肝、肺、胃	清热解毒,利水消肿	痈肿疮毒,癌肺,毒蛇咬伤,水肿
半边莲	辛,寒	心、小肠、肺	清热解毒,利水消肿	毒蛇咬伤,痈肿疔毒,水肿
龙葵	微苦,寒	肺、膀胱	清热解毒,活血消肿,利尿通淋	癌症,咽喉肿痛,痈肿疮毒,疮疹瘙痒,热淋
白英	苦,微寒	肝、胆	清热解毒,祛风利湿	癌症,痈肿疮疡,风湿痹痛,湿热黄疸,带下
白花蛇舌草	甘微苦,寒	胃、大肠、小肠	清热解毒,消肿,抗癌,清热利湿	痈肿疮毒,肠痈,咽喉肿痛,癌症,毒蛇咬伤
蛇莓	微苦,寒	肺、胃、肝	清热解毒,止咳,止血	痈肿疔毒,咽喉肿痛,蛇虫咬伤,癌症

续表

药名	性味	归经	功效	主治
肿节风	辛苦,平	肝、大肠	清热解毒,祛风止痛	脓肿,痢疾,肠痈,癌症,风湿痹痛,跌打损伤
土茯苓	甘淡,平	肝、胃	清热解毒,清热祛湿	热毒痈疖,湿疹,热淋
鱼腥草	辛,微寒	肺	清热解毒,排脓,利尿	肺痈,肺热咳嗽,热毒疮疡,热淋
马勃	辛,平	肺	清肺,利咽,解毒,止血	肺热咳嗽,咽喉肿痛,血热吐衄
马齿苋	酸,寒	大肠、肝	清热解毒,凉血止血	湿热泻痢,赤白带下,火毒疮疖
白头翁	苦,寒	大肠	清热,解毒,凉血	湿热泻痢,热毒泻痢
秦皮	苦,寒	肝、胆、大肠	清热解毒,清肝明目	热毒泻痢,肝火之目赤肿痛
鸦胆子	苦,寒	大肠、肝	清热解毒,截疟,治痢,腐蚀赘疣	热毒痢疾,疟疾,鸡眼
红藤	苦,平	大肠	清热解毒,活血止痛	肠痈,经闭痛经,跌仆伤痛,风湿痹痛

续表

药名	性味	归经	功效	主治
败酱草	辛苦，微寒	胃、大肠、肝	清热解毒，消痈排脓，祛瘀止痛	热毒痈肿，内痈，血瘀胸腹痛
墓头回	苦涩微酸，微寒	肝	清热解毒，凉血止血	带下赤白，血热崩漏
垂盆草	甘淡微酸，凉	肝、胆、小肠	清热解毒，利湿	痈肿疮疡，毒蛇咬伤，水火烫伤，湿热黄疸
熊胆	苦，寒	肝、胆、心	清热解毒，熄风止痉，清肝明目	热毒疮痈，痔疮肿痛，肝火肝风
猪胆汁	苦，寒	肝、胆	清热解毒，利胆	疮疡肿痛，水火烫伤，痰热咳嗽，目赤肿痛，湿热黄疸
白蔹	苦辛，微寒	心、胃、肝	清热解毒，敛疮生肌	疮痈肿毒，水火烫伤
白鲜皮	苦，寒	脾、胃	清热解毒，除湿，止痒	湿热疮疹，皮肤瘙痒
漏芦	苦，寒	胃	清热解毒，消痈肿，下乳汁	疮痈肿痛，乳汁不下

续表

药名	性味	归经	功效	主治
山慈菇	辛,寒	肝、胃	清热解毒,消痈散结	痈疽发背,疔肿恶疮
四季青	苦涩,寒	肺、心	清热解毒,凉血,敛疮	热毒疮疡,水火烫伤,湿疹,下肢溃疡
金荞麦	苦,平	肺、脾、胃	清热解毒,清肺化痰,健脾消食	热毒痈肿,肺痈,肺热咳嗽,咽喉肿痛,脾失健运
地锦草	苦辛,平	肝、胃、大肠	清热解毒,活血止血,利湿退黄	热毒泻痢,痈肿,毒蛇咬伤,多种出血,湿热黄疸
白毛夏枯草	苦,寒	肺、肝、心	清热解毒,祛痰止咳,凉血止血	痈肿疮疡,咽喉肿痛,肺热咳嗽,血热出血
虎耳草	苦辛,寒	肺、心、肝	清热解毒,凉血	聤耳,肺痈,疮肿,血热崩漏及吐衄
地耳草	甘苦,凉	肝、胆	清热解毒,利湿退黄,活血消肿	疮疡痈肿,毒蛇咬伤,湿热黄疸,跌打损伤
青叶胆	苦,寒	肝、胆	清热解毒,利湿退黄	湿热黄疸,痢疾,热淋

续表

药名	性味	归经	功效	主治
鸡骨草	甘,凉	肝、胆	清热解毒,利湿,散瘀	湿热黄疸,跌打损伤,风湿痹痛
绿豆	甘,寒	心、胃	清热解毒,消暑除烦	痈肿疮毒,暑热烦渴

表 1-2-4　清热凉血药

药名	性味	归经	功效	主治
犀角	苦咸,寒	心、肝、胃	清热凉血,泻火解毒	热毒炽盛,热入营血,神昏谵语,出血发斑
水牛角	咸,寒	肝	清热,凉血,解毒	同犀角
玳瑁	甘咸,寒	心、肝	平肝定惊,清热解毒	高热神昏痉厥,疔疮肿毒
生地	甘苦,寒	心、肝、肾	清热凉血,养阴生津	热入营血,邪热伤阴
玄参	苦甘咸,寒	肺、胃、肾	清热养阴,解毒散结	热入营血,邪热伤阴,痈肿疮毒,咽喉肿痛
丹皮	苦辛,微寒	心、肝、肾	清热凉血,活血散瘀	血热发斑及出血,血瘀经闭及癥瘕,跌打损伤
赤芍	苦,微寒	肝	活血化瘀,清热凉血	同“丹皮”
紫草	甘,寒	心、肝	凉血活血,解毒透疹	热病斑疹,疮疡湿疹,烫伤

表 1-2-5　清虚热药

药名	性味	归经	功效	主治
青蒿	苦辛,寒	肝、胆、肾	退虚热,清暑热,清胆截疟	阴虚发热,暑季发热,疟疾寒热
白薇	苦咸,寒	胃、肝	退虚热,清肺热,利尿通淋	阴虚发热,温病后期余热,肺热咳嗽,热淋,血淋
地骨皮	甘淡,寒	肺、肾	退虚热,清肺热,凉血止血	阴虚发热,肺热咳喘,血热出血
银柴胡	甘,微寒	肝、胃	退虚热,清疳热	阴虚发热,小儿疳热
胡黄连	苦,寒	心、肝、胃、大肠	退虚热,清热燥湿	阴虚发热,小儿疳热,湿热泻痢,痔疮

表 1-2-6　清热相关药

药名	归类	兼清热作用
桑叶、菊花	解表药	清肝明目
牛蒡子、升麻	解表药	清热解毒
大黄	泻下药	清热泻火,解毒
芦荟	泻下药	清热泻火
羚羊角、钩藤、石决明	平肝熄风药	清肝泻火
珍珠母、紫贝齿		
虎杖	活血药	清热利湿
丹参、郁金	活血药	清心凉血

续表

药名	归类	兼清热作用
贯众	驱虫药	清热解毒
黄药子	软坚化痰药	清热解毒
豨莶草	祛风湿药	清热解毒
秦艽、鳖甲	滋阴药	退虚热

说明：

1. 清热泻火药

(1) 石膏与知母常相须为用，主治热在气分之肺胃热证，石膏清热之力较强，性善清解及清降，只用于实热证。知母则性善清润，实火虚火皆可用之。

(2) 寒水石与石膏功效相似，但不及石膏常用，善治大热烦渴而无清肺平喘作用。

(3) 栀子善清三焦之热，既能清气分之热，又能清血分之热，尤长于清心火及退黄疸，外用尚能散瘀消肿。

(4) 天花粉、芦根、竹叶皆能清热生津，用于气分实热之轻证。天花粉尚能清热排脓；芦根尚能清肺止咳及利尿；竹叶尚能清心利尿。

(5) 鸭跖草功类竹叶，清热泻火及利尿，尚能清热解毒，治咽喉肿痛，疮疡肿毒。

(6) 莲子心专入心经，有清心泻火，除烦安神之功。

(7) 夏枯草、青葙子、密蒙花、谷精草、夜明砂诸药均能清肝明目治目赤肿痛。夏枯草与青葙子长于清泻肝火，前者尚可攻郁结，后者且能明目退翳。密蒙花与谷精草为眼科明目要药，前者兼可润肝燥，目疾虚实证皆可用之，后者又能疏散肝经风热。夜明砂则多用于夜盲及目疾兼有瘀滞者。

2. 清热燥湿药

(1) 黄芩、黄连、黄柏三药并称“三黄”，皆能清热燥湿，并能泻火解毒，主治诸种湿热证及热毒证。比较而言，黄芩长于清肺，并可止血安胎；黄连善清心、胃火；黄柏专于治下焦湿热。

(2) 黄柏与知母常相须为用，均能坚阴并虚实两清。但黄柏性燥，能燥湿解毒及清下焦有形湿热；知母性润而清下焦无根之虚火。

(3) 龙胆草及夏枯草均能清肝明目，主治肝火亢盛及目赤肿痛等证，但龙胆草大寒且燥，清泻肝火及燥湿之力强，善清肝火上炎、湿热黄疸及湿热下注诸证，夏枯草则性较缓和，清而兼散，又能散结治瘰疬痰核。

(4) 苦参以燥湿及杀虫为主,尤善清下焦湿热,治泻痢、黄疸、带下、热淋及皮肤瘙痒。

3. 清热解毒药

(1) 金银花与连翘常相须为用,能清热解毒,并可疏散风热。然金银花性善清透,广用于温病及各种热毒,对全身疾患较好;连翘功善清泄,长于清心泻火,且为散结消痈之要药,对局部疾患较佳。

(2) 蒲公英、紫花地丁、紫背天葵子、野菊花均善清热解毒而消痈肿,治各种外疡内痈。

(3) 大青叶、板蓝根、青黛来源于同一植物,一为叶,一为根,一为叶之加工品。三者功能相似,均能清热解毒,凉血化斑。但大青叶凉血化斑力强;板蓝根清利咽喉力胜;青黛清泻肝火力大。

(4) 牛黄效用颇广,除清热解毒外,尚用于熄风止痉及化痰开窍,由于稀少,现多以人工牛黄代之。

(5) 山豆根、射干、马勃、金果榄、橄榄、藏青果诸药善治咽喉肿痛。

(6) 穿心莲、鱼腥草、金荞麦、白毛夏枯草诸药善治肺热咳嗽。

(7) 马齿苋、秦皮、白头翁、地锦草、鸦胆子诸药专长于治湿热或热毒痢疾。

(8) 鸡骨草、青叶胆、垂盆草、地锦草、地耳草诸药可用于治湿热黄疸。

(9) 白花蛇舌草、半枝莲、龙葵、白英、蛇莓、肿节风为常用抗癌中药。

(10) 白蔹、白鲜皮、土茯苓均以解毒疗疮为主,治湿热疮毒。

(11) 红藤及败酱草均能清热解毒消痈及祛瘀止痛而善治肠痈及其他内痈,亦治多种血瘀疼痛。

4. 清热凉血药:

(1) 犀角清热凉血、止血化斑、清心定惊,为治温病热入营血,高热神昏、出血发斑、惊厥抽搐之良药,惟犀牛为保护动物,现以水牛角代替。

(2) 生地、玄参皆能清热凉血。生地尚能滋阴,亦用作滋阴药。玄参解毒力强,亦常用作清热解毒药。

(3) 丹皮、赤芍均能清热凉血及活血化瘀。丹皮凉血之力强于赤芍;赤芍活血祛瘀之力胜于丹皮。

(4) 紫草功善凉血、活血及解毒透疹,治血热发斑、热毒斑疹及麻疹透发不畅,并外用以治疮疡、湿疹、烫伤。

5. 清虚热药:青蒿、白薇、地骨皮、银柴胡、胡黄连皆用作退虚热药。青蒿尚能截疟及清暑热。白薇尚能清实热,治热淋血淋,咽喉肿痛及疮疡肿毒。地骨皮尚能清泻肺热，治肺热咳喘。银柴胡及胡黄连尚长于清疳热。胡黄连尚有类似黄连除湿热及解毒的功效。

方　　剂

清热剂是用寒凉药为主组成的方剂，具有清热泻火、清热燥湿、清热解毒、清营凉血及退虚热的功效。

清热剂用于治疗各种里热证，包括外感病的气分证、营分证及血分证，内伤病的脏腑火热及湿热证，以及热毒所致的疮疡痈肿。

（一）清外感热剂（表 1-2-7）

白虎汤为清气分热的代表方剂，有清热生津的作用，主治肺胃热盛，症见壮热汗出、烦渴、脉洪大者。竹叶石膏汤清热之力不及白虎汤，但能益气养阴，降逆和胃，用于热病后期，气阴已伤，而余热未尽者。

清营汤清营透热，养阴活血，是治疗温病初入营分的方剂，方中在清营凉血药中配入清气分药，能透营分之热邪转出气分而解。犀角地黄汤清热解毒，凉血散瘀，主治热入血分，迫血妄行，症见出血发斑者。

表 1-2-7　清外感热剂

方名	组成	功效	主治
白虎汤	石膏、知母、粳米、甘草	清热生津	阳明气分热盛证
竹叶石膏汤	竹叶、石膏、麦冬、人参、半夏、甘草、粳米	清热生津，益气和胃	热病后期，气津两伤
清营汤	犀角、玄参、生地、麦冬、丹参、竹叶心、银花、连翘、黄连	清营解毒，透热养阴	营分热证
犀角地黄汤	犀角、生地、赤芍、丹皮	清热解毒，凉血散瘀	血分热证

（二）清热解毒剂(表1-2-8)

黄连解毒汤纯由苦寒泻火解毒药物组成,治邪火、湿热充斥三焦,热深毒重之证。凉膈散泻火通便,清上泄下,治热聚胸膈,症见烦热、吐衄、发斑、痈疽疔毒等。普济消毒饮清热解毒,兼疏散风热,治风热疫毒发于头面颈部,症见头面红肿焮痛,咽喉不利等。清瘟败毒饮乃综合白虎汤、黄连解毒汤及犀角地黄汤三方加减而成,是气血两清的代表方剂,具有较强的清热泻火、凉血解毒作用,凡温热病,疫毒邪火炽盛,气血两燔者,均可应用。

仙方活命饮、五味消毒饮、四妙永安汤均为阳证疮疡的常用方。仙方活命饮于清热解毒中,佐以行气活血,散结消肿之品,主治痈疮肿毒初起,脓未成,或脓成未溃之证。五味消毒饮重在清热解毒,其清解之力较仙方活命饮为优,着重消散疔毒。四妙永安汤药少量大力专,主治脱疽之热毒炽盛者。

表1-2-8　清热解毒剂

方名	组成	功效	主治
黄连解毒汤	黄连、黄芩、黄柏、栀子	泻火解毒	三焦火毒热盛
凉膈散	连翘、大黄、芒硝、栀子、黄芩、薄荷、甘草	泻火通便,清上泻下	上中二焦热邪炽盛
普济消毒饮	黄连、黄芩、连翘、玄参、板蓝根、马勃、牛蒡子、僵蚕、升麻、柴胡、桔梗、陈皮、薄荷、甘草	清热解毒,兼疏散风热	大头瘟(头面颈咽急性感染)
清瘟败毒饮	石膏、生地、犀角、黄连、黄芩、栀子、赤芍、丹皮、玄参、知母、连翘、桔梗、竹叶、甘草	清热解毒,凉血泻火	热毒充斥,气血两燔

续表

方名	组成	功效	主治
仙方活命饮	金银花、当归尾、赤芍、乳香、没药、天花粉、皂角刺、穿山甲、白芷、贝母、防风、陈皮、甘草	清热解毒,活血消痈	痈疡肿毒初起,或脓已成而未溃
五味消毒饮	金银花、野菊花、蒲公英、紫花地丁、紫背天葵子	清热解毒,消散疔疮	热毒疔疮,痈疡疖肿
四妙永安汤	金银花、玄参、当归、甘草	清热解毒,活血止痛	血瘀化火之脱疽

(三) 清脏腑热剂(表1-2-9)

导赤散清热利尿,导心经之热及小肠湿热从小便而解,治心经火盛之口糜舌疮及心火下移于小肠之小便短赤涩痛。

龙胆泻肝汤、泻青丸、当归龙荟丸皆为泻肝经实火之剂。龙胆泻肝汤泻肝火并能清利湿热,用治肝火上炎及湿热下注。泻青丸泻肝火,并能疏散肝经郁火,宜于肝火内郁之证。当归龙荟丸备用大苦大寒之药,重在泻肝胆实火,较前二方泻肝火之功尤甚,非实火上盛不可轻用。

左金丸方中重用黄连以清泻肝火,少佐吴茱萸以疏肝解郁,降逆止呕,专治胁肋胀痛、呕吐吞酸之肝火犯胃证。

泻白散泻肺清热,止咳平喘,治肺有伏火郁热之肺热咳喘。苇茎汤清肺化痰,逐瘀排脓,治肺热痰瘀互结之肺痈。

清胃散与泻黄散同为清胃之剂。清胃散清胃凉血,治胃有积热循经上攻,症见牙痛牙宣或颊腮肿痛等。泻黄散清泻脾胃伏火郁热,症见口疮口臭、烦渴易饥等。

玉女煎清胃与滋阴并用,为治胃热阴虚方,常用于水亏火盛之牙痛牙衄。玉女煎中熟地改生地,去牛膝,加玄参名为加减玉女煎,功能清热凉血,养阴增液,用于温热病高热津伤之际。

芍药汤与白头翁汤均能清热燥湿,凉血止痢,用治湿热痢。但前者兼能调气和血,适用于湿热俱重,腹痛后重较甚者;后者兼能凉血止痢,适用于热重于湿之热毒血痢。

表 1-2-9　清脏腑热剂

方名	组成	功效	主治
导赤散	生地、甘草梢、木通、竹叶	清心利尿	心经火热,或下移小肠
龙胆泻肝汤	龙胆草、黄芩、栀子、泽泻、木通、当归、生地、柴胡、车前子、甘草	泻肝胆实火,清下焦湿热	肝胆实火上炎,肝经湿热下注
泻青丸	当归、龙胆草、川芎、栀子仁、大黄、羌活、防风	清肝泻火	肝经郁火
当归龙荟丸	当归、龙胆草、栀子、黄连、黄柏、黄芩、芦荟、大黄、木香、麝香、青黛	清泻肝胆实火	肝胆实火
左金丸	黄连、吴茱萸	清泻肝火,降逆止呕	肝火犯胃
泻白散	桑白皮、地骨皮、甘草、粳米	清泻肺热,止咳平喘	肺热咳喘
苇茎汤	鲜芦根、薏苡仁、冬瓜仁、桃仁	清肺化痰,逐瘀排脓	肺痈
清胃散	黄连、生地、丹皮、升麻、当归	清胃凉血	胃火上攻所致牙龈肿痛或牙宣出血
泻黄散	藿香、栀子、石膏、防风、甘草	清泻脾胃伏火	脾胃伏火所致口疮口臭、烦渴易饥

续表

方名	组成	功效	主治
玉女煎	石膏、熟地、麦冬、知母、牛膝	清胃热,滋肾阴	胃热阴虚
加减玉女煎	石膏、知母、生地、麦冬、玄参	清热凉血,养阴增液	温热病高热烦躁,津伤口渴
芍药汤	芍药、当归、黄连、黄芩、槟榔、木香、大黄、肉桂、甘草	清热燥湿,调气和血	湿热痢疾
白头翁汤	白头翁、黄柏、黄连、秦皮	清热解毒,凉血止痢	热毒痢疾

(四) 清虚热剂(表 1-2-10)

青蒿鳖甲汤、秦艽鳖甲散及清骨散三清虚热方,组方用药大同小异,不外养阴、退虚热与透热外出,但各方的主次侧重点不同。青蒿鳖甲汤主治热病伤阴,邪伏阴分,故养阴与透热并重。秦艽鳖甲汤主治风劳,为外邪传里伤阴之劳热,故养阴、透热及退虚热三者并举。清骨散主治虚劳骨蒸,重在清虚热,兼以养阴透热。

表 1-2-10　清虚热剂

方名	组成	功效	主治
青蒿鳖甲汤	青蒿、鳖甲、生地、知母、丹皮	养阴透热	温病后期,阴液耗伤,邪伏阴分
秦艽鳖甲散	秦艽、鳖甲、地骨皮、柴胡、知母、当归、青蒿、乌梅	滋阴养血,清热除蒸	风劳骨蒸
清骨散	银柴胡、青蒿、地骨皮、秦艽、鳖甲、知母、胡黄连、甘草	清虚热,退骨蒸	阴虚潮热骨蒸
当归六黄汤	当归、生地、熟地、黄连、黄芩、黄柏、黄芪	滋阴泻火,固表止汗	阴虚火旺盗汗

第三章　寒　　证

寒证有外寒、内寒之分，表寒、里寒之别，虚寒、实寒之异。诸种概念不容混淆，当先明晰。

外寒与内寒是病因病机的概念。外寒是指外感六淫的寒邪侵犯人体所致的寒证，为实寒证；而内寒则是机体阴阳失调，阳衰阴盛所致的虚寒证。

表寒与里寒是八纲辨证的概念。表寒证表示寒证的病位在肌表；里寒表示寒证的部位在脏腑。

虚寒与实寒也是八纲辨证的概念。外寒证，不论在表、在里俱表现为实寒；内寒证概表现为里虚寒证。

寒证
- 外寒证
  - 表寒证 } 实寒证
  - 里寒证 } 实寒证
- 内寒证 —— 里寒证 —— 虚寒证

上述诸种寒证中，阳虚所产生的内寒证，属虚证范畴，在“阳虚证”中讨论；外感寒邪所产生的表寒证，属表证范畴，在“表证”中讨论；外感寒邪侵犯肢体经络所产生的痹痛，另有“痹证”专章讨论。故本章论述的内容，限于外寒证中的里寒证，即外来寒邪入里所产生的里实寒证。

从理论上说，外来寒邪所致的里寒证，应当是纯实寒证，但实际上寒邪更易侵犯阳虚之体，在虚寒的基础上又感受寒邪。故这些寒证中不乏虚实夹杂之寒证。尽管如此，寒仍是第一位，而虚则是次要的，仍属寒证范畴。

此外，阳气暴脱所形成的亡阳证，不能用上述的外寒证内寒证加以概括，其既非一般的寒证，亦非一般的虚证，而应属于脱证范畴，但因其为阳气将亡，全身大寒之危证，通常亦在寒证中论述。

证 候

临床上所见的里寒证,包括以下七种。

（一）寒凝血脉

寒凝血脉又称寒凝四肢血脉,表现为手足逆冷,肢端皮色青紫,或剧痛,脉沉细或微弱,见于血痹寒厥、阴疽等病,即现代医学所称的冻疮、雷诺现象、血栓闭塞性脉管炎等。

（二）寒邪客肺

当风寒束肺进一步发展,寒邪进入肺脏则为寒邪客肺。以咳喘突然发作,伴见寒象为特征。表现为咳嗽气喘,痰稀色白,形寒肢凉,舌淡苔白,脉迟缓。

（三）寒邪犯胃

寒邪犯胃又称寒凝胃脘。多由腹部受凉,或过食生冷,或劳倦伤中,复感寒邪所致。以胃脘疼痛突发和寒象共见为诊断要点。表现为胃脘拘急冷痛,遇冷加剧,得温则减,口泛清水,肢凉喜暖,舌淡苔白滑,脉迟或弦。

（四）寒凝心脉

寒凝心脉实际上是心脉痹阻的一种分型,表现以心脉瘀血症状为主而兼见寒象者。

（五）寒凝肝脉

寒凝肝脉证,以少腹寒凝气滞疼痛为主要表现。陈发少腹胀痛,牵引睾丸坠胀冷痛,或阴囊收缩引痛,受寒则甚,得热则缓,畏寒肢冷,小便清长,女子带下清冷或痛经,舌苔白滑,脉沉弦或迟。本证常见于疝气、痛经等病。

（六）寒凝包宫

当经期或新产之际感受寒邪易发此证。表现为小腹冷痛,得热痛减,月经或恶露行涩不爽,其色紫暗,含血块,肢冷畏寒,苔厚白而润,脉沉紧或沉迟。本症见于痛经、月经后期、月经过少、闭经、胎衣不下、产后腹痛、恶露不下、产后恶露不尽、带下、阴冷、不孕等病中。

(七) 亡阳

亡阳为阳气暴脱之急重危证。本证可因大汗不止,剧烈吐泻,或大量失血,或严重创伤,或心阳暴脱,或药物过敏等原因引起。由严重感染而引起者,常经由亡阴证而转化为亡阳证。亡阳证的表现特点为四肢厥冷,脉细欲绝,神志不清,其相当于现代医学的休克。

治　　法

寒证的基本治法是祛寒法,又称温法,即用温热药性的方药以祛除寒邪的治法。

由于寒邪易犯虚人,又由于寒邪易致气滞血瘀,故治疗寒证以温法为主外,又常配合使用补益法、行气法及活血法。

温法的具体治法可分为三种。

(一) 温经散寒

温经散寒又称温经通脉。本法适用于阳气不足,经脉受寒,血行不畅出现的手足厥冷,肢体疼痛,肢端青紫,或发阴疽等证。用辛温祛寒之剂以温经散寒及温通血脉。

(二) 温中祛寒

本法主治中焦寒证。虽曰温中祛寒,实兼以健脾益气,以祛寒为主,兼顾补中。常用温中祛寒药,如干姜、良姜、蜀椒、吴茱萸与健脾补气药如党参、白术、甘草、饴糖组方。

(三) 回阳救逆

本法主治阳气极度衰竭,全身极度阴寒,生命危在旦夕之亡阳证。专用附子、干姜、肉桂等大热药以回阳救逆,或益以人参以大补元气、益气固脱。

药　　物

祛寒药(表 1-3-1)味皆辛,或兼苦;性皆热,或温;主入肾、脾、胃经,次入心、肺、肝经。本类药用于治疗各种里寒证,大致分类如下。

温经散寒药:细辛、乌头

温通血脉药:肉桂、桂枝

温中祛寒药:干姜、高良姜、荜澄茄、荜茇、花椒、胡椒

温肺化饮药:细辛、干姜

暖肝散寒药:小茴香、吴茱萸、乌药、肉桂

暖宫温经药:艾叶、炮姜、肉桂

温通胸阳药:桂枝、薤白

另外,祛寒相关药的归类和祛寒作用见表1-3-2。

表1-3-1 祛寒药

药名	性味	归经	功效	主治
附子	辛,热	心、肾、脾	回阳救逆,补火助阳,散寒止痛	亡阳,阳虚,寒痹
肉桂	辛甘,热	肾、脾、心、肝	补火助阳,散寒止痛,温通经脉	肾阳虚,寒凝血脉,寒邪入脏
干姜	辛,热	脾、胃、心、肺	温中,回阳,温肺化饮	脾胃寒证,亡阳证,寒饮伏肺
高良姜	辛,热	脾、胃	温中止痛	脘腹冷痛,吐泻
吴茱萸	辛苦,热	肝、脾、胃	温中散寒,降逆止呕,疏肝止痛	脘腹冷痛,呕吐吞酸,寒疝腹痛
细辛	辛,温	肺、肾	祛风散寒止痛,温肺化饮,宣通鼻窍	风寒表证及头痛,寒饮伏肺,鼻渊
荜茇	辛,热	胃、大肠	温中散寒,止痛	脘腹冷痛,吐泻,牙痛

续表

药名	性味	归经	功效	主治
荜澄茄	辛,温	脾、胃、肾、膀胱	温中散寒,止痛,祛膀胱冷气	脘腹冷痛,吐泻,寒疝腹痛,小便不利
胡椒	辛,热	胃、大肠	温中散寒,止痛	脘腹冷痛,虚寒泄泻
花椒	辛,热	脾、胃、肾	温中散寒,止痛,杀虫	脘腹冷痛,虚寒,泄泻,蛔虫,腹痛
丁香	辛,温	脾、胃、肾	温中降逆,温肾助阳	胃寒呕吐呃逆,肾虚阳痿,寒湿带下
小茴香	辛,温	肝、肾、脾、胃	暖肝止痛,温中和胃	寒疝腹痛,睾丸肿痛,脘腹冷痛,呕吐食少

表 1-3-2　祛寒相关药

药名	归类	兼祛寒作用
砂仁、白豆蔻、草豆蔻	化湿药	温中行气
艾叶	止血药	散寒止痛
炮姜	止血药	温中止泻
肉豆蔻	收涩药	温中行气
乌药	理气药	散寒止痛
薤白	理气药	散寒通阳
乌头	祛风湿药	散寒止痛

说明:

(1) 附子、肉桂既是祛寒药,又是助阳药。二药常相须为用。但附子以祛寒为主,长于回阳救逆,急救方中多用之,如四逆汤;肉桂以温阳为主,长于温通血脉,鼓舞阳气,补益方中多用之,如十全大补汤。

(2) 干姜为温中散寒的主药,凡胃寒呕吐,脾寒泄泻及脘腹冷痛,无论虚实均适用。尚可配合附子以回阳救逆,配合细辛以温肺化饮。

(3) 细辛、吴茱萸均能散寒止痛,治寒凝痛证。但细辛性偏于散,长于祛风散寒,温肺化饮及宣通鼻窍;吴茱萸性偏于降,善治寒凝肝经之疝痛及痛经,肝气上逆之呕吐吞酸及厥阴头痛。

(4) 高良姜、荜茇、荜澄茄、胡椒、花椒五药,功效相似,均能温中散寒,治脘腹冷痛,呕吐泄泻。其中荜茇尚可治牙痛;荜澄茄尚可治寒疝腹痛及寒证小便不利;胡椒用作调味品可增进食欲;花椒能治蛔虫腹痛。

(5) 丁香长于温胃降逆,为治疗呕吐、呃逆之要药,并能温肾助阳,治疗肾阳不足之症。花蕾称公丁香,果实称母丁香,以公丁香功效为佳。

(6) 小茴香与八角茴香,两者功效相似,均能温散下焦肝肾之寒,善治寒疝腹痛、睾丸偏坠之证,亦能温肾,暖腰膝,还可理气开胃。

(7) 此外,祛风湿药乌头,化湿药砂仁、白豆蔻、草豆蔻,理气药乌药、薤白,止血药艾叶、炮姜,收涩药肉豆蔻皆兼有祛寒作用。

方　　剂

寒为阴邪,最易伤人阳气,故每于温中祛寒方中,加入党参、白术、甘草等补气健脾药;常在回阳救逆方中加入人参以大补元气,加强固脱的作用。

寒为阴邪,又易凝滞血脉,导致血瘀,故祛寒方中,常用通阳行气温经通脉法,方中常加入薤白、乌药、青皮、桂枝、当归、赤芍、川芎等行气活血药以通利气血。

通常将祛寒剂分为温中祛寒、回阳救逆、温经散寒(温经通脉)三类。其实还应有一类温脏散寒剂,如治疗寒凝心脉的枳实薤白桂枝汤,治疗寒凝肝脉的暖肝煎,治疗寒凝胞宫的温经汤等方,这些方因尚有行气活血等作用,另见于行气剂及活血剂中。

(一) 温中祛寒剂

本类方剂祛中焦之寒,并兼补虚,实际上是中焦虚寒证(表1-3-3)。理中丸温中祛寒,补气健脾,为治中焦虚寒的代表方。附子理中汤比理中汤多一味辛热之附子,增强了温阳散寒之力。

小建中汤于辛甘化阳之中，又具酸甘化阴之用，温中补虚及和里缓急，主治中虚里急之证。黄芪建中汤功同小建中汤而加强了补气的作用。大建中汤则以辛热甘温之品温建中阳，其补虚散寒之力远峻于小建中汤，适用于中阳虚衰，阴寒内盛之证。

吴茱萸汤温中补虚，降逆止呕，为治中焦虚寒，浊阴上逆之要方。

表 1-3-3　温中祛寒剂

方名	组成	功效	主治
理中丸	干姜、人参、白术、甘草	温中祛寒，补气健脾	脾胃虚寒证
附子理中丸	理中丸加附子	温阳祛寒，益气健脾	中焦虚寒重证
小建中汤	芍药、桂枝、甘草、生姜、大枣、饴糖	温中补虚，和里缓急	脾胃虚寒所致胃脘痛
黄芪建中汤	小建中汤加黄芪	同“小建中汤”	同“小建中汤”，气虚甚者
大建中汤	川椒、干姜、人参、饴糖	温中补虚，降逆止痛	阴寒内盛之腹痛呕逆
吴茱萸汤	吴茱萸、人参、生姜、大枣	温中补虚，降逆止呕	中焦虚寒，浊阴上逆

（二）回阳救逆剂

本类方剂治真阳衰微之阴寒重证，及阳气将亡之亡阳危证（表 1-3-4）。方中用药以回阳救逆为主，辅以温阳祛寒，补气固脱之品。四逆汤为回阳救逆之主方，用于阴盛阳微，有亡阳之虞者。四逆汤中加人参，名四逆加人参汤，以增加益气固脱之力。参附汤药味少而用量大，力专效速，最能振奋元阳，益气固脱，急用于阳气暴脱之际。回阳救急汤于回阳固脱之外，尚有益气复脉，开窍回厥之力，用于寒邪直中三阴，真阳衰微欲脱之危证。

表 1-3-4 回阳救逆剂

方名	组成	功效	主治
四逆汤	附子、干姜、甘草	回阳救逆	阴寒内盛，将亡阳者
四逆加人参汤	四逆汤加人参	回阳益气，救逆固脱	同“四逆汤”
参附汤	人参、附子	益气回阳	阳气暴脱
回阳救急汤	附子、干姜、肉桂、人参、白术、茯苓、陈皮、半夏、甘草、五味子、生姜、麝香	回阳救逆，益气生脉	真阳衰微

（三）温经通脉剂

本类方剂主治寒邪凝滞经脉之寒厥、血痹、阴疽等证(表 1-3-5)。当归四逆汤温经散寒，养血通脉，用于血寒凝滞，手足厥冷，脉细弱之证。当归四逆汤加吴茱萸、生姜名当归四逆加吴茱萸生姜汤，则散寒通脉之力更强。黄芪桂枝五物汤即桂枝汤去甘草，倍生姜，加黄芪而成，能益气温经，活血通痹以治血痹。阳和汤温阳补血，散寒通滞，为治阴疽之要方。

表 1-3-5 温经通脉剂

方名	组成	功效	主治
当归四逆汤	当归、桂枝、芍药、细辛、甘草、通草、大枣	温经散寒，养血通脉	血寒凝滞，手足厥寒
当归四逆加吴茱萸生姜汤	当归四逆汤加吴茱萸、生姜	同“当归四逆汤”	同“当归四逆汤”
黄芪桂枝五物汤	黄芪、白芍、桂枝、生姜、大枣	益气温经，活血通痹	血痹证(肌肤麻木，脉涩而紧)
阳和汤	熟地、肉桂、麻黄、鹿角胶、白芥子、姜炭、生甘草	温阳补血，散寒通滞	阴疽

第四章 痹 证

外来之风邪、寒邪、湿邪、热邪侵袭人体，逗留在肢体肌肉、经络、筋骨、关节等处，产生以疼痛为主症，兼有酸胀、重着、麻木、屈伸不利，关节灼热、肿大、变形等临床表现的病证，称为痹证、痹病、风湿证或风湿病。

痹的发生主要是由于正气不足，感受风、寒、湿、热之邪所致。素体虚弱，正气不足，腠理不密，卫外不固是引起痹证发生的内在因素。久居湿地，冒风顶雨，遭风受寒则是造成痹证发生的外在条件。

证 候

痹证的病邪，包括风、寒、湿、热、痰、瘀六种。根据病邪的主次及临床特点，可将痹证分为四大类。

1. 风寒湿痹：风、寒、湿三邪常联合而致痹证。这是最常见的痹证。根据病邪主次的不同，又可分为三种。风邪为主者称风痹或行痹，以肢体关节痛游走不定为特点。寒邪为主者称寒痹或痛痹，以肢体关节疼痛较剧，痛有定处，遇寒痛增为特点。湿邪为主者称湿痹或着痹，以肢体关节疼痛，伴重着、肿胀及肢体沉重为特点。

2. 风湿热痹：本证又简称热痹，由感受风、湿、热三邪所致，或因风寒湿痹日久不愈，邪留经络关节，郁而化热所成，表现为关节疼痛及红肿灼热，疼痛拒按，尚有全身热象。

3. 痰瘀阻络痹：此类痹又称顽痹或尪痹，见于痹证迁延不愈，形成关节肿大、变形及功能障碍者。

4. 虚实夹杂痹：此为痹证之晚期夹有虚象者，多在痰瘀阻络痹的基础上发展而成。除关节肿胀、畸形、强直、功能障碍外，尚有肌肉萎缩、无力、易外感、虚汗、生活能力下降等气血不足及肝肾亏虚的全身虚弱表现。

治　　法

痹证的治法，以祛风除湿为中心，尚须配合以解表宣痹、温经散寒、舒筋通络、清热通络、刷痰蠲痹、活血止痛、补益气血、滋补肝肾、强筋壮骨诸法。是以痹证的治法常是数法合用，痹证的方剂中常是数类药合用。

由于痹证的主要症状是疼痛，故活血化瘀法在治疗中的地位，仅次于祛风除湿法。

药　　物

祛风湿药(表 1-4-1)味多辛、苦，因辛有发散及通行的作用，苦有燥湿的作用。药性以温性、平性居多，寒性居少。归经多入肝、肾经，因肝主筋、肾主骨，筋骨为痹证的病位所在。

运用祛风湿药时，可根据痹证的病变情况，选用相应的药物，作适当的配伍，以增强疗效。

病邪偏表，或偏于上部，或风胜之行痹，可配伍祛风解表药或解表宣痹药，如防风、羌活、桂枝、白芷、藁本等。

湿胜之着痹，可配伍祛湿或燥湿药，如薏苡仁、苍术、萆薢、木通等。

寒胜之痛痹，可配湿经散寒药如细辛、附子、肉桂等。

热痹配清热药，如石膏、知母、黄柏、黄芩，或配清热通络药，如忍冬藤、红藤、地龙、赤芍等。

痰湿阻络痹，可加刷痰祛湿药，如白附子、天南星、半夏、白僵蚕、白芥子等。

瘀血阻络痹，可加活血化瘀药，如玄胡、姜黄、三七、川芎、丹参、鸡血藤、乳香、没药、桃仁、红花、莪术、三棱、虎杖、郁金、降香、自然铜、刘寄奴、血竭等。

腰膝酸痛的虚痹，可加补益肝肾的强筋壮骨药，如杜仲、续断、怀牛膝、骨碎补、狗脊、虎骨等。

另外,祛风湿相关药的归类和祛风湿作用见表 1-4-2。

表 1-4-1　祛风湿药

药名	性味	归经	功效	主治
独活	辛苦,温	肝、肾、膀胱	祛风除湿,散寒解表	风湿痹痛,风寒表证
威灵仙	辛咸,温	膀胱	祛除风湿,通络止痛	风湿痹痛
秦艽	辛苦,微寒	胃、肝、胆	祛风湿,舒筋络,清虚热,退黄疸	风湿痹痛,骨蒸潮热,湿热黄疸
防己	苦辛,寒	膀胱、肾、脾	祛风除湿(木防己)利水消肿(汉防己)	风湿痹痛,水肿
豨签草	苦,寒	肝、肾	祛风湿,通经络,清热解毒	风湿痹痛,四肢麻木,疮疡肿毒,湿疹瘙痒
臭梧桐	辛苦甘,凉	肝	祛风湿	风湿痹痛
老鹳草	辛苦,平	肝、大肠	祛风湿	风湿痹痛
海风藤	辛苦,微温	肝	祛风湿,通经络	风湿痹痛
清风藤	苦,平	肝	祛风湿,通经络	风湿痹痛
海桐皮	苦辛,平	肝	祛风湿,通经络	风湿痹痛
寻骨风	辛苦,平	肝	祛风湿,通经络	风湿痹痛,肢体麻木,筋脉拘挛,跌仆伤痛
徐长卿	辛,温	肝、胃	祛风止痛,止痒	风湿痹痛,伤痛,腹痛,牙痛,风疹瘙痒

续表

药名	性味	归经	功效	主治
穿山龙	苦,微寒	肝、肺	祛风除湿,活血通络,止咳祛痰	风湿痹痛,胸痹心痛,肺热喘咳
蚕沙	甘辛,温	肝、脾、胃	除湿利痹,缓急舒筋	风湿痹痛,吐泻转筋
木瓜	酸,温	肝、脾	除湿利痹,缓急舒筋	风湿痹痛,吐泻转筋
桑枝	苦,平	肝	祛风通络	风湿痹痛,四肢拘挛
络石藤	苦,微寒	心、肝	祛风通络,凉血消肿	风湿痹痛,筋脉拘挛,咽喉肿痛
伸筋草	苦辛,温	肝	祛风除湿,舒筋活络	风湿痹痛,筋脉拘急
松节	苦,温	肝	祛风燥湿,止痛	风湿痹痛,跌打损伤
夏天无	辛苦,温	肝	祛风除湿,活血止痛	风湿痹痛,跌打损伤
祖师麻	辛苦,温	肝	祛风除湿,活血散瘀	风湿痹痛,跌打损伤
乌头	辛苦,热	心、肝、脾	散寒止痛,祛风湿	寒湿痹痛,心腹冷痛,瘀血疼痛
雷公藤	苦辛,凉	肝	祛风除湿	顽痹,热痹
鹿衔草	甘苦,温	肝、肾	祛风湿,补肝肾,强筋骨,止血	风湿痹痛,肾虚腰痛,出血
千年健	辛苦,温	肝、肾	祛风湿,强筋骨	风湿痹痛,腰膝冷痛,拘挛麻木

续表

药名	性味	归经	功效	主治
牛膝	苦酸,平	肝、肾	补肝肾、强筋骨(怀牛膝)、活血祛瘀(川牛膝)	腰膝酸痛,下肢无力,跌仆损伤,妇科瘀血
桑寄生	苦,平	肝、肾	祛风湿,补肝肾,强筋骨,安胎	风湿痹痛,腰膝酸痛,胎漏下血,胎动不安
五加皮	辛苦,温	肝、肾	祛风湿,强筋骨	风湿痹痛,腰膝痿软
虎骨	辛,温	肝、肾	祛风定痛,强筋壮骨	风湿痹痛,脚膝痿软
白花蛇	甘咸,温	肝	祛风通络,定惊止痛	风湿痹痛,筋脉拘挛,半身不遂,惊风抽搐
乌梢蛇	甘,平	肝	同“白花蛇”,力较弱	同“白花蛇”

表 1-4-2 祛风湿相关药

药名	归类	兼祛风湿作用
羌活、防风、白芷、藁本、苍耳子	解表药	祛风除湿
杜仲、续断、狗脊、骨碎补	补阳药	强筋壮骨
仙茅、淫羊藿、巴戟天、葫芦巴	补阳药	祛寒湿
姜黄	活血药	通经止痛
鸡血藤	活血药	舒筋活络
虎杖	活血药	通络止痛
川芎	活血药	祛风止痛
地龙	平肝熄风药	通络利痹
细辛	祛寒药	祛风除湿

续表

药名	归类	兼祛风湿作用
忍冬藤	清热药	通络利痹
苍术、萆薢、薏苡仁	祛湿药	祛湿利痹
马钱子	散结药	通络止痛

说明：

（1）上表所列常用祛风湿药，其作用可概括为祛风胜湿、散寒止痛、通经活络、强筋壮骨几个方面。

（2）羌活与独活均能祛风、解表、除湿，两药常配合应用。但羌活解表力佳，善治上半身痹痛，又为止头痛要药；独活则解表力缓，善治下半身痹痛。

（3）威灵仙祛风湿性急而善走，且为治骨鲠的要药。

（4）秦艽作用多端，既可祛风湿，舒筋络，又能清虚热，退黄疸。

（5）防己有木、汉两种。木防己性偏宣通经络，力善祛风止痛；汉防己偏疏导水道，力善利水消肿。

（6）络石藤、桑枝、伸筋草、海风藤、海桐皮、寻骨风、清风藤诸药均长于祛风通络，用于风湿痹痛、筋脉拘挛者。

（7）牛膝分怀、川两种。补肝肾、强筋骨用怀牛膝；活血祛瘀、利尿通淋、引血下行，用川牛膝。

（8）夏天无、祖师麻二药止痛之功甚佳，亦可视为活血祛瘀药。

（9）白花蛇、乌梢蛇常用于顽痹疼痛，拘挛麻木及瘙痒难忍；又能定惊止搐，治破伤风及惊风，为外风内风皆治之药。二药相比白花蛇作用强但有毒，乌梢蛇则无毒而力较弱。

（10）木瓜与蚕沙均善治吐泻转筋。但木瓜舒筋活络作用较好，又善治脚气肿痛；蚕沙则兼能除湿止痒治湿疹及皮肤瘙痒。

（11）徐长卿善于祛风止痛及止痒，除治痹证外，还可用于外伤痛、脘腹痛、牙痛等多种痛证，以及瘙痒性皮肤病，还可解蛇毒。

（12）桑寄生、怀牛膝、五加皮、虎骨、千年健、鹿衔草诸药常与补阳药类的杜仲、续断、狗脊、骨碎补等药合用，视为具有补益肝肾、强筋壮骨的作用，用于治疗虚痹。

（13）雷公藤、昆明山海棠及清风藤，现代研究较多，已确认其对类风湿性关节炎及其他结缔组织病具有疗效。

方 剂

祛风湿方剂(表1-4-3)中所用的药物除以上所述的祛风湿药物外,还涉及多类药物。组方中常是多类药合用。

风湿浅表者,常加用解表宣痹药,如防风、羌活、桂枝、麻黄、白芷、藁本、蔓荆子等。

痹证寒重痛甚者,常加温经散寒药,如细辛、附子、川乌、草乌、肉桂等。

痹证有热者,常加清热通络药,如忍冬藤、红藤、黄柏、栀子、赤芍、白蔹、地龙等。

痹证病久入络者,常加搜风通络药,如全蝎、蜈蚣、地龙、天麻等。

痹证痰湿阻络者,常加剔痰祛湿药,如白僵蚕、白附子、天南星、皂荚、白芥子、石菖蒲、薏苡仁、苍术、萆薢、半夏、茯苓、木通等。

痹证瘀血阻络者,常加活血祛瘀药,如三七、川芎、玄胡、姜黄、莪术、三棱、鸡血藤、郁金、乳香、没药、桃仁、红花、赤芍、丹皮、穿山甲、刘寄奴、王不留行、苏木、降香、血竭、虎杖、毛冬青、泽兰、土鳖虫、麝香、紫荆皮、大黄、卷柏、五灵脂、急性子、水蛭、虻虫等。

虚痹肝肾不足者,加壮腰补肾药,如杜仲、续断、狗脊、骨碎补等。

虚痹正气虚弱者,加扶正固本药,如黄芪、人参、党参、山药、白术、当归、山茱萸、白芍、熟地、蚂蚁、阿胶、龟板等。

历来治痹证的方剂繁多,何止数千首,但多大同而小异,现仅列举具有代表性的名方若干首,以窥见一般。

羌活胜湿汤治风湿在表,一身尽痛之证。蠲痹汤是治风寒湿痹的通用方。桂枝芍药知母汤寒热并用,治风寒湿痹有郁而化热之象者。当归拈痛汤与宣痹汤均为治湿热痹常用方。前者利湿清热之中兼能疏风,主治湿热痹证见有风湿表证者;后者利湿与清热并重,主治湿热痹而不兼风邪者。小活络丹治寒痹日久,痰瘀阻滞经络者。身痛逐瘀汤治瘀血阻滞经络之痹痛。乌头汤治痛痹兼有气血不足者。三痹汤及独活寄生汤皆为治虚痹之方,功用与主治相近。但三痹汤侧重于气血不足,以手足拘挛疼痛,甚或活动不利为主;独活寄生汤侧重于肝肾不足,以腰膝疼痛为主,且独活用量偏重,祛风湿之力略胜于三痹汤。

表 1-4-3 祛风湿剂

方名	组成	功效	主治
羌活胜湿汤	羌活、独活、藁本、防风、川芎、蔓荆子、甘草	疏化表湿	风湿在表
蠲痹汤	羌活、独活、秦艽、海风藤、桑枝、桂枝、当归、川芎、乳香、木香、甘草	祛风除湿,散寒通痹	风寒湿痹
桂枝芍药知母汤	桂枝、芍药、知母、麻黄、附子、生姜、白术、甘草	祛风,除湿,散寒,兼清热护阴	风寒湿痹,有郁而化热之象
当归拈痛汤	羌活、茵陈、猪苓、泽泻、黄芩、苦参、防风、升麻、葛根、白术、苍术、人参、当归、知母、甘草	利湿清热,疏风止痛	风湿热痹及湿热脚气初起
宣痹汤	木防己、杏仁、滑石、连翘、栀子、薏苡仁、半夏、蚕沙、赤小豆(痛甚加姜黄、海桐皮)	清热利湿,通络止痛	湿热痹证
小活络丹	川乌、草乌、天南星、地龙、乳香、没药	温经散寒,祛痰逐瘀,活络止痛	寒痹日久,痰瘀阻滞经络

续表

方名	组成	功效	主治
身痛逐瘀汤	秦艽、羌活、桃仁、红花、当归、川芎、五灵脂、地龙、牛膝、没药、香附、甘草	活血祛痰,通痹止痛	瘀血阻络痹
乌头汤	川乌、麻黄、黄芪、白芍、炙甘草、蜂蜜	祛寒镇痛,补养气血	痛痹兼气血虚
三痹汤	续断、杜仲、防风、桂心、细辛、秦艽、独活、人参、黄芪、当归、生地、茯苓、川膝、川芎、白芍、甘草、生姜、大枣	祛风胜湿,益气养血,补益肝肾	痹证日久,正虚邪实
独活寄生汤	独活、桑寄生、杜仲、牛膝、细辛、秦艽、茯苓、肉桂心、防风、川芎、人参、甘草、当归、芍药、地黄	祛风湿,止痹痛,补气血,益肝肾	痹证日久,正虚邪实

第五章　内　风　证

由于“内风”与肝有关,故又称肝风或肝风内动。凡因阳盛,或阴虚不能制阳,阳升无制,出现眩晕、抽搐、痉挛、震颤等动摇症状,以及与之有关的突然昏仆、肢麻、言謇、口眼㖞斜、半身不遂等表现,皆属于内风证。

内风的临床表现多样,见于内科学头痛、眩晕、中风、痉证、厥证、痫证诸章。

证　　候

肝风通常分为肝阳化风、热极生风、阴虚风动和血虚生风四种证型,此外风痰上壅及外风入络引动内风亦与本证相关。

（一）肝阳化风

此证在肝阴不足,肝阳妄动的基础上出现,常有明显的“肝阳上亢”病史。其病机为:肝肾阴虚→虚阳上亢→肝阳化风→肝风上扰,肝风亦可挟痰上扰。病理性质具有本虚标实、上盛下虚的特点。表现为头痛眩晕,上重下轻,步履不稳,头摇肢颤,手足麻木,语言謇塞,或突然昏仆,不省人事,口眼㖞斜,半身不遂。此即是中风先兆或中风,多见于高血压病及脑血管意外。

（二）热极生风

热极生风或称热盛动风,通常皆由高热引起,发病急骤。轻浅者多见于小儿高热惊厥,属急惊风之类。严重者每有热极或实火的表现,常见于温热病邪深入营血阶段,某些严重感染性疾病,如脑炎、脑膜炎等属之。表现为高热,躁扰不宁,神志不清,牙关紧闭,四肢抽搐,颈项强直,角弓反张,舌质红绛,或起芒刺,脉弦数。

（三）阴虚风动

此证多见于温热病的后期，其病机为热邪伤阴，筋脉失养而虚风内动。主要表现为：神疲无力、皮肤干皱、唇焦舌干，筋惕肉瞤，手足蠕动，舌绛少苔，脉虚或细促。即在温热病后期，病将愈未愈，余热未尽，气阴已伤的基础上，出现肌肉跳动或手足颤动。

（四）血虚生风

本证为在血虚的基础上渐进性发病。内风的表现较轻浅或微弱，主要是头晕眼花，肢伴发麻，筋肉跳动，甚则手足拘挛。本证与阴虚风动皆有阴血不足，筋脉失养的表现，不同点是本证无热象，而阴虚风动有虚热症状；本证为慢性过程，属内伤杂病范畴，而阴虚风动见于温热病后期，与外感病相关。

（五）风痰上壅

本证与肝风挟痰上扰清窍所致。多由先天因素，或七情因素，或脑部外伤后，造成脏腑功能失调，脾虚生痰，肝阳化风，痰随风动，上壅清窍所致。本证每呈急性一过性发作，发作前可有先兆或无先兆，可有诱因或无诱因，表现为：突然倒仆，神志不清，四肢抽搐，口吐涎沫，或有叫声，发作后清醒如常人。癫痫及癔病的发作皆属本证。另有一种发作性眩晕及呕吐，西医称为内耳性眩晕者，亦为风痰上扰清窍。为与上证区别，称风痰上扰。

此外尚有外风入络引动内风之证，系指破伤风而言。

治　　法

外风宜祛，内风宜熄。熄风为治内风之大法。

由于肝阳与肝风在病机上是相互关联的，平肝与熄风两种治法常不可分割。本来平肝潜阳法重在治疗肝阳上亢，熄风止痉法重在治疗肝风上扰，但二者关系密切，难以截然划分，故可合称平肝熄风法。

针对不同的内风，有不同的熄风方法。

肝阳化风乃本虚标实，上盛下虚之证，治当标本兼顾，用平肝熄风法（平肝潜阳药或称重镇潜阳药与熄风止痉药合用）以治上盛之标，用养阴熄风法或称滋阴潜阳法以治下虚之本。

热级生风乃邪热入血，灼及肝经，风火相煽之证，治宜清热凉血法与熄风止痉法并用，称清热熄风法。

阴虚风动乃温病后期，邪热已去八九，真阴仅存一二之残局。此种虚风内动，已非痉挛抽搐，仅为筋惕肉瞤，手足蠕动，不必动用熄风止痉之剂，治疗重在滋阴柔肝以潜阳，佐以平肝潜阳之剂。

血虚生风之风象主要表现在筋脉失养上，故治疗重在养血以柔肝、滋阴以潜阳，平肝熄风之剂甚少应用。

风痰上壅及风痰上扰治宜化痰熄风法，乃燥湿化痰与平肝熄风之剂合用。

药　　物

平肝熄风类药物（表 1-5-1）多为介类、矿石类及虫类药，少数为植物类药。其药性多为寒凉及平性，仅个别药偏温。其药味多为咸味，其次为甘、辛、苦味。其归经主要入肝经，其次兼入心经。

由于介石类药质地重，又善于平肝潜阳，故有重镇潜阳药之称。

由于虫类药善于通络止痛，治风湿病久痛入络，又善于熄风止痉，治惊痫抽搐，故有虫类药搜风熄风之说。

另外，平肝熄风相关药的归类和平肝熄风作用见表 1-5-2。

表 1-5-1　平肝熄风药

药名	性味	归经	功效	主治
羚羊角	咸，寒	肝、心	平肝熄风，清肝明目，清热解毒	肝风内动，肝阳上亢，肝火上炎，高热神昏，斑疹痘毒

续表

药名	性味	归经	功效	主治
山羊角	咸,寒	肝	平肝,镇惊	肝阳上亢,肝火上炎,惊风抽搐
天麻	甘,平	肝	平肝潜阳,熄风止痉	肝阳上亢,肝风内动
钩藤	甘,微寒	肝、心包	熄风止痉,清热平肝	热盛动风,惊痫抽搐,小儿惊风,肝火亢盛,肝阳上亢
石决明	咸,寒	肝	平肝潜阳,清肝明目	肝阳上亢,头目眩晕,肝火上炎,风热目疾
牡蛎	咸,微寒	肝、肾	平肝潜阳,重镇安神,软坚散结,收敛固涩(煅用)	肝阳上亢,虚风内动,心悸失眠,烦躁不安,瘰疬瘿瘤,肝脾肿大,虚汗遗精,带下崩漏
珍珠	甘咸,寒	心、肝	镇心定惊,清肝明目除翳,收敛生肌	惊痫抽搐,目赤翳障,溃疡不敛
珍珠母	咸,寒	肝、心	平肝潜阳,清肝明目	肝阳上亢,肝热目赤,肝虚目昏
紫贝齿	咸,平	肝	镇惊安神,清肝明目	小儿高热抽搐,虚阳上亢,心烦失眠,肝热目赤
玳瑁	甘咸,寒	心、肝	平肝定惊,清热解毒	高热神昏,惊痫惊厥,疔疮肿毒

续表

药名	性味	归经	功效	主治
代赭石	苦,寒	肝、心	平肝潜阳,降逆止呕定喘,凉血止血	肝阳上亢,呕吐嗳气,血热出血
全蝎	辛,平;有毒	肝	熄风止痉,解毒散结,通络止痛	急慢惊风,破伤风,疮疡肿毒,风湿痹痛
蜈蚣	辛,温;有毒	肝	同"全蝎"	同"全蝎"
白僵蚕	咸辛,平	肝、肺	熄风止痉,疏散风热,解毒利咽,祛风止痒,化痰散结	惊痫抽搐,风热头痛,咽喉肿痛,风疹瘙痒,瘰疬痰核
地龙	咸,寒	肝、脾、膀胱	清热熄风,平喘,通络,利尿	惊痫抽搐,哮喘,水肿,风湿痹痛
守宫	咸,寒;有小毒	肝	熄风定惊,攻毒散结	惊痫抽搐,瘰疬癌肿
决明子	甘苦,微寒	肝、大肠	清肝明目,平抑肝阳,润肠通便	肝火上炎,肝阳上亢,风热目赤,热结或肠燥便秘
刺蒺藜	苦辛,平	肝	平肝疏肝,祛风明目	肝阳上亢,肝气郁结,风热目赤,风疹瘙痒
罗布麻	淡涩,微寒	肝	平肝、清热、降压、利水	肝阳上亢

表 1-5-2　平肝熄风相关药

药名	归类	兼平肝熄风作用
白花蛇、乌梢蛇	祛风湿药	定惊止痉

续表

药名	归类	兼平肝熄风作用
磁石、龙骨	安神药	平肝潜阳
牛黄、蚤休	清热药	熄风止痉
白菊花、蝉蜕	解表药	平降肝阳
蝉蜕	解表药	定惊止痉

说明：

(1) 本类药约可分为两小类。以熄风止痉为主要功效的药物有羚羊角、山羊角、天麻、钩藤、全蝎、蜈蚣、白僵蚕、地龙、玳瑁、守宫等。以平肝潜阳为主要功效的药物有石决明、牡蛎、珍珠母、珍珠、紫贝齿、代赭石、刺蒺藜、罗布麻等。

(2) 羚羊角有良好的熄风止痉功效，为治热极生风之要药，且有平肝、清肝、解毒的功效。由于稀有动物保护，现多以山羊角代用，然作用较弱。

(3) 钩藤、天麻二药常相须为用，以熄风止痉。但钩藤能清肝、心之热，善治小儿高热惊厥及肝阳上亢、肝火上炎之头痛；天麻为治风动头目眩晕、头痛之主药，不论虚证实证皆可应用，又能通络止痛。

(4) 蜈蚣、全蝎、白僵蚕三药常相须为用，以增强搜风止痉之功。凡惊风抽搐、外风入络之面瘫，外风引动内风之破伤风，以及风湿顽痹，久痛入络皆可应用。熄风止痉作用，以蜈蚣最强，全蝎次之，白僵蚕更次之。蜈蚣、全蝎二药又能攻毒散结，治瘰疬肿毒等证。白僵蚕又能祛外风，以散风热及疏风止痒，且可化痰散结，利咽消肿。

(5) 地龙除具熄风止痉作用外，尚有通络、止喘、利尿作用，用治风湿热痹，痰阻经络，肺热喘息及热结尿闭。

(6) 玳瑁能清心热、泻肝火，适用于热病痉厥，并能清热解毒，用治痈肿疮毒。

(7) 石决明、牡蛎均是平抑肝阳的要药。然石决明又长于清肝明目；牡蛎又善于软坚散结。

(8) 珍珠与珍珠母同出一物。珍珠以镇心定惊为主；珍珠母以平肝潜阳为主。二药皆能清肝明目。

(9) 紫贝齿除能平肝潜阳外，并有安神之功。

(10) 代赭石除能平肝阳、清肝火外，降胃、肺之气逆及凉血止血亦是其特长。

(11) 刺蒺藜既能平肝潜阳,又能疏肝解郁,且能疏散肝经风热,祛风明目及止痒。

(12) 罗布麻能平肝泄热,能用作降压药。

方 剂

虽平肝熄风为内风的治法,但由于内风的病机不同,表现各异,其具体治法及方剂亦各有别。

肝阳化风为本虚标实证,治须标本兼顾,组方须平肝熄风药与滋阴潜阳药并用,方如镇肝熄风汤。肝阳化风亦有以实证为主者,治以平肝熄风为主,略兼补肝肾,方如天麻钩藤饮。

热极生风见于温热病极期,属实证,治宜凉肝熄风,平肝熄风药与清热凉血药同用。虽为实证,为免邪热伤阴,方中常酌加滋阴药,方如羚角钩藤汤。

阴虚风动见于温热病后期,为邪正两败俱伤之残局,纯属虚证,只需养阴药以滋阴熄风,方如大定风珠。

风痰上扰治以化痰熄风,燥湿化痰药与平肝熄风药并用,方如半夏白术天麻汤。

对于外风引动内风的病证,如破伤风,须外风与内风同治,既要疏散外风,又要平熄内风,治以祛风解痉,方如玉真散。

表 1-5-3 仅列举与肝阴化风及热极生风相关的平肝熄风方。

镇肝熄风汤与建瓴汤两方皆重镇与滋阴并用,用于肝肾阴亏,虚阳上亢之证。但前方镇潜清降之力强于后方,而后方又兼能宁心安神。制方者原谓前方主治"脑充血证",后方预防"脑充血证",足见两方作用相似而有重轻之别。

天麻钩藤饮重在平肝熄风,兼以清热安神,主用于肝阳化风之实证。

羚角钩藤饮及钩藤饮皆为清热熄风之剂,用于热盛动风之证。前者兼顾养阴,用于成人温热病;后者兼顾益气,主用于小儿热病惊风。

大定风珠为滋阴熄风之剂,用于温病后期,灼伤真阴,阴虚动风之证。

半夏白术天麻汤为眩晕呕吐而设,主治风痰上扰。以此方为基础,眩晕甚者,可加僵蚕、胆南星;头痛甚者,可加蔓荆子。

玉真散专治外风引动内动之破伤风。原方加全蝎、蜈蚣则效更佳。

表 1-5-3　平肝熄风方

方名	组成	功效	主治
镇肝熄风汤	怀牛膝、生赭石、生龙骨、生牡蛎、龟板、白芍、玄参、天冬、茵陈、川楝子、生麦芽、甘草	镇肝熄风,滋阴潜阳	阳虚阳亢,肝阳化风
建瓴汤	生怀山药、怀牛膝、生赭石、生龙骨、生牡蛎、生地黄、生杭芍、柏子仁、铁锈水	镇肝熄风,滋阴安神	肝阳上亢,兼见心神不宁
天麻钩藤饮	天麻、钩藤、石决明、栀子、黄芩、川牛膝、杜仲、益母草、桑寄生、夜交藤、朱茯神	平肝熄风,清热安神,兼补肝肾	肝阳上亢,肝风内动
羚角钩藤汤	羚羊角、钩藤、桑叶、滁菊花、鲜生地、白芍、川贝、淡竹茹、茯神、甘草	凉肝熄风,增液舒筋	肝经热盛,热极动风
钩藤饮	钩藤、羚羊角、全蝎、天麻、人参、甘草	清热熄风,扶正祛邪	小儿热病惊风
大定风珠	生白芍、阿胶、生龟板、干地黄、生牡蛎、生鳖甲、鸡子黄、麦冬、炙甘草、麻仁、五味子	滋阴熄风	热病伤阴,虚风内动

续表

方名	组成	功效	主治
半夏白术天麻汤	半夏、天麻、白术、茯苓、橘红、甘草、生姜、大枣	燥湿化痰,平肝熄风	风痰上扰
玉真散	天南星、白附子、防风、白芷、羌活、天麻	祛风化痰,解痉止搐	破伤风

第六章　湿　　证

湿有外湿、内湿之分。外湿属外感六淫之一;内湿为内生五邪之一,其由脾肾阳虚不能运化水湿形成,既是病理产物,又是致病因素。故外湿、内湿为病因病机的概念。

湿又有表湿、里湿之分。外湿犯人,浅则伤人皮肉经筋,或流注关节而为表湿,深则入于脏腑,呈现泄痢、淋浊、带下等病而为里湿。故表湿、里湿为八纲病位的概念。

外来湿邪(外湿)所产生的病证,无论在表(表湿)或在里(里湿)概为实证。而内生湿邪(内湿)所产生的病证则为虚证或本虚标实证。

湿易与其他病邪结合。外湿在表常与风邪、寒邪、暑邪结合而致病,外湿入里易蕴结而成湿热。脾、肾虚所生内湿多表现为寒湿。

湿与水本同类,其病因病机相同,只是表现形态有差别,前者弥散而无形,后者聚集而有形。广义的湿乃包括湿及水在内的水湿。本章所讨论的湿证为广义的湿证。

证　　候

湿证的表现多样,归纳其特点如下:

重着下注:头重如裹,闷胀昏沉,周身困重,关节重着肿痛,易犯人体下部。

污浊垢腻:面色晦暗,口中粘腻,舌苔厚腻,恶心呕吐,黄疸,排泄物或分泌物污浊,如泻痢、淋浊、带下、疮疡湿疹、腥臭脓痰。

黏稠停滞:病程缠绵,迁延难愈,胸膈满闷,大便黏滞不爽,小便淋漓不爽,脉象濡。

确定湿证之后，还须辨别其寒热之性，是寒湿证抑或湿热证。判断标准如下：

舌苔：白滑或白厚腻为寒湿、黄厚腻为湿热。

脉象：濡缓为寒湿，濡数或滑数为湿热。

口味：口中黏腻不渴为寒湿，口渴不思饮或不多饮为湿热。

排泄物：稀薄、无色、无味为寒湿，粘稠、黄色、臭味为湿热。

黄疸：黄色晦暗如烟熏状为寒湿，黄色鲜明如橘子色为湿热。

- 湿证
  - 表湿
    - 湿犯肌表
    - 湿浸肌腠
    - 湿流关节
    - 风　水
  - 里湿
    - 湿　温
    - 湿阻中焦
    - 脾胃湿热
    - 肝胆湿热
    - 大肠湿热
    - 膀胱湿势
    - 胞宫湿热
    - 脾虚生湿
    - 脾虚水泛
    - 肾虚水泛

- 湿证
  - 外湿（外来湿邪）：湿犯肌表、湿浸肌腠、湿流关节、风水、湿温、湿阻中焦、脾胃湿热、肝胆湿热、大肠湿热、膀胱湿势、胞宫湿热
  - 内湿（内生湿邪）：脾虚生湿、脾虚水泛、肾虚水泛

1. 湿犯肌表：本证又称湿邪伤表，湿邪伴随风邪、寒邪而致病，表现为恶风寒，肢体酸痛，头身困重等症状，属于表证范畴。

2. 湿浸肌腠：此乃指一类皮肤病证，属中医外证范畴。表现为皮肤出疹起疱，瘙痒难忍，皮破流水，脂水滋黏，浸淫难愈。湿疹、皮炎、足癣等皮肤病属此。

3. 湿流关节：湿邪为主，伴风邪、寒邪沿经络而流注关节，是为湿痹，或称着痹，属痹证范畴。表现为关节疼痛，痛有定处，肢体重着，肌肤麻木。

4. 风水：风邪袭表，肺失宣降，不能通调水道下输膀胱，而出现水肿，是为风水。表现为先有外感表证，继以水肿。本病

相当现代医学所称之急性肾炎。

5. 湿温:湿温是一种温病,感受时令湿热之邪与体内肠胃之湿交阻而酝酿发病。本病相当现医学所称之伤寒。

6. 湿阻中焦:本证又称湿邪困脾或湿困脾阳,乃因湿邪过盛,超出脾的负荷,影响脾的运化而致水湿停滞中焦。

7. 脏腑湿热诸证:里湿最常侵犯的脏腑是脾胃、肝胆、大肠、膀胱、胞宫,且湿与热互结而成湿热证,名为脾胃湿热、肝胆湿热、大肠湿热、膀胱湿热及胞宫湿热。结合现代医学来说,多属消化系统和泌尿生殖系统的感染性疾病,如急性胃肠炎、肝炎、胆道感染、胆囊炎、急性痢疾、泌尿系感染、妇科炎症等。

8. 脾虚生湿:脾虚则运化失司,水湿内生。表现为腹胀、纳呆、大便溏或腹泻等消化不良症状,进而全身消瘦无力。

9. 水湿泛滥:湿邪太盛,聚集成水,泛滥肌肤,是为水肿。水肿有阴水、阳水之分。凡属实证、热证者为阳水,凡属虚证、寒证者为阴水。脾虚水泛及肾虚水泛是最常见的阴水。

治　法

湿证的治法,总称祛湿法。其又可分为化湿化、燥湿法及利湿法。治表湿尚须配合解表法;治里湿尚须配合健脾法;治寒湿尚须配合温里法;治湿热尚须配合清热法。

(一) 化湿法

用性质辛温、气味芳香的药物以祛除湿邪的治法称化湿法。本法适用于湿浊内阻,脾为湿困、运化失常引起的胸膈满闷,口中黏腻、纳呆食少,嗳腐吐酸等症。上中焦湿证常以此法治之。湿性秽浊,芳香药物有辟秽化浊的作用,故前人用“芳香辟秽”来形容这种治法的作用。因芳香药物化浊祛湿以促进脾的运化,鼓舞胃气以增进食欲,前人又用“醒脾开胃”来形容其作用。

(二) 燥湿法

用性质温燥的药物消除体内湿浊的治法叫燥湿法。前人谓“燥可祛湿”即指此。中焦湿证常以此法治之。燥湿法又分为苦温燥湿法及苦寒燥湿法两种。

1. 苦温燥湿法：本法用苦温性质的药物以燥湿，适用于寒湿证或无明显热象的湿证。

2. 苦寒燥湿法：本法用苦寒性质的药物以燥湿，适用于湿热证。

（三）利湿法

通利小便使水湿从小便排出的治法叫利湿法，又叫渗湿法。下焦及中焦水湿证常以此法治之。诸如水肿、黄疸、泻痢、淋浊、白带等证，都可应用此法。利湿法又分为淡渗利湿法及清热利湿法两种。

1. 淡渗利湿法：本法主要作用为利水渗湿及利水消肿。一般适用于下焦、中焦水湿证。

2. 清热利湿法：本法的作用包括利水通淋、利湿退黄、清利湿热，具有清热及利湿两方面的作用，适用于淋浊、痢疾、黄疸等湿热蕴结的病证。

以上三种祛湿法，临床上较少单独应用，常数法合用，或与其他有关治法，如健脾、宣散、通痹、化痰、清热、逐水、通阳等法配合应用。具体治法有宣散表湿、蠲痹通络、芳香化湿、苦温燥湿、温阳利水、健脾祛温、实脾利水、利水通淋、燥湿化痰、攻下逐水等十余种。

药　　物

按照祛湿法的分类，祛湿药亦相应地分为化湿药、燥湿药及利湿药三类。

化湿药（表 1-6-1）：此类药气味芳香，性味多为辛温，入脾、胃经。其主要作用为化湿醒脾。代表药物如藿香、佩兰、砂仁等。

燥湿药（表 1-6-1）：分为苦温燥湿药及苦寒燥湿药二类。苦温燥湿药性味多为辛苦温，入脾、胃经，作用与化湿药相似，惟燥性更甚，代表药如苍术、厚朴。中药学将芳香化湿药及苦温燥湿药并为一类，统称为化湿药。苦寒燥湿药即清热燥湿药,代表药如黄芩、黄连、黄柏,此类药已在热证中讲到,此外不再赘述。

表 1-6-1　化湿燥湿药

药名	性味	归经	功效	主治
藿香	辛,微温	脾、胃、肺	化湿,解暑,止呕	湿阻中焦,暑湿证,湿浊呕吐
佩兰	辛,平	脾、胃	化湿,解暑	湿阻中焦,暑湿证
砂仁	辛,温	脾、胃	化湿,行气,温中,安胎	湿阻中焦,脾胃气滞,脾胃虚寒,妊娠恶阻,胎动不安
白豆蔻	辛,温	肺、脾、胃	化湿,行气,温中,止呕	湿阻中焦,脾胃气滞,胃寒呕吐
苍术	辛苦,温	脾、胃	燥湿健脾,祛风湿	湿阻中焦,风寒湿痹
厚朴	苦辛,温	脾、胃、肺、大肠	燥湿行气,降逆平喘	湿阻脾胃,痰多咳喘
草豆蔻	辛,温	脾、胃	燥湿,温中,行气	寒湿阻滞脾胃,脘腹胀痛、吐泻
草果	辛,温	脾、胃	燥湿,温中,截疟	寒湿阻滞脾胃,脘腹胀痛,吐泻,疟疾

另外,化湿、燥湿相关药的归类及作用见表 1-6-2。

表 1-6-2　化湿、燥湿相关药

药名	归类	兼解表作用
香薷	解表药	和中化湿,利水消肿

续表

药名	归类	兼解表作用
石菖蒲	开窍药	化湿和胃
扁豆	补气药	化湿和中
白术	补气药	温燥寒湿
白芷	解表药	温燥寒湿
橘皮	行气药	温燥寒湿
半夏、南星	化痰药	温燥寒湿
海桐皮	祛风湿药	清化湿热

说明：

(1) 藿香、佩兰均能化湿和中、解除暑邪，二药往往相须配用。但藿香性偏温，化湿作用较佩兰为强，且能和中止呕及发表。

(2) 砂仁、白豆蔻二药均能化湿、行气，治疗湿阻中焦，脾胃气滞之证，但砂仁所治偏重于脾，脾寒之腹痛泄泻多用，并能安胎；而白豆蔻所治偏重于肺胃，胃寒呕吐及湿温证初起宜之。

(3) 苍术、厚朴燥湿作用强，为治疗湿阻中焦之主药，两者每配伍同用。但苍术燥性较烈，燥湿而健脾，且能祛风胜湿以治痹痛，发散以解表；厚朴则善于燥湿以行气，除满消胀之力佳，且能下气平喘以治咳喘之疾。

(4) 草豆蔻、草果二药均能燥湿温中，宜于脾胃寒湿之证，但草豆蔻辛香之气和顺；而草果辛香之气浓浊，燥湿作用更强，且能截疟。

利湿药(表1-6-3)：本类药又称利水药或利水渗湿药。药味多甘、淡、苦，性多平、寒。主要归肾、膀胱经，兼入脾、肺、心、小肠、肝、胆经。其中偏于利水渗湿者，习称淡渗利湿药；能清利下焦湿热者，习称清热利湿药或利水通淋药。

表1-6-3　利水渗湿药

药名	性味	归经	功效	主治
茯苓	甘淡，平	心、脾、肾	利水渗湿，健脾，安神	诸水湿证，脾虚泄泻，痰饮咳嗽，心悸失眠

续表

药名	性味	归经	功效	主治
猪苓	甘淡,平	肾、膀胱	利水渗湿	小便不利,水肿,泄泻,淋浊,带下
泽泻	甘淡,寒	肾、膀胱	利水渗湿,泄热	小便不利,水肿,泄泻,淋浊、带下
薏苡仁	甘淡,微寒	脾、胃、肺	利水渗湿,健脾,除痹,清热排脓	水肿,脾虚泄泻,风湿痹痛,肺痈肠痈
车前子	甘,寒	肾、肝、肺	利水通淋,渗湿止泻,清肝明目,祛痰止咳	小便不利,湿利泄泻,目赤肿痛,肺热咳嗽痰多
车前草	甘,寒	肾、肝、肺	同"车前子"又能清热解毒	同"车前子",又治热毒痈肿
滑石	甘淡,寒	胃、膀胱	利水通淋,清热解暑	湿热淋证,暑湿证
木通	苦,寒	心、小肠、膀胱	利水通淋,泄热,通乳	湿热淋证,心火上炎,乳汁稀少
通草	甘淡,微寒	肺、胃	清热利水,通乳	小便短赤,乳汁稀少
灯心草	甘淡,微寒	心、肺、小肠	利水通淋,清心除烦	小便短赤,心热烦躁
冬葵子	甘,寒	大肠、小肠、膀胱	利水通淋,下乳,润肠	小便淋漓不爽,乳汁稀少,大便燥结
金钱草	甘淡,平	肝、胆、肾、膀胱	利水通淋,除湿退黄,解毒消肿	热淋,石淋,湿热黄疸,疮疡肿痛

续表

药名	性味	归经	功效	主治
海金沙	甘,寒	膀胱、小肠	清热利水通淋	热淋,石淋,膏淋
石韦	苦甘,微寒	肺、膀胱	利水通淋,清热化痰	热淋,石淋,血淋,肺热咳嗽
萹蓄	苦,微寒	膀胱	利水通淋,杀虫止痒	湿热淋病,湿疹,阴痒
瞿麦	苦,寒	心、小肠、膀胱	利水通淋,活血通经	湿热淋病,瘀滞经闭
萆薢	苦,平	肝、胃、膀胱	利湿浊,祛风湿	膏淋,白带,风湿痹痛
地肤子	苦,寒	膀胱	清热利水,止痒	湿热淋病,湿疹
葫芦	甘,平	肺、小肠	利水消肿	水肿、腹水
冬瓜皮	甘,微寒	肺、小肠	利水消肿	水肿
赤小豆	甘酸,平	心、小肠	利水消肿,解毒排脓	水肿腹满,热毒疮疡,湿热黄疸
茵陈	甘,微寒	脾、胃、肝、胆	清热利湿,退黄疸	湿热黄疸,湿疮瘙痒
泽漆	辛苦,微寒,有毒	大肠、小肠、肺	利水消肿,化痰散结	水肿腹满,瘰疬痰核,肺热咳嗽
玉米须	甘淡,平	膀胱、肝、胆	利水消肿	水肿,湿热黄疸
蝼蛄	咸,寒,小毒	膀胱,大肠	利水消肿	水肿,腹水
椒目	苦,寒	脾、膀胱	利水,平喘	水肿胀满,痰饮喘咳

另外,利水渗湿相关药的归类和作用见表1-6-4。

表 1-6-4 利水渗湿相关药

药名	归类	兼利水渗湿作用
栀子、垂盆草、地耳草、鸡骨草	清热药	利湿退黄
半枝莲、半边莲	清热药	利水消肿
白花蛇舌草、白薇	清热药	利水通淋
鸭跖草、竹叶、西瓜皮	清热药	利水通淋
葶苈子、桑白皮、平地木	止咳平喘药	利水消肿
牵牛子、商陆	逐水药	利水渗湿
郁李仁	润下药	利水消肿
琥珀	安神药	利水通淋
虎杖	活血药	利湿退黄
川牛膝	活血药	利水通淋
泽兰、马鞭草、益母草	活血药	利水消肿
地龙	平肝熄风药	利水渗湿
槟榔	驱虫药	利水渗湿
白茅根、苎麻根	止血药	利水通淋
白术	补气药	燥湿利水
黄芪	补气药	利水消肿
路路通、大腹皮	行气药	利水消肿
防己、五加皮、接骨木	祛风湿药	利水消肿
麻黄、香薷、浮萍	解表药	利水消肿

说明:

(1)茯苓、猪苓、泽泻、薏苡仁皆为淡渗利湿药。其中茯苓、薏苡仁利湿兼健脾,脾虚湿盛者用之有标本兼顾之功;茯苓尚有安神作用;薏苡仁又能排脓消痈;猪苓功专利水渗湿,利水作用较茯苓为强;泽泻性寒能除热,既能用治湿热,又可配合应用以泄肾经之相火。

(2)车前子与车前草作用相似,清热利水外,并能清肝明目及清肺化痰,车前草又能清热解毒。

(3) 滑石善清暑湿,常用于夏令暑湿证及湿温证,外用能清热收湿,治湿疹、痱子等皮肤病。

(4) 木通、通草、灯心草均能利水通淋,治湿热淋证,其中木通苦寒,善清心火;灯心草甘淡微寒亦兼清心除烦;木通、通草皆能通乳。一些地区所用之木通为关木通,对肾脏有毒性,慎用。

(5) 金钱草为治疗结石病之要药,无论是尿路结石或胆系结石均适用。其品种甚多,以过路黄(四川大金钱草)及连钱草应用较广。

(6) 茵陈长于利胆,为治湿热黄疸及胆系结石之要药。

(7) 海金沙、石韦、萹蓄、瞿麦为治尿路结石及尿路感染之常用药。其中海金沙亦治胆石症;石韦尚能清肺化痰止咳;萹蓄煎汤外洗能治湿疹、阴痒;瞿麦兼能活血通经。

(8) 萆薢能分清去浊,为治膏淋的要药,并能祛风湿,治痹证。

(9) 地肤子除清利小便外,更长于治湿疮瘙痒。

(10) 葫芦、冬瓜皮、赤小豆、泽漆、玉米须均能利水消肿,治疗水肿、腹水证。其中赤小豆尚能解毒排脓及利湿退黄。

此外,尚有峻下逐水药(见表 1-6-5),用于治疗胸腹积水,高度水肿及胃肠水饮等症,虽为攻逐水饮之剂,亦与水湿相关,一并讨论于此。

表 1-6-5　峻下逐水药

药名	性味	归经	功效	主治
甘遂	苦甘,寒,有毒	肺、肾、大肠	泻水逐饮,消肿散结	大腹水肿,胸胁水饮,疮痈肿痛,瘰疬痰核
大戟	苦辛,寒,有毒	肺、肾、大肠	同"甘遂"	同"甘遂"
芫花	辛苦,温,有毒	肺、肾、大肠	逐水利尿,祛痰止咳,杀虫,外用疗癣	水肿,胸水,腹水,虫积腹痛,咳喘,头癣
巴豆	辛,热,有大毒	胃、大肠、肺	泻下冷积,逐水退肿,祛痰利咽	肠道阻结,大腹水肿,痰壅咽喉

续表

药名	性味	归经	功效	主治
牵牛子	苦,寒,有毒	肺、肾、大肠	泻水利尿,去积杀虫	水肿、腹水,便结,虫积腹痛,痰壅咳喘
千金子	苦,寒,有毒	肺、肾、大肠	逐水利尿,破血清癥	水肿、腹水,瘀血经闭,积聚
商陆	苦,寒,有毒	肺、肾、大肠	泻水利尿,外用散结消痈	水肿胀满,二便不利,痈肿

说明:

(1) 本类药力峻而有毒,易伤正气,量不宜过大,中病即止,不宜久服。

(2) 巴豆力最猛,毒性最大,用作散剂,置胶囊内,每次仅服20～30mg,只宜临时暂用。传统用法为先经压榨去油,剩下残渣名巴豆霜,入丸剂用。

(3) 甘遂有效成分不溶于水,不宜煎服,煨熟或醋制后,再研末服用。

(4) 商陆泻下作用不及其他诸药,但利尿作用较强。

(5) 芫花、牵牛子、千金子亦兼有利尿作用。

方　　剂

凡以祛湿药为主组成,具有化湿燥湿、利水渗湿、通淋泄浊等作用,以治疗湿浊水饮一类病证的方剂,统称为祛湿剂。

水湿证的范围广泛,由于病邪所在部位的不同,病邪兼挟的差异,祛湿剂又可分为化湿燥湿、清热祛湿、利水渗湿、温化水湿、祛湿化浊及攻逐水饮六类。

(一) 化湿燥湿剂(表1-6-6)

平胃散具有燥湿运脾行气和胃之功,为治疗湿滞脾胃的主方。藿香正气散具有外散风寒,内化湿浊,理气和中之效,为治疗外感风寒,内伤湿滞之常用方。六和汤与藿香正气散作用相似,俱治外感兼内湿,但六和汤主治暑季乘凉饮冷,湿伤脾胃之吐泻。

表 1-6-6 化湿燥湿剂

方名	组成	功效	主治
平胃散	苍术、厚朴、陈皮、甘草	燥湿运脾,行气和胃	湿滞脾胃
藿香正气散	藿香、大腹皮、白芷、紫苏、茯苓、半夏曲、白术、陈皮、厚朴、桔梗、甘草、生姜、大枣	解表化湿,理气和中	外感风寒,内伤湿滞
六和汤	砂仁、半夏、杏仁、人参、甘草、赤茯苓、藿香、扁豆、木瓜、香薷、厚朴	祛暑化湿,健脾和胃	感受暑湿,湿伤脾胃

（二）清热祛湿剂(表 1-6-7)

藿朴夏苓汤与三仁汤俱治湿温邪在气分,湿重于热者,两方比较:前方利湿之力稍强,且能疏表;后方清热之力略强。甘露消毒丹亦治湿温邪留气分,但清热与利湿并重,且能解毒,广用于治疗各种湿热及时疫。连朴饮清热化浊,理气和中,为治湿热霍乱之常用方。

茵陈蒿汤清热利湿,善退黄疸,为治疗阳黄之要方。

八正散清热利水,长于通淋,为治热淋之主方。五淋散亦治淋证,方中血分药居多,重在清热凉血,以治血淋为主。

二妙散清热燥湿,长于治湿热下注之痿、痹及下部湿疮。

表 1-6-7 清热祛湿剂

方名	组成	功效	主治
藿朴夏苓汤	藿香、淡豆豉、白蔻仁、厚朴、半夏、杏仁、薏苡仁、茯苓、猪苓、泽泻、通草	宣化燥湿,渗湿泄热	湿温初起,邪在气分,湿重于热

续表

方名	组成	功效	主治
三仁汤	杏仁、白蔻仁、薏苡仁、滑石、厚朴、半夏、通草、竹叶	宣畅气机，清利湿热	湿温邪在气分，湿重于热
甘露消毒丹	滑石、茵陈、黄芩、石菖蒲、白蔻仁、藿香、薄荷、射干、川贝、连翘、木通	清热解毒，化浊利湿	湿温时疫，邪留气分，湿热并重
连朴饮	黄连、山栀、芦根、厚朴、半夏、石菖蒲、香豉	清热化湿，理气和中	湿热内蕴，上吐下泻（湿热霍乱）
茵陈蒿汤	茵陈、栀子、大黄	清热利湿退黄	湿热黄疸
八正散	车前子、瞿麦、萹蓄、滑石、栀子、甘草、木通、大黄	清热泻火，利水通淋	湿热淋证
五散淋	赤芍、栀子、赤茯苓、当归、甘草	清热凉血，利水通淋	湿热血淋
二妙散	黄柏、苍术	清热燥湿	湿热下注

（三）利水渗湿剂（表1-6-8）

五苓散利水渗湿，通阳化气，兼能解表，治水湿内停。猪苓汤利水渗湿，兼能清热养阴，用于水热互结之小便不利。五皮饮健脾理气，利水消肿，治一身悉肿之皮水。防己黄芪汤固表祛风，利湿行水，主治风水或风湿属表虚湿盛之证。防己茯苓汤益气通阳以利水，治气化不利之水肿。

表1-6-8 利水渗湿剂

方名	组成	功效	主治
五苓散	泽泻、猪苓、茯苓、白术、桂枝	通阳化气，利水渗湿	小便不利，水湿内停

续表

方名	组成	功效	主治
猪苓汤	猪苓、茯苓、泽泻、阿胶、滑石	利水为主,兼清热养阴	水热内结,热邪伤阴,小便不利
五皮饮	茯苓皮、大腹皮、生姜皮、桑白皮、陈皮	利水消肿,理气健脾	一身悉肿,小便不利(皮水)
防己黄芪汤	防己、黄芪、白术、甘草、生姜、大枣	益气固表,祛风利水	表虚不固所致之风水或风湿
防己茯苓汤	茯苓、桂枝、黄芪、防己、甘草	益气通阳利水	气化不利之水肿

(四) 温化水湿剂(表 1-6-9)

苓桂术甘汤健脾利湿,温阳化饮,治中阳不运,饮停心下之痰饮。真武汤与实脾饮皆为温暖脾肾,助阳利水之方。真武汤偏于温肾,兼能敛阴缓急,主治阳虚水肿,兼见腹痛下利或肌肉瞤动。实脾饮偏于温脾,兼行气化滞,主治阳虚水肿,见有胸腹胀满之证。

表 1-6-9 温化水湿剂

方名	组成	功效	主治
苓桂术甘汤	茯苓、桂枝、白术、甘草	温阳化饮,健脾利湿	中阳不足,饮停心下之痰饮
真武汤	附子、茯苓、白术、芍药、生姜	温阳利水	肾脾阳虚之水肿
实脾饮	附子、干姜、白术、茯苓、厚朴、木瓜、木香、草果仁、槟榔、炙甘草	温阳健脾,行气利水	脾肾阳虚之水肿

（五）祛湿化浊剂(表1-6-10)

萆薢分清饮温暖下元,利湿化浊,治下焦虚寒之白浊,另有程氏萆薢分清饮治下焦湿热之白浊。

完带汤益气健脾、祛湿止带,治脾虚肝郁之湿盛带下。易黄汤健脾渗湿,清热止带,治湿热带下。

表1-6-10　祛湿化浊剂

方名	组成	功效	主治
萆薢分清饮《丹溪心法》	萆薢、石菖蒲、益智仁、乌药	温暖下元,利湿化浊	虚寒白浊
萆薢分清饮《医学心悟》	萆薢、车前子、茯苓、黄柏、白术、丹参、石菖蒲、莲子心	清热利湿,分清化浊	湿热白浊
完带汤	白术、山药、人参、白芍、车前子、苍术、陈皮、荆芥穗、柴胡、甘草	补脾疏肝,祛湿止带	脾虚肝郁,湿浊带下
易黄汤	山药、芡实、白果、黄柏、车前子	健脾渗湿,清热止带	湿热带下

（六）攻逐水饮剂(表1-6-11)

十枣汤为峻下逐水的主方,治悬饮及腹水之实证。舟车丸是在十枣汤基础上加味而成,逐水之中兼能行气,主治形气俱实之大腹水肿。

表1-6-11　攻逐水饮剂

方名	组成	功效	主治
十枣汤	芫花、甘遂、大戟、大枣	攻逐水饮	悬饮,腹水,水肿
舟车丸	黑丑、甘遂、芫花、大戟、大黄、青皮、陈皮、木香、槟榔、轻粉	行气逐水	大腹水肿

第七章　痰　　证

中医所称的痰证，范围广泛，包括十几种病证。

咳嗽咯痰仅属狭义的痰证，而广义的痰证乃指多种无形的痰所引致的病证。

痰常与寒、湿、燥、热(火)、气、瘀诸邪结合而致病。痰证与肺、脾、肾、心、肝五脏皆相关，故有“痰生百病”，“百病兼痰”，“怪疾多属痰”、“五脏皆生痰”之论。

证　　候

痰证的表现多样，约可概括为寒痰、热痰、燥痰、湿痰、火痰、风痰、气痰、瘀痰八大类。

（一）寒痰证

寒痰证是由寒邪与痰浊搏结于肺所致。其临床表现为：痰色白而清稀，胸闷咳喘，形寒肢冷，苔白滑，脉沉滑。常以两种证型出现：一为寒饮伏肺，感寒而发的哮证；二为寒痰阻肺的慢性咳喘。前者见于支气管哮喘，后者见于慢性支气管炎。

（二）热痰证

痰与热结于肺而成热痰证，通常称痰热壅肺或痰热郁热，即肺的实热证，见于肺部的急性感染性疾病。其表现为：咳嗽气息粗促，痰稠色黄，烦热胸痛，口干咽燥，舌红苔黄，脉滑数。

（三）燥痰证

燥痰证可由外感燥邪，肺失宣降而成，或由于肺肾阴虚，虚火灼津所致。其表现为：咳嗽少痰，痰粘难咯，或痰中带血，鼻唇口干，舌红少津。

（四）湿痰证

湿痰证又称痰湿证，多因脾虚失运，上渍于肺所致。其表现为：慢性咳嗽，咳喘痰多，色白质稀，胸痞纳呆，舌苔滑腻。

（五）火痰证

火痰证通称痰火证，特称痰火扰心证。为肝气化火，挟痰上扰心神所致。其表现为：神志错乱，狂躁不宁，见于精神病表现躁狂者。

（六）风痰证

风痰证所指有二：一为肝风挟痰上扰清窍所致的痰盛风动，见于中风、颠痫及内耳性眩晕等病；二为风痰窜络或风痰入络所致的肢体或面部麻木瘫痪，见于中风后遗偏瘫或面神经麻痹。

（七）气痰证

气痰证又称郁痰证，是由痰与气郁结于身体各处所出现的一系列病状的总称。其临床表现最为多样。发生在咽者为梅核气，，发生在食道者为噎膈，发生在心者为癫证，发生在甲状腺者成瘿瘤，发生在颈部者成瘰疬，发生在心、肝者为脏躁，发生于肺者为肺胀，发生在骨、关节者为痰核流注。

（八）瘀痰证

瘀痰证是痰滞与瘀血搏结于身体多处所出现的一类病证。其临床表现有四：一为顽痹，表现为关节肿痛变形及功能障碍，见于类风湿性关节炎；二为胸痹，即心脉痹阻证之瘀浊停聚型，见于冠心病；三为中风后遗症有瘀血表现者；四为狂证日久有瘀血表现者。

治　法

由于痰易与多种病邪结合而形成多种多样的痰证，故其治法亦繁复多样，涉及八法中的各种治法。

- 治痰诸法
  - 止咳化痰
    - 宣肺止咳 —— 治外感咳嗽
    - 温化寒痰 —— 治寒痰
    - 清化热痰 —— 治热痰
    - 润燥化痰 —— 治燥痰
    - 燥湿化痰 —— 治湿痰
    - 止咳平喘 —— 治咳喘
  - 化痰开郁 —— 治痰气互结(气痰)
  - 化痰祛瘀 —— 治痰瘀互结(瘀痰)
  - 消痰软坚 —— 治痰核、瘰疬、瘿瘤等
  - 豁痰熄风 —— 治风痰上扰
  - 涤痰开窍 —— 治中风痰阻清窍
  - 泻火逐痰 —— 治痰火癫狂

药　　物

治疗痰证的药物,中药学称为化痰止咳平喘药,通常分为五类:温化寒痰药(表 1-7-1)、清化热痰药(表 1-7-2)、止咳平喘药(表 1-7-3)、豁痰熄风药(表 1-7-4)及软坚散结药(表 1-7-5)。实际上一些药物兼有几方面的作用,难以归属为某类,故表中划分,仅就药物的主要作用而言。

另外,还列出了止咳化痰平喘相关药的归类和止咳化痰平喘作用见表 1-7-6。

表 1-7-1　温化寒痰药

药名	性味	归经	功效	主治
半夏	辛,温,有毒	脾、胃、肺	燥湿化痰,降逆止呕,消痞散结	咳嗽痰多,恶心呕吐,胸脘痞闷
桔梗	苦辛,平	肺	宣肺止咳,祛痰,排脓	咳嗽痰多(无论寒热俱可用),肺痈
款冬花	辛,温	肺	止咳化痰,润肺下气	新久咳嗽,痰少燥咳

续表

药名	性味	归经	功效	主治
紫菀	苦甘,微温	肺	化痰止咳,长于祛痰	痰多咳嗽
白前	辛甘,平	肺	祛痰止咳,降气平喘	痰多而咳嗽不爽,气逆喘促
百部	甘苦,平	肺	润肺止咳,灭虱杀虫	一般咳嗽,肺虚久咳,外用灭虱,灌肠治蛲虫病
旋覆花	苦辛咸,微温	肺、脾、胃、大肠	消痰行水,降气止呕	咳喘痰多,噫气呕吐
白芥子	辛,温	肺	温肺祛痰,利气散结,通络止痛	寒痰咳喘,痰核,阴疽

表 1-7-2 清化热痰药

药名	性味	归经	功效	主治
枇杷叶	苦,平	肺、胃	化痰止咳,和胃降逆	咳喘痰稠,呕呃
前胡	苦辛,微寒	肺	降气祛痰,宣散风热	风热或肺热咳嗽痰多
瓜蒌皮	甘,寒	肺、胃、大肠	清肺化痰,利气宽胸	肺热咳嗽,胸痹、结胸
川贝母	苦甘,微寒	肺、心	化痰止咳	燥热痰嗽,肺虚久咳
浙贝母	苦,寒	肺、心	清肺化痰止咳,化痰散结	外感痰嗽,痰热咳嗽,痰核瘰疬

续表

药名	性味	归经	功效	主治
竹茹	甘,微寒	肺、胃、胆	清化热痰,除烦止呕	肺热咳嗽,痰火内扰,胃热呕吐
木蝴蝶	苦,寒	肺、肝	清肺开音,润肺止咳,疏肝理气	咽喉肿痛,咳嗽失音
胖大海	甘,寒	肺、大肠	清肺止咳,利咽开音,清肠通便	肺热声哑,痰热咳嗽,热结便秘
猪胆汁	苦,寒	肺、肝、胆	清肺化痰,清热解毒	肺热咳嗽,痰多不爽,目赤肿痛,热结便秘
蔊菜	辛苦,平	肺、肝	祛痰止咳,清热解毒,利湿退黄	咳嗽痰喘,咽红肿痛,痈肿疮毒,湿热黄疸
矮地茶(平地平)	苦,平	肺、肝	止咳祛痰,活血化瘀,利水渗湿	肺热咳喘痰多,跌打损伤,湿热黄疸

表 1-7-3　止咳平喘药

药名	性味	归经	功效	主治
杏仁	苦,微温,有小毒	肺、大肠	止咳平喘,润肠通便	咳嗽气喘,肠燥便秘
苏子	辛,温	肺、大肠	止咳平喘,润肠通便	痰盛咳喘,肠燥便秘
桑白皮	甘,寒	肺	泻肺平喘,利尿消肿	肺热痰多,咳喘,水肿

续表

药名	性味	归经	功效	主治
葶苈子	苦辛,大寒	肺、膀胱	泻肺平喘,利水消肿	痰盛咳喘,水肿
马兜铃	苦微辛,寒	肺、大肠	清肺化痰,止咳平喘	肺热咳喘,阴虚久咳,痔疮
白果	甘苦涩,平,有小毒	肺	敛肺平喘,收涩止带	咳喘痰多,白浊带下
洋金花	辛,温,有毒	心、肺、脾	止咳平喘,镇痛	哮喘气促,脘腹冷痛,风湿痹痛

表 1-7-4 豁痰熄风药

药名	性味	归经	功效	主治
天南星	苦辛,温,有毒	肺、肝、脾	燥湿化痰,祛风止痉,散结消肿	顽痰咳嗽,风痰,破伤风,痰核肿痛
白附子	辛甘,温,有毒	脾、胃	燥湿化痰,祛风止痉,解毒散结	中风痰壅,破伤风,偏头痛,瘰疬痰核
皂荚	辛,温,有小毒	肺、大肠、心	祛风痰开窍,祛痰止咳,消肿散结(外用)	中风痰迷,顽痰阻塞,疮疡肿痈
竹沥	甘,寒	心、肺、胃	清热化痰	肺热痰壅,中风痰迷
天竺黄	甘,寒	心、肝、胆	清热化痰,清心定惊	痰热惊搐,中风痰壅
礞石	甘咸,平	肺、肝	下气消痰,平肝镇惊	顽痰咳喘,痰热惊痫

表 1-7-5 软坚散结药

药名	性味	归经	功效	主治
昆布	咸,寒	肝、胃、肾	消痰软坚,利水	瘿瘤,瘰疬,水肿
海藻	咸,寒	肝、胃、肾	同“昆布”	同“昆布”
海蛤壳	苦咸,寒	肺、胃	清肺化痰,软坚散结	肺热咳嗽,咳痰稠黏,瘿瘤,痰核
海浮石	咸,寒	肺	同“海蛤壳”	同“海蛤壳”
瓦楞子	咸、平	肺、胃、肝	消痰化瘀,软坚散结	瘿瘤,痰核,癥瘕结块
黄药子	苦、寒	肺、肝	散结消瘿,清热解毒,凉血止血	瘿瘤,疮疡肿毒,血热出血

表 1-7-6 止咳化痰平喘相关药

药名	归类	兼止咳化痰平喘作用
麻黄	解表药	宣肺平喘
桑叶	解表药	宣肺止咳
石胡荽	解表药	祛痰止咳
橘皮	理气药	燥湿化痰
干姜、细辛	祛寒药	温肺化饮
射干、白毛夏枯草	祛热药	祛痰止咳
山慈菇	清热药	消痈散结
远志	安神药	祛痰止咳
车前子	利水药	祛痰止咳
石韦	利水药	清化热痰
泽漆	利水药	化痰散结
虎杖	活血药	祛痰止咳
莱菔子	消食药	降气化痰

续表

药名	归类	兼止咳化痰平喘作用
地龙	熄风药	平喘
白僵蚕、守宫	熄风药	化痰散结
侧柏叶	止血药	祛痰止咳
诃子、乌梅、罂粟壳、五味子、五倍子	收涩药	敛肺止咳
蛤蚧、胡桃肉、紫河车、补骨脂	补益药	纳气平喘
南沙参、百合、甘草、饴糖	补益药	润肺止咳
罗汉果、蜂蜜、梨、柿饼	食品	润肺止咳
荸荠	食品	清化热痰
海蜇	食品	消痰软坚

说明：

(1) 桔梗、款冬花、紫菀、白前、百部为常用的止咳化痰药，不限于温化寒痰，配伍清热化痰药亦可用于热痰。

(2) 桔梗辛开苦泄，能升能降，善于升提肺气，宽胸快膈，祛痰利咽，不论寒热咳嗽均可应用。桔梗还有排脓消痈的作用。

(3) 款冬花、紫菀两药常相须为用，治寒嗽痰多及肺虚久咳，然款冬花长于止咳，多用于痰少燥咳；紫菀长于祛痰，多用于痰多寒咳。

(4) 白前善于祛痰降气，不论寒热，凡肺气壅实咯痰不爽者皆可应用。

(5) 旋覆花善降，以消痰降气为主要功能，主要用于咳喘痰多及噫气呕吐。

(6) 百部为润肺止咳的常用药，不论新、久、寒、热咳嗽，都可应用。

(7) 枇杷叶、前胡、瓜蒌皮、贝母，为常用清化热痰药。

(8) 枇杷叶泄热苦降，既能清肺热而止咳，又可降胃气而止呕。凡风热燥火等引起的咳嗽、呕吐皆可应用。

(9) 前胡既能宣肺，又能清肺，无论风热袭肺、邪热郁肺、痰多咳嗽之证都可治疗。故有"前胡能除内外之痰实"之说。

(10) 瓜蒌皮清肺止咳，化痰开痹，行气除胀满，除用于肺热咳嗽外，亦常用于胸痹、结胸。

(11) 贝母清肺化痰止咳,然有川贝、浙贝之分。川贝性凉而甘,多用于肺虚久咳及咽燥痰少。浙贝较苦寒,开泄力大,多用于痰热咳嗽。

(12) 胖大海、木蝴蝶为治咽喉肿痛、燥咳失音的常用药。

(13) 杏仁为治咳喘之要药,使用广泛,可随不同配伍用治多种咳喘证。

(14) 桑白皮、葶苈子皆善于泻肺行水,治痰涎壅盛、肺气不降的喘咳。然桑白皮重在泻肺中火热,葶苈子重在泻肺中痰涎。

(15) 苏子、白芥子性温,宜治寒痰壅滞之咳喘。

(16) 竹茹、竹沥、天竺黄三者系同源异物。竹茹善清肺胃之热,能化黏痰、止呕哕,用治肺热咳嗽、胃热呕吐及胆虚痰热等证;竹沥甘寒滑润,以清热涤痰功优,用于肺热痰壅、中风痰迷、惊痫癫狂等证;天竺黄清心豁痰力胜,用于痰热惊痫。

(17) 天南星、白附子、皂荚、天竺黄、礞石等皆为治风痰药。天南星、白附子功效相似,二药比较,天南星偏于化痰,白附子偏于祛风。皂荚长于祛痰开窍,治中风痰迷。天竺黄专于治痰热惊痫抽搐。礞石治实热顽痰及痰火癫狂。

(18) 昆布、海藻、海蛤壳、海浮石、瓦楞子、黄药子皆属化痰散结药,治瘿瘤、痰核、瘰疬等病。

方　　剂

痰证的表现多样,治痰证的方剂亦众多,难以全面概括。今按止咳化痰、燥湿化痰、清热化痰、润燥化痰、温化寒痰、涤痰开窍、化痰熄风、消痰软坚八类,选出常用方 21 首以作代表(表 1-7-7)。

1. 止咳化痰剂:止咳散治外感风寒咳嗽,桑菊饮治外感风热咳嗽,杏苏散治外感凉燥咳嗽,桑杏汤治外感温燥咳嗽。此四方是宣肺止咳的代表方。

2. 燥湿化痰剂:二陈汤燥湿化痰,理气和中,用于痰湿内阻,咳嗽痰多之证,为治疗湿痰咳嗽的基本方。温胆汤由二陈汤加竹茹、枳实而成,在治湿痰的基础上,增加了清热除烦的作用,适用于痰热内扰证。

3. 清热化痰剂:清气化痰丸清热化痰,理气止咳,治痰气内结,咯出不爽之热痰。小陷胸汤清热化痰,宽胸散结,治痰热互结心下之小结胸证。黛蛤散清火豁痰,专治肝火犯肺之呛咳。滚痰丸泻火逐痰,用治实热老痰所致的惊悸癫狂及其他怪疾。

4. 润燥化痰剂:贝母瓜蒌散润肺化痰,主治肺脏燥痰,咯出不爽。清肺汤清肺与润燥并举,更宜肺热燥咳。

5. 温化寒痰剂:苓甘五味姜辛汤温肺化饮,主治寒饮咳嗽。射干麻黄汤在温肺化饮的基础上,更增宣降之力,主治寒饮内停。

6. 化痰熄风剂:半夏白术天麻汤燥湿化痰与平肝熄风并用,善治风痰上扰的眩晕呕吐以及痰厥头痛。涤痰汤涤痰开窍,主治中风痰迷,舌强不语。定痫丸涤痰熄风,专治癫痫发作,亦治癫狂。

7. 消痰软坚剂:消瘰丸化痰软坚,为治瘰疬痰核的基础方。海藻玉壶汤消瘿散结,专治瘿瘤。

表 1-7-7 治痰剂

方名	组成	功效	主治
止嗽散	紫菀、百部、白前、桔梗、陈皮甘草	宣利肺气,疏风止咳	外感风寒咳嗽
桑菊饮	桑叶、菊花、杏仁、薄荷、桔梗连翘、芦根、甘草	疏风清热,宣肺止咳	外感风热咳嗽
杏苏散	杏仁、苏叶、前胡、桔梗、枳壳、半夏、茯苓、橘皮、甘草、生姜、大枣	轻宣凉燥,理气化痰	外感凉燥咳嗽
桑杏汤	桑叶、杏仁、沙参、浙贝、香豉、栀皮、梨皮	轻宣润燥	外感温燥咳嗽
二陈汤	半夏、橘红、茯苓、甘草	燥湿化痰,理气和中	湿痰咳嗽
温胆汤	半夏、竹茹、枳实、橘皮、茯苓、甘草	理气化痰,清胆和胃	胆胃不和,痰热内扰

续表

方名	组成	功效	主治
清气化痰丸	胆南星、瓜蒌仁、黄芩、制半夏、陈皮、杏仁、枳实、茯苓	清热化痰，理气止咳	痰热咳嗽
小陷胸汤	黄连、半夏、瓜蒌实	清热化痰，宽胸散结	痰热互结心下
黛蛤散	青黛、海蛤壳	清火豁痰	肝火犯肺咳嗽
滚痰丸	礞石、大黄、黄芩	泻火逐痰	痰火扰心
贝母瓜蒌散	贝母、瓜蒌、花粉、茯苓、橘红、桔梗	润肺清热，理气化痰	燥痰咳嗽
清肺汤	知母、贝母、黄芩、桑白皮、麦冬、天冬、橘红、甘草	清肺润燥，化痰止咳	肺热燥咳
苓甘五味姜辛汤	干姜、细辛、茯苓、甘草、五味子	温肺化饮	寒饮咳嗽
射干麻黄汤	射干、麻黄、生姜、细辛、紫菀、款冬花、半夏、五味子、大枣	宣肺祛痰，下气止咳	寒饮内停，咳嗽气逆
半夏白术天麻汤	半夏、天麻、白术、茯苓、橘红、甘草	燥湿化痰，平肝熄风	风痰上扰
涤痰汤	半夏、胆南星、橘红、枳实、茯苓、人参、菖蒲、竹茹、甘草、生姜、大枣	涤痰开窍	中风痰迷
定痫丸	天麻、川贝、姜半夏、茯神、胆南星、石菖蒲、全蝎、僵蚕、琥珀、陈皮、远志、丹参、麦冬、灯草、甘草、辰砂	涤痰熄风	痰热痫证

续表

方名	组成	功效	主治
消瘰丸	玄参、浙贝、牡蛎	化痰软坚	瘰疬痰核
海藻玉壶汤	海藻、昆布、贝母、半夏、青皮、陈皮、川芎、当归、独活、连翘、海带、生甘草	消瘿散结,化痰软坚	瘿瘤

第八章　食　滞　证

食滞又称食积，由于饮食不当，脾失运化所致。急发者称伤食，慢性者为食积，小儿更可发展为疳积。此相当现代医学所称之急性消化不良、慢性消化不良及慢性营养不良。

食滞的发病可以由于：①饮食不节，损伤了脾胃运化功能，导致饮食停滞不化，此种食滞发病急，多为实证；②脾胃素虚或病后胃气未复，加之调养不当而渐发病，此种食滞为本虚标实证，或称虚实夹杂证。

证　　候

食滞证实际上是湿证中的湿阻中焦及脾虚生湿，只不过强调其病因为食邪。

食滞证的临床表现为：纳呆、厌食、恶心、呕吐、嗳气馊腐、脘腹痞胀、腹痛、肠鸣、矢气、便溏、腹泻、大便臭秽、脉滑、苔厚腻、消瘦、神疲无力。

由于饮食停滞于胃，不能受纳，故厌食；胃气不降而上逆，可出现恶心、呕吐；饮食滞于脘腹，胃气滞涩不行，故脘腹痞满、胀痛；食积化腐而浊气上逆，则发生嗳腐吞酸；宿食停于肠中则引起肠鸣、腹痛；或引起大肠传导失职，发生阵阵腹痛，肠鸣，或矢气频作，甚至泄泻或大便不爽；食滞内停，胃中浊气上逆，则舌苔厚腻，滑脉；若食滞化热，腐气上逆，则出现口臭，舌苔颜色变黄，脉象变数。

治　　法

消食导滞又称消滞法，或称消导法，是治疗食滞的主要方法，是运用帮助食物消化、疏导滞留食物的药物，或用其他相应的方法所组成的治疗方法，属于治疗八法中的消法。由于食滞患者常同时伴有胃肠气滞征候，故常可适当加用理气药物以增疗效，遇有虚证者还应加用扶正药品。

1. 消食导滞法：适用于一般食滞不化，脾胃失运的治疗方法，是治疗食滞的基本方法。

2. 健脾化滞法：适用于脾胃素虚，伴有饮食停滞者，如果食滞较重即在消食导滞法中加用适量健补脾胃之药品，如果脾胃虚弱较重，积滞较轻，则在健脾益气法中加用适量消食导滞药。

3. 攻下积滞法：适用于食滞较重，腹部胀痛拒按、大便秘结者则可加用通下药物以便泄除积滞。

药　　物

消食药（表1-8-1）大多味甘性平或温，归脾、胃经，具有健运脾胃，消化食积，开胃和中的功效。

临床应用虽以消食药为主，还须适当配伍其他药物。

食滞中焦往往阻塞气机，出现脾胃气滞之证，故在运用本类药物时，常配理气药行气宽中，以助消食化滞。证见寒象者可配温中药以散寒行滞。宿食积滞郁而化热等，可配苦寒轻下之品以泄热导滞。湿浊中阻者，又当配伍化湿燥湿之品以醒脾祛湿。脾胃虚弱运化无力者，则应以补脾调胃为主。

另外，消食相关药见表1-8-2。

表1-8-1　消食药

药名	性味	归经	功效	主治
山楂	酸甘，微温	脾、胃、肝	消食化积，活血化瘀	食积停滞，产后瘀痛
神曲	甘辛，温	脾、胃	消食和胃	食积停滞
麦芽	甘，平	脾、胃、肝	消食和中，回乳	食积停滞，断乳

续表

药名	性味	归经	功效	主治
谷芽	甘，平	脾、胃	消食和中，健脾和胃	食积停滞
鸡内金	甘，平	脾、胃、小肠、膀胱	运脾消食，固精止遗	食积停滞，遗尿遗精
莱菔子	辛甘，平	脾、胃、肺	消食化积，降气化痰	食积停滞，痰多咳嗽

表 1-8-2　消食相关药

药名	归类	兼消食作用
木瓜	祛风湿药	消食
刘寄奴	活血药	消食
枳实、青皮、枸橘	理气药	消积
三棱、莪术、水红花子	活血药	消积

说明：

（1）山楂以消肉食积滞为其专长，又能活血化瘀，用于治疗产后瘀阻腹痛，恶露不尽，今人又用生山楂降血脂及防治冠心病。

（2）谷芽、麦芽二药常合用称为二芽，炒用能消米面食滞。谷芽专于消米谷食滞，生用尚可健脾养胃。麦芽专于消麦面食滞，生用尚可回乳。

（3）神曲的复方加工品有六曲及建曲，前者消食化滞兼健脾和胃，后者消食化滞兼发散风寒。

（4）莱菔子消食化积外，尚能降气化痰，治喘咳之实证。

（5）鸡内金运脾消食外，尚能固精止遗，治遗精遗尿。

方　　剂

消食剂（表 1-8-3）是以消食药为主，配以其他药物组成的方剂。本类方剂分为消食化滞与健脾消食两种。

消食化滞剂专由消导药物组成，具有消食化积作用，适用于食积内停之证。健脾消食剂由消导药及健脾药组成，具有消食健脾作用，适用于脾胃虚弱，食积内停之证。

保和丸消食和胃，是消食化积的通用方，专治食积停滞。本方加白术名大安丸，于消食之中兼有健脾之功，适用于食积兼脾虚者。枳实导滞丸与木香槟榔丸均能行气攻积，泄热导滞。前者攻下力小，而长于祛湿，适用于积滞较轻，痞而不满者；后者攻破之力较大，适用于积滞较重，腹满胀痛者。健脾丸、枳术丸与香砂枳术丸均为健脾消食之剂，用于脾虚食积之证。前方主治脾虚食滞腹泻者；后二方重在治脾虚气滞者。

表 1-8-3　消食剂

方名	组成	功效	主治
保和丸	山楂、神曲、半夏、茯苓、陈皮、连翘、莱菔子	消食和胃	食积停滞
大安丸	上方加白术	消食兼健脾	食积兼有脾虚
枳实导滞丸	大黄、枳实、神曲、茯苓、黄芩、黄连、白术、泽泻	消食导滞，清热祛湿	湿热食积
木香槟榔丸	木香、槟榔、青皮、陈皮、莪术、黄连、黄柏、大黄、香附、牵牛子	行气导滞，攻积泄热	湿热积滞
健脾丸	白术、人参、山药、茯苓、神曲、山楂、炒麦芽、陈皮、木香、砂仁、肉豆蔻、黄连、甘草	健脾消食，和胃止泻	脾胃虚弱，食积内停
枳术丸	枳实、白术	健脾消痞	脾胃虚弱，食停气滞
香砂枳术丸	白术、砂仁、木香、枳实	同“枳术丸”	同“枳术丸”

第九章　气滞与气逆证

气机不畅则产生气滞，气滞之甚者则表现为气逆。气滞与气逆多属气的实证，二者的病机相同，无本质差异，故合并讨论。

证　　候

气滞气逆证主要发生在肝、脾胃及肺三脏。通常分为以下三类或六种证型。

(1) 肝郁气滞与气火上逆：肝郁气滞又称肝气郁结，表现为：情志抑郁易怒，心烦焦虑，胸闷不舒，胁肋胀痛，善太息，纳呆嗳气，或脘腹胀满，大便失调，妇女可见乳房作胀疼痛，痛经，月经不调，甚至闭经。

肝气郁结过甚则化火而上逆，肝经气火上逆又称肝火上炎，表现为：头晕胀痛，面红目赤，口苦口干，心中烦热，胁肋灼痛，或上部出血。

此外尚有肝阳上亢，亦为肝经阳气上逆，但此为虚阳上亢，属本虚标实证。

(2) 脾胃气滞与胃气上逆：脾胃气滞主要表现为腹部的胀满疼痛。轻者胃脘痞塞，不思饮食；重者满腹胀痛；剧者为时作时止，痛无定处的胀痛、窜痛及攻痛，大便不通，恶心呕吐。

胃气上逆表现为：呃逆、嘻气、反酸、恶心、呕吐等症状。脾胃气滞、肝气犯胃及病邪侵犯胃腑，均可影响胃气下行而致胃气上逆。

(3) 肺气壅滞与肺气上逆：肺气壅滞与肺气上逆表现基本相似，皆有胸部胀满，呼吸不畅及咳嗽气喘症状，但有程度的不同。且前者以咳嗽为主症，后者以气喘为主症。外邪束肺及病邪犯肺多表现为肺气壅滞及痰浊阻肺，而肾不纳气更多表现为肺气上逆。

治　　法

气滞宜疏通，称为行气，气逆宜平降，称为降气。二者合称为理气。

一、行　气　法

行气法即疏通气滞的方法；常分为以下两种：

1. 疏肝解郁法：用于肝郁气滞。
2. 畅中理气法：用于脾胃气滞。

二、降　气　法

降气法即平降气逆的方法；常分为以下两种：

1. 降逆止呕法：用于胃气上逆。
2. 降气平喘法：用于肺气上逆。

理气法，特别是行气法，在临床上应用极为广泛，不仅用于气滞或气逆诸证，而且在施行补益、消导、泻下、化痰、理湿、活血等法时，如配合使用理气法能更好地发挥治疗作用。

药　　物

凡能疏通气滞、平降气逆的药物，称为理气药；它具有消胀、除满、解郁、止痛、平喘、止呕、散结等作用，但用之不当，亦可耗气、伤阴、动血；因此，如属气虚，或阴亏，或失血病人不宜多用或久用。

理气药（表1-9-1）味多苦辛，性多属温，主要归脾、胃、肝、肺、大肠诸经。

另外，理气相关药的归类和作用见表1-9-2。

表 1-9-1 理气药

药名	性味	归经	功效	主治
橘皮	辛苦,温	脾、肺	行气调中,燥湿化痰	脾胃气滞,咳嗽痰多
青皮	辛苦,温	肝、胆、胃	疏肝破气,散结消滞	肝气郁滞,食积腹胀
枳实	辛苦,微寒	脾、胃、大肠	破气消积,化痰除痞	胸腹胀满,食积停滞,痰浊痞阻
枳壳	同"枳实"	同"枳实"	行气宽中除胀	胸胁胀痛,脘腹胀满
佛手	辛苦,温	肝、脾、胃、肺	疏肝理气,和中化痰	肝郁气滞,脾胃气滞,咳嗽痰多
香橼	辛酸微苦,温	肝、脾、肺	同"佛手"	同"佛手"
枸橘	辛苦,温	肝、胃	破气散结,疏肝行滞	肝气郁结,乳房结核,疝气疼痛,食积不化
木香	辛苦,温	脾、胃、大肠、胆	行气止痛	脾胃气滞,下痢腹痛
香附	辛微苦微甘,平	肝、三焦	疏肝理气,调经止痛	肝郁气滞、疝痛,痛经,乳房胀痛
乌药	辛,温	肺、脾、肾、膀胱	行气止痛,温肾散寒	胸腹胀痛,痛经,寒疝腹痛,尿频、遗尿
沉香	辛苦,温	脾、胃、肾	行气止痛,降逆调中,温肾纳气	寒凝气滞之胸腹胀痛,胃寒呕呃,肾不纳气

续表

药名	性味	归经	功效	主治
川楝子	苦,寒,有小毒	肝、胃、小肠、膀胱	疏肝理气,杀虫,疗癣	肝气郁滞,虫积腹痛,头癣(外治)
荔枝核	甘涩,温	肝、胃	理气止痛,祛寒散滞	寒疝腹痛,睾丸肿痛,肝气郁滞,痛经
青木香	辛苦,微寒	肝、胃	行气止痛,解毒消肿	肝胃气滞之胸胁脘腹痛,脘胀腹痛,毒蛇咬伤
薤白	辛苦,温	肺、胃、大肠	通阳散结,行气导滞	痰浊胸痹,泻痢后重
檀香	辛,温	脾、胃、肺	理气调中,散寒止痛	寒凝气滞之胸腹痛,胸痹绞痛
刀豆	甘,温	胃、肾	降气止呃	虚寒呕呃
柿蒂	苦,平	胃	降气止呃	胃失和降之呃逆
甘松	辛甘,温	脾、胃	行气止痛,开郁醒脾	胸闷腹胀,不思饮食
娑罗子	辛,温	肝、胃	疏肝理气,宽中和胃	肝胃气滞之胸胁脘腹,胀痛,经前乳房胀痛
路路通	苦,微涩,平	脾、胃	行气止痛,活血通络,利水消肿	脘腹胀痛,风湿痹痛,水肿
八月札	苦,平	肝、胃	疏肝理气散结	肝郁气滞,瘰疬
玫瑰花	甘微苦,温	肝、脾	疏肝行气,和血散瘀	肝胃不和之胁腹胀痛,乳房胀痛,月经不调,跌仆伤痛

续表

药名	性味	归经	功效	主治
绿萼梅	酸涩，平	肝、胃	疏肝解郁，理气和胃	肝胃气滞之胸胁胀痛，梅核气
九香虫	咸，温	脾、肝、肾	行气止痛，温肾助阳	肝、胃气痛，脘腹冷痛，肾阳不足
大腹皮	辛，微温	脾、胃、大肠、小肠	行气止痛，利水消肿	脾胃气滞，水肿

表 1-9-2　理气相关药

药名	归类	兼理气作用
苏梗	解表药	行气宽中
柴胡、薄荷	解表药	疏肝理气
刺蒺藜	平肝药	疏肝理气
瓜蒌皮	化痰药	利气宽胸
郁金、姜黄、川芎、玄胡	活血药	行气止痛
三棱、莪术	活血药	行气消积
槟榔	驱虫药	行气导滞
砂仁、白豆蔻、草豆蔻	化湿药	行气
厚朴	燥湿药	行气
吴茱萸、小茴香	祛寒药	疏肝理气
莱菔子	消食药	降气
苏子、葶苈子、旋覆花	化痰药	降气
丁香	祛寒药	降逆止呕
半夏	化痰药	降逆止呕

说明：

(1) 疏肝类药物有：青皮、香附、川楝子、玫瑰花、橘叶、香橼、枸橘、绿萼梅、娑罗子、佛手、荔枝核、八月札等。

(2) 他类药中兼具疏肝作用者有：柴胡、郁金、薄荷、刺蒺藜、小茴香、吴茱萸等。

(3) 行气类药物有：陈皮、枳壳、枳实、木香、青木香、檀香、乌药、大腹皮、薤白、九香虫、甘松等。

(4) 他类药中兼有行气作用者有：玄胡、姜黄、川芎、三棱、莪术、砂仁、厚朴、白豆蔻、草豆蔻、苏梗、槟榔、瓜蒌皮、旋覆花等。

(5) 降气药物有：沉香、柿蒂、刀豆。

(6) 他类药中兼具降气作用者有：莱菔子、苏子、葶苈子、丁香、半夏、旋覆花等。

(7) 橘皮(陈皮)与青皮同出一物。成熟者为橘皮，未成熟者为青皮。橘皮药性较缓，偏于行气健脾，燥湿化痰；青皮药性较猛，偏疏肝破气，消积化滞。

(8) 枳实与枳壳同出一物。未成熟之果实称枳实，成熟之果果实为枳壳。枳实力猛，能破气除痞，消积导滞，枳壳力缓，以行气宽中除胀为主。

(9) 现代研究发现枳实有升陷及升压作用，用于治疗内脏下垂及休克。

(10) 乌药及小茴香皆有行气及祛寒作用，但乌药以行气为主，故归入理气药；小茴香以祛寒为主，故归入祛寒药。

(11) 薤白与瓜蒌皮皆有行气作用。但薤白性温，能通阳散结及行气导滞，故归入理气药；瓜蒌皮性寒，能清肺化痰及利气宽胸，故归入化痰药。

方　　剂

本类方剂可分为行气与降气两类。行气以调畅气机、解郁散结为主；降气以降胃止呕，降气平喘为主。临床上气滞与气逆可同时出现，故行气与降气常结合使用。又由于气滞与气逆，常兼挟血瘀、痰结、湿阻、食积、火郁，故在理气剂中，常配合活血祛瘀、化痰消结、健脾祛湿、消食导滞、泻火解郁类药物组方。

(一) 行气剂

本类方剂具有行气作用，用于气机郁滞的病证(表 1-9-3)。

越鞠丸长于行气解郁，用于以气郁为主的六郁证。

金铃子散疏肝行气，兼能清肝活血，主治肝郁化火之胸胁疼痛。

半夏厚朴汤行气散结，降逆化痰，主治情志不舒，痰气郁结之梅核气。

瓜蒌薤白白酒汤、瓜蒌薤白半夏汤及枳实薤白桂枝汤三方皆为治胸痹方，都有通阳散结、行气祛痰之功。瓜蒌薤白白酒汤药力较小，适用于胸痹之痰浊较轻者；瓜蒌薤白半夏汤祛痰散结之力较大，适用于胸痹之痰浊较重者；枳实薤白桂枝汤通阳散结之力较大，并能下气祛寒，消痞除满，适用于胸痹之痰气郁结较甚，胸中痞满，并有逆气从胁下上冲心者。

枳实消痞丸行气兼健脾，用于脾虚气滞、寒热互结之心下痞满。

厚朴温中汤及良附丸均能温中行气止痛。前者脾胃并治，主治寒湿气滞；后者肝胃并治，主治寒凝气滞。

天台乌药散、橘核丸及暖肝煎三方都能行气逐寒，止痛散结，专治寒疝。天台乌药散行气散寒之力较强，多用于一般寒凝气滞的小肠疝气；橘核丸软坚之力较强，长于治阴囊、睾丸肿胀硬痛之疝气；暖肝煎则并能温肾养肝，用于肝肾阴寒凝滞经脉之疝气及少腹疼痛。

加味乌药汤善于行气止痛，活血调经，主治肝郁气滞之痛经。

表 1-9-3　行气剂

方名	组成	功效	主治
越鞠丸	香附、川芎、苍术、神曲、栀子	行气解郁	气郁为主，兼有血、痰、火、湿、食诸郁
金铃子散	金铃子、玄胡	疏肝泄热，活血止痛	肝郁化火
柴胡疏肝散	柴胡、香附、川芎、陈皮、枳壳、芍药、甘草	疏肝解郁，行气止痛	肝气郁滞

续表

方名	组成	功效	主治
半夏厚朴汤	半夏、厚朴、茯苓、生姜、苏叶	行气散结，降逆化痰	梅核气
瓜蒌薤白白酒汤	瓜蒌实、薤白、白酒	通阳散结，行气祛痰	痰浊较轻之胸痹
瓜蒌薤白半夏汤	瓜蒌实、薤白、半夏、白酒	通阳散结，祛痰宽胸	痰浊较重之胸痹
枳实薤白桂枝汤	瓜蒌实、薤白、枳实、厚朴、桂枝	通阳散结，下气祛痰	气结较甚之胸痹
枳实消痞丸	枳实、厚朴、人参、白术、茯苓、甘草、黄连、半夏曲、干姜、麦芽曲	行气消痞，健脾和胃	脾虚气滞，寒热互结，症见心下痞满，食少倦怠
厚朴温中汤	厚朴、草豆蔻、陈皮、木香、茯苓、甘草、干姜、生姜	行气温中，燥湿除满	寒湿气滞
良附丸	高良姜、香附子	行气疏肝，祛寒止痛	气滞寒凝诸痛
天台乌药散	乌药、木香、小茴香、青皮、高良姜、槟榔、川楝子、巴豆	行气疏肝，散寒止痛	寒凝气滞之小肠气痛
橘核丸	橘核、海藻、昆布、海带、川楝子、玄胡、桃仁、厚朴、枳实、木通、肉桂、木香	行气止痛，软坚散结	睾丸肿痛
暖肝煎	肉桂、小茴香、当归、枸杞、乌药、沉香、茯苓、生姜	温补肝肾，行气止痛	肝肾虚寒，气机阻滞之少腹痛及疝气痛
加味乌药汤	香附、乌药、玄胡、木香、砂仁、甘草、生姜	行气活血，调经止痛	肝郁气滞之痛经

（二）降气剂

本类方剂具有降气作用，适用于肺气上逆的咳喘及胃气上逆的呕呃（表 1-9-4）。

苏子降气汤、三子养亲汤及定喘汤三方能降气祛痰以平喘。苏子降气汤长于温化痰湿，且降气之力较强，适用于肺气壅实，上实下虚之寒湿喘；三子养亲汤重在行气祛痰，适用于痰食气阻之喘咳；定喘汤宣肺降气、清热化痰，适用于风寒外束，痰热内蕴之哮喘。

四磨汤及五磨饮子均能降七情郁结所致之肺胃气逆。前者兼以益气扶正，治实防虚；后者则全用行气破结之品，力猛势峻，仅适于体壮气实而气结较甚者。

旋覆代赭汤、橘皮竹茹汤及丁香柿蒂汤三方均有益胃降逆作用，用于治疗呕呃。旋覆代赭兼有祛痰之功，适用于胃虚痰阻之噫气、呃逆反胃等；橘皮竹茹汤兼有清热之力，适用于胃虚有热之呃逆、呕吐；丁香柿蒂汤兼有温中作用，适用于胃虚有寒之呃逆。

表 1-9-4　降气剂

方名	组成	功效	主治
苏子降气汤	苏子、半夏、前胡、厚朴、当归、肉桂、甘草、生姜、大枣、苏叶	降气平喘，祛痰止咳	上实下虚之咳喘
三子养亲汤	白芥子、苏子、莱菔子	降气快膈，化痰消食	痰食气阻之咳喘
定喘汤	白果、麻黄、苏子、杏仁、冬花、半夏、桑白皮、黄芩、甘草	宣降肺气，清热化痰	风寒外束、痰热内蕴之哮喘
四磨汤	槟榔、沉香、乌药、人参	行气降逆，兼以扶正	肝气郁结所致之胸膈胀闷，上气喘急

续表

方名	组成	功效	主治
五磨饮子	槟榔、枳实、乌药、木香、沉香	行气降逆	同"四磨汤",但较重,症见心腹胀满或走注攻痛
旋覆代赭汤	旋覆花、代赭石、半夏、生姜、人参、大枣、甘草	降逆化痰,益气和胃	中虚痰结,胃气上逆
橘皮竹茹汤	橘皮、竹茹、生姜、人参、甘草、大枣	降逆止呃,益气清热	胃虚有热之呃逆
丁香柿蒂汤	丁香、柿蒂、人参、生姜	温中益气,降逆止呃	胃气虚寒之呃逆

第十章 血 瘀 证

瘀血是疾病过程中形成的病理产物，又是某些疾病的致病因素，其所产生的病证叫血瘀证，或简称血瘀。故瘀血和血瘀是两个不同的概念，前者是病理产物及致病因素，后者是证名。

血瘀证的直接病因是瘀血。至于瘀血的形成，主要有两方面：一是因气滞、气虚、血寒、血热等原因，使血行不畅而凝滞。气为血帅，气滞或气虚皆不能推动血液的正常运行；或寒邪客入血脉，使血管挛缩，血行不畅而凝涩；或热入营血，热与血搏结等，均可形成瘀血。二是由于内、外伤，气虚失摄，血热妄行等原因造成血离脉管，积存于组织内而形成瘀血。

证 候

血瘀证的临床表现，具有以下四个方面的特征：

1. 不通则痛：由于瘀血阻塞血脉，不通则痛。此种瘀痛的特点是位置固定，程度剧烈，且较持续，夜间增剧，痛处拒按。

2. 色青紫暗：青紫为血瘀之色，此为伤络血溢致瘀的见证。外伤引起的皮色青紫，见于皮肤的紫癜，见于唇及指端的发绀，下肢的静脉曲张，肝硬化的腹部青筋外露，上消化出血的黑便，经血紫暗夹有瘀块，舌质紫暗等，皆为血瘀证的表现。

3. 积瘀成块：积瘀不散，日久会形成肿块，在体表者，可见到青紫色肿块，如外伤所致血肿，在腹内者，可触到坚硬不移的肿块，称为癥积，如肝脾肿大及肿瘤。

4. 瘀血阻络：瘀血阻塞络脉，则血液溢出脉外而引起出血，故反复出血也是瘀血的见证。此多见于妇女月经不调，不全流产及宫外孕，亦见于温病的血分证。瘀血与出血并存是其特点，故称此种出血为瘀血性出血。此外，瘀血阻络日久，尚可导致血枯，使经脉、肌肤失养，表现为血缕赤痕（蜘蛛痣、毛细血管扩张），腹壁青筋暴露，肌肤甲错，面部黧黑等。

现代医学研究，认为下列各类疾病及病理状态均具有血瘀证的特点，以活血化瘀法治之，取得一定疗效。与血瘀证相关的西医疾病，列举于下：

1. 缺血性疾病，如冠心病、脑梗死等。

2. 周围血管疾病，如血栓闭塞性脉管炎、深部静脉血栓形成、各种血管炎、静脉曲张、静脉炎等。

3. 结缔组织病，如硬皮病、类风湿性关节炎、系统性红斑狼疮、大动脉炎等。

4. 病理性肿块，包括炎性及非炎性包块，组织增生、变形及肿瘤，如盆腔炎、附件炎、子宫肌瘤、乳腺增生、肾炎、慢性肝病等。

5. 凝血机制障碍，包括高凝状态和血栓形成，微循环障碍及出血，如多种疾病引起的弥散性血管内凝血等。

按血瘀证发生在身体的不同部位，可将常见的血瘀证分为以下七种：

1. 外伤瘀血：因跌仆损伤所致，表现为肢体局部的疼痛、肿胀、瘀瘢、血肿及出血。

2. 心脉瘀阻：为心之血脉瘀阻不通所致。表现为发作性心前区憋闷痛或绞痛，甚者出现面色青紫、肢冷、冷汗出而暴脱。

3. 大脑瘀血：此见于中风，不论出血性中风（脑出血）、缺血性中风（脑梗死），皆可引起大脑瘀血。古人并无此种提法，认为中风是由于肝阳化风，气血上逆，挟痰挟火而蒙蔽清窍。自清代王清任始萌头脑瘀血之说，创通窍活血汤治之。

4. 肝血瘀滞：又称肝脾血瘀。表现为腹大坚满，腹中积块，胁腹刺痛，面色黯黑，唇色紫暗、面胸颈背有血痣（蜘蛛痣），手掌赤痕（硃砂掌）、腹壁青筋显露，黑便，舌质紫暗。

5. 胃肠瘀血：表现为胃脘疼痛，痛有定处而拒按，呕血，黑便，舌质紫暗。

6. 子宫瘀血：又称少腹瘀血。表现为少腹疼痛，月经不调，痛经，行经前少腹痛甚，经血紫暗或夹血块，经血涩少或经闭，或经血量多乃至崩漏。

7. 血脉瘀闭：由寒凝经脉，血脉痹阻所致。好发于下肢末端，表现为患肢末端不温，剧痛，足趾青紫及坏死。

血瘀证常与气滞证、气虚证、血寒证、血热证及痰证联合发病，而形成以下五种复合型血瘀证：

1. 气滞血瘀证：本证是由气郁继而导致血瘀，气滞与血瘀并存的症证。多见于肝病及妇科病。肝郁日久，终至瘀血内停，渐至胁下积块。肝气郁结，乳房胀痛，经行不畅，渐至经闭。

2. 气虚血瘀证：本证常由久病气虚，渐致瘀血内停而引起。虚中夹实，或本虚标实是本证的特点。心脉瘀阻及中风后遗症中可见此种证。

3. 血寒血瘀证：血瘀证表现有明显寒象者属此。常见于血脉瘀闭、宫寒血瘀等证中。

4. 血热血瘀证：此见于温病之血分证阶段，表现为发热躁烦，或神昏谵妄，或痉挛抽搐，肌肤发斑及出血诸症。

5. 痰瘀互结证：痰浊与瘀血互结形成多种慢性顽疾。此见于胸痹、顽痹、中风后遗偏瘫、狂证、癥积等病中。心胸憋闷、绞痛频作之胸痹，关节肿痛变形之顽痹，遗留半身不遂之中风，扰乱神明之狂乱及坚硬疼痛之癥积等，凡表现有痰及瘀之特征者皆属本证。

治　　法

活血法，亦称活血祛瘀法或活血化瘀法，是治疗血瘀证的大法，临床应用非常广泛。

依据血瘀证的性质，所在部位及兼证的不同，活血法又有以下诸种具体的活法。

1. 活血散瘀：本法又称活血消肿或活血理损，用于跌打损伤、金创外伤及伤筋损骨之时，此法为伤科所常用。

2. 活血通络:本法又称通经活络,活血药与通络药联合应用,以治脉络瘀阻的疾病,如心脉痹阻,中风后遗半身不遂,瘀血阻络的顽痹等。

3. 活血调经:本法指专用于妇科调经的活血祛瘀法。

4. 温经活血:本法乃温经散寒与活血祛瘀同用,主要用于妇科冲任虚寒的瘀血阻滞。

5. 行气活血:本法乃行气与活血同用,用于治疗气滞血瘀并存的病证。

6. 补气活血:本法乃补气与活血同用,用于治疗因气虚而致血瘀的病证。

7. 破血下瘀:本法乃活血与攻下同用,用于治疗下焦蓄血证。

8. 破血消癥:本法乃破血与攻坚同用,以治瘀血成癥积的病证。

药 物

凡能通利血脉,促进血行、消散瘀血的药物称为活血祛瘀药或活血化瘀药,或简称活血药。

活血药具有行血、散瘀、利痹、消肿及定痛等功效,凡血行失畅,瘀血阻滞诸证,如跌仆伤痛、瘀血内阻、诸种痹痛、癥瘕结块、疮疡肿痛、血滞经闭及产后瘀滞腹痛等皆可用之。

活血药,根据其作用的强弱程度,可分为活血、化瘀和破血三级。活血药作用较缓和,一般血瘀证都可选用,如丹参、赤芍、川芎、丹皮等。化瘀药作用较强,有明显瘀血见症时才使用,如桃仁、红花、泽兰、玄胡、乳香等。破血药作用最强,多用血瘀经闭及癥瘕结块,如三棱、莪术、水蛭、虻虫等。

活血药(表1-10-1)味多辛、苦,少数为咸。辛味能通行,苦味能下降,咸味能软坚。活血药多归肝经,其次为心经,部分药入脾经。

另外,活血相关药归类及作用见表1-10-2。

表 1-10-1　活血药

药名	性味	归经	功效	主治
川芎	辛,温	肝、胆、心包	活血行气,祛风止痛	月经不调,经闭,痛经,产后瘀痛,跌打损伤,风湿痹痛,头痛
乳香	辛苦,温	心、肝、脾	活血止痛,消肿生肌	经行腹痛,胃脘疼痛,跌仆伤痛,风湿痹痛,痈疽肿痛及疮疡溃后久不收口
没药	苦,平	心、肝、脾	同“乳香”	同“乳香”
玄胡	辛苦,温	心、肝、脾	活血行气止痛	气滞血瘀所致的各种疼痛
郁金	辛苦,寒	心、肝、胆	活血止痛,疏肝解郁,凉血清心,利胆退黄	胸胁胀痛,经行腹痛,湿浊痰热所致神昏,肝火迫血妄行,黄疸
姜黄	辛苦,温	肝、脾	活血行气,通经止痛	气滞血瘀所致的胸胁痛,经闭腹痛,风湿臂痛
莪术	辛苦,温	肝、脾	破血祛瘀,行气消积	血瘀经闭,癥瘕结块,食滞脘腹胀痛
三棱	苦,平	肝、脾	同“莪术”,破血强于莪术,行气逊于莪术	同“莪术”
丹参	苦,微寒	心、心包、肝	活血祛瘀,凉血消痈,养心安神	各种瘀血疼痛,疮疡肿痛,热入营血
虎杖	苦,寒	肝、胆、肺	活血定痛,清热解毒,清热利湿,止咳化痰	经闭,风湿痹痛,跌打损伤,湿热黄疸,淋浊带下,水火烫伤,肺热咳嗽

续表

药名	性味	归经	功效	主治
益母草	辛苦,微寒	心、肝、膀胱	活血祛瘀,利尿消肿	月经不调,经行不畅,经闭,产后恶露不净,瘀阻腹痛,水肿,皮炎痒疹
鸡血藤	苦微甘,温	肝	行血补血,舒筋活络	月经不调,痛经,经闭,肢体麻木,风湿痹痛
桃仁	苦,平	心、肝、肺、大肠	活血祛瘀,润肠通便	经闭,痛经,产后瘀痛,癥瘕结块,跌仆伤痛,肺痈肠痈,肠燥便秘
红花	辛,温	心、肝	活血祛瘀,通经	经闭,痛经,产后瘀痛,癥瘕结块,跌仆伤痛,风湿痹痛,紫暗斑疹
五灵脂	苦甘,温	肝	活血止痛,化瘀止血	胸腹疼痛,痛经,经闭,产后瘀痛,瘀滞出血
穿山甲	咸,微寒	肝、胃	活血通经,下乳,消肿排脓	血滞经闭,癥瘕结块,风湿痹痛,乳汁不通,痈肿初起或脓成未溃
䗪虫(地鳖虫)	咸,寒,小毒	肝	破血逐瘀,续筋接骨	血滞经闭,癥瘕结块,跌仆伤痛,筋伤骨折
水蛭	咸苦,平,小毒	肝	破血逐瘀	血滞经闭,癥瘕结块,跌仆伤痛
虻虫	苦,微寒,小毒	肝	同“水蛭”	同“水蛭”

续表

药名	性味	归经	功效	主治
降香	辛，温	心、肝	活血散瘀，止血定痛	胸胁瘀痛，跌打损伤，创伤出血
泽兰	苦辛，微温	肝、脾	活血祛瘀，行水消肿	经闭，痛经，产后瘀痛，跌仆伤痛，产后小便不利
月季花	甘，温	肝	活血调经，消肿	月经不调，经闭痛经，瘰疬肿痛
凌霄花	辛，微寒	肝、心包	活血破瘀，凉血祛风	血瘀经闭，血热瘙痒
自然铜	辛，平	肝	散瘀止痛，接骨疗伤	跌仆伤痛，筋伤骨折
王不留行	苦，平	肝、胃	活血通经，下乳	痛经，经闭，乳汁不通
刘寄奴	苦，温	心、脾	破血通经，散瘀止痛	血滞经闭，产后瘀痛，跌仆伤痛，食积腹痛
苏木	甘咸微辛，平	心、肝、脾	活血通经，祛瘀止痛	血滞经闭，产后瘀痛，跌仆伤痛
干漆	辛苦，温，小毒	肝、胃	破血通经，消癥	血滞经闭，癥瘕结块，虫积腹痛
毛冬青	苦涩，平	肝、心	活血通脉，清热解毒	心脉痹阻，缺血性中风，肺热咳嗽，咽喉肿痛
马鞭草	苦，微寒	肝、脾	活血散瘀，清热解毒，利水消肿	痛经，经闭，跌仆损伤，热毒疮疡，咽喉肿痛，湿热下痢，水肿
水红花子	咸，微寒	肝、脾	散血消癥，消积止痛	癥瘕结块，食积脘痛

续表

药名	性味	归经	功效	主治
落得打(积雪草)	苦辛,寒	肝、脾、肾	活血消肿止痛,清热解毒利水	跌仆损伤,疮痈,咽喉肿痛,淋证
石见穿(紫参)	苦辛,平	肝	活血止痛	骨痛,痈肿,癌肿
鬼箭羽	苦,寒	肝	破血通经	跌打损伤,月经不调,产后腹痛,风湿痛

表 1-10-2 活血相关药

药名	归类	兼理气作用
赤芍、丹皮、红藤、败酱草	清热药	活血祛瘀
大黄、千金子	泻下药	活血祛瘀
当归	补血药	活血祛瘀
三七、蒲黄、茜草、大蓟花蕊石、血竭、卷柏	止血药	活血祛瘀
山楂	消食药	活血祛瘀
夜明砂	清热药	散瘀消积
续断、骨碎补	补阳药	活血续伤
路路通	理气药	活血通络
玫瑰花	理气药	和血散瘀
琥珀、合欢皮	安神药	活血祛瘀
夏天无、接骨木、透骨草	祛风湿药	活血止痛
矮地茶(平地木)	化痰止咳药	活血祛瘀
刺猬皮	收涩药	化瘀止痛
瞿麦、地耳草	利水渗湿药	活血祛瘀

说明:

(1) 川芎、郁金、姜黄、玄胡等活血药兼能行气,又称活血行气药。

(2) 乳香、没药、自然铜、降香、泽兰、落得打、刘寄奴、苏木等药活血散瘀止痛,常用于治疗跌打损伤。

(3) 三棱、莪术、水蛭、虻虫、䗪虫等药性峻烈之活血药,通称为破血祛瘀药。

(4) 桃仁、红花常配伍应用。桃仁尚善治肺痈、肠痈,且能润肠通便;红花则善于活血通经,治妇科瘀血。

(5) 姜黄、郁金皆能活血及行气。二药比较:姜黄善治风湿肢臂痛及经闭腹痛;郁金长于疏肝解郁,治胸胁胀痛及利胆退黄。

(6) 益母草、茜草皆为妇科常用药。二药比较:益母草长于活血调经,尚能利水消肿;茜草既能止血,又能活血。

(7) 丹参、川芎、赤芍、益母草、红花、泽兰、桃仁、茜草、月季花等药常用于妇科血瘀证,又称活血调经药。

(8) 舒筋活络药与活血祛瘀药作用虽有浅深之分,前者归属于祛风湿药,后者归属于活血药,但有时难以截然划分,如川牛膝、鸡血藤等,在使用时不可囿于分类。

(9) 鸡血藤既能活血,又能补血,且有舒筋活络之功。

(10) 丹参虽以活血祛瘀见长,尚兼有凉血消痈及养血安神之功。

(11) 穿山甲、王不留行活血通经外,尚能通下乳汁及消肿排脓。

(12) 毛冬青善于活血通脉,现代用于治疗冠心病、缺血性中风及血栓闭塞性脉管炎。

方　　剂

活血剂(表1-10-3)以活血化瘀药为主组成,亦常配伍其他类药物组方。因气为血之帅,气行则血行,方中常配伍行气药以行气活血。又因血证的病因病机有寒热虚实的不同,遣药组方又相应有所侧重。有寒者配温经祛寒药以温通血脉;有热者伍以清热凉血药以清化瘀热;瘀久成癥积者配以破积消癥药以消癥化积;瘀久伤正者应扶正与活血兼顾。

桃红四物汤具活血祛瘀及调经的作用,为活血祛瘀的基础方。

王清任制定的逐瘀六方,皆由桃红四物汤加减而成。其中血府逐瘀汤主治胸中瘀血;通窍活血汤主治头部瘀血;膈下逐瘀汤主治膈下脘腹瘀血;少腹逐瘀汤主治少腹瘀血;身痛逐瘀汤主治瘀血痹阻肢体;补阳还五汤补气祛瘀,主治气滞血瘀之半身不遂。

桃核承气汤是在调味承气汤的基础上加桃仁桂枝而成,功效破血下瘀,主治瘀热结于下焦之蓄血证。抵当汤亦治下焦蓄血,但攻逐力量较强,为逐瘀峻剂。桂枝茯苓丸活血化瘀,缓消下焦癥块,主治妇人素有癥块,瘀血阻滞胞宫诸证。

温经汤与生化汤均为妇科经产之剂。温经汤温经散寒,养血行瘀,重在温养,是治疗冲任虚寒,兼瘀血内阻的所致月经不调的常用方。生化汤是活血化瘀,温经止痛,多用于产后恶露不行,少腹疼痛之证。

丹参饮、失笑散和活络效灵丹均能治疗血瘀心腹疼痛。丹参饮中活血与行气药同用,多用于心胃诸痛。失笑散与活络效灵丹以活血化瘀见长,前者多用于瘀血阻滞之心腹刺痛及少腹急痛,后者祛瘀之力较大,为治跌打肿痛,心腹瘀痛之效方。

复元活血汤、七厘散及夺命丹都是治疗跌打损伤的方剂。复元活血汤活血化瘀与疏肝通络并行,适用于跌打损伤,瘀阻胁下之证。七厘散活血又止血,内服兼外用,为伤科最常用之成药。夺命丹集活血散瘀止痛药于一方,主治跌打损伤,脏腑蓄瘀的重危病证。

大黄䗪虫丸和鳖甲煎丸都是活血祛瘀,缓消渐散之剂。大黄䗪虫丸重在祛瘀血,清瘀热,兼有滋阴血、润燥结之功,主治因五劳虚极,瘀血内留之干血劳。鳖甲煎丸重在活血行气,软坚消癥,兼祛痰湿之邪与气血相搏形成的癥积,现代用于治疗肝脾肿大。

表 1-10-3 活血剂

方名	组成	功效	主治
桃红四物汤	四物汤加桃仁、红花	养血活血	血虚兼血瘀所致的月经不调及痛经等

续表

方名	组成	功效	主治
血府逐瘀汤	桃仁、红花、当归、生地、川芎、赤芍、柴胡、枳壳、桔梗、牛膝、甘草	活血祛瘀,行气止痛	胸中血瘀证
通窍活血汤	桃仁、红花、赤芍、川芎、老葱、生姜、红枣、麝香、黄酒	活血通窍	头部血瘀证
膈下逐瘀汤	桃仁、红花、当归、赤芍、川芎、丹皮、乌药、香附、玄胡、枳壳、五灵脂、甘草	活血祛瘀,行气止痛	膈下及腹中瘀血
少腹逐瘀汤	当归、赤芍、川芎、蒲黄、五灵脂、干姜、肉桂、玄胡、小茴、没药	活血祛瘀,温经止痛	少腹血瘀证
身痛逐瘀汤	桃仁、红花、当归、川芎、五灵脂、秦艽、香附、怀牛膝、没药、地龙、甘草	活血行气,祛瘀通络,通痹止痛	瘀血痹阻经络之肢体久痛
补阳还五汤	生黄芪、当归尾、赤芍、川芎、桃仁、红花、地龙	补气活血通络	中风后遗偏瘫
桃核承气汤	桃仁、大黄、桂枝、芒硝、甘草	破血下瘀	瘀热互结之下焦蓄血证
抵当汤	水蛭、虻虫、桃仁、大黄	破血逐瘀	下焦蓄血之重证
桂枝茯苓丸	桂枝、茯苓、丹皮、桃仁、赤芍	活血化瘀,缓消癥块	瘀阻胞宫证
温经汤	吴茱萸、当归、芍药、川芎、人参、桂枝、阿胶、丹皮、生姜、甘草、半夏、麦冬	温经补虚,活血祛瘀	冲任虚寒,瘀血阻滞

续表

方名	组成	功效	主治
生化汤	当归、川芎、桃仁、干姜、甘草	活血化瘀,温经止痛	产后瘀血腹痛,恶露不行,小腹冷痛
丹参饮	丹参、檀香、砂仁	活血祛瘀,行气止痛	血瘀气滞,心胃诸痛
失笑散	五灵脂、蒲黄	活血祛瘀,散结止痛	瘀血内停所致的诸痛
活络效灵丹	当归、丹参、生乳香、生没药	活血祛瘀,通络止痛	心腹瘀痛,跌打伤痛等
复元活血汤	大黄、柴胡、当归、桃仁、红花、天花粉、穿山甲、甘草	活血祛瘀,疏肝通络	胸胁部跌打损伤
七厘散	血竭、麝香、冰片、乳香、没药、红花、朱砂、儿茶	活血散瘀,止痛止血(内服及外用)	跌打损伤
夺命丹	归尾、桃仁、血竭、地鳖虫、儿茶、乳香、没药、红花、自然铜、大黄、朱砂、骨碎补、黄明胶	活血理伤止痛	跌打损伤,脏腑蓄瘀重证
大黄䗪虫丸	大黄、黄芩、甘草、桃仁、杏仁、芍药、干地黄、干漆、虻虫、水蛭、蛴螬、䗪虫	祛瘀生新	五劳虚极,瘀血内留之干血劳
鳖甲煎丸	鳖甲等23味药组成	行气活血,祛湿化痰,软坚消癥	腹中癥积

第十一章 出 血 证

血液不循常道，溢出于脉管之外称为出血。医书上通称此为血证或出血证。其实出血只是一种症状而并非证候。

按出血部位的不同可分为：吐血、咳血、咯血、鼻衄、齿衄（牙宣）、便血、尿血、肌衄（紫癜）及崩漏。

证 候

除外伤出血外，不论何部位的出血，究其病因病机，不外血热、气虚及血瘀三大类，此为出血辨证之大纲。

（一）血热性出血

火热邪盛，入于血脉，损伤脉络，迫血妄行而产生出血。凡为热证伴有出血症状者，即为血热性出血。此种出血有虚实之分。

血热性出血
- 实证
  - 血热妄行：见于温病血分证
  - 火热炽盛：见于杂病肝、肺、胃等脏腑火热证
- 虚证——阴虚火旺：见于杂病肝、肺、肾等脏阴虚证

见于急性热性病之出血，为温病血分证，概属实证。见于内伤杂病热证之出血当辨别虚实。

（二）气虚性出血

气能摄血，控摄血液在脉内运行。气虚易导致血不循经脉运行而溢出于脉外，此称气不摄血。由于脾为生气之源，气虚必以脾气虚为基础，故气不摄血又称脾不统血。凡气虚证伴有出血症状者即为气虚性出血。一些慢性病，如痔出血、上消化道出血、功能性子宫出血等多属本型出血。

（三）血瘀性出血

瘀血阻滞血脉，使血不得流通而溢出脉外，此称血瘀性出血。中医理论根据为“不塞不流，因塞而流”。凡血瘀证伴有出血症状者即为血瘀性出血。此种出血可见于异位妊娠、不全流产、产后胎盘滞留、外伤出血等。

治　　法

治疗血证的方法，概称为止血法。根据血证的辨证分型，止血法亦随之分为凉血止血、益气止血及活血止血三种。

治疗血证，固然应该止血，但这仅为治标，还须结合出血的病因病机以治本。属血热实证之出血，须清热凉血配合凉血止血；属阴虚火旺之出血，须滋阴降火配合凉血止血；属气虚性出血，须补气健脾配合养血止血，属血瘀性出血，须活血祛瘀配合活血止血。

分型论治固然重要，但切不可因此生搬硬套。因为三类出血，亦可互相混杂或相互转化。如各类出血引起瘀血存留者，可加用活血祛瘀药。如各类出血皆可加用收敛止血药以治标。如大出血，不论其属何类，皆可引起气随血脱的危证，必须大补元气以固脱。

药　　物

止血药（表 1-11-1）分为凉血止血药、化瘀止血药、收敛止血药及温经止血药四类。

凉血止血药性味为苦寒或苦凉；化瘀止血药性味多辛苦平或微温；收敛止血药性多苦涩平或微温；温经止血药性味多辛温。止血药多归肝经，其次为心、肺、胃、大肠等经。

另外，止血相关药归类及作用见表 1-11-2。

表 1-11-1 止血药

药名	性味	归经	功效	主治
大蓟	甘苦,凉	心、肝	凉血止血,散瘀消痈	血热妄行之出血,疮痈肿毒
小蓟	甘,凉	心、肝	凉血止血,解毒消痈	同"大蓟"
地榆	苦酸,微寒	肝、胃、大肠	凉血止血,解毒敛疮	血热性下部出血,烫伤,湿疹,痈肿疮毒
苎麻根	甘,寒	心、肝	凉血止血,清热安胎,利水通淋	血热性出血,胎动不安及胎漏下血,热淋,热毒疮痈
白茅根	甘,寒	肺、胃、膀胱	凉血止血,清热利尿	吐血,衄血及尿血,热淋,热病烦渴,肺热咳嗽
槐花	苦,微寒	肝、大肠	凉血止血,清肝泻火	血热性下部出血(尤便血、痔血),肝火上炎
槐角(槐实)	同"槐花"	同"槐花"	凉血止血(弱于槐花),清除泄热,润肠	痔疮肿痛出血,肝火上炎
侧柏叶	苦涩,微寒	肺、肝、大肠	凉血止血,兼收敛止血,祛痰止咳	多种出血,咳嗽痰多
羊蹄(根)	苦涩,寒	心、肝、大肠	凉血止血,杀虫疗癣,缓泻通便	多种出血,疥疮顽癣
茜草	苦,寒	肝	凉血止血,活血祛瘀	血热性出血,血瘀经闭,跌打损伤
紫珠	苦涩,凉	肝、肺、胃	收敛止血,解毒疗疮(外用及内服)	各部位出血(尤肺胃出血),外伤出血,烧伤,疮痈肿毒

续表

药名	性味	归经	功效	主治
仙鹤草	苦涩,平	肺、肝、脾	收敛止血,止痢,杀虫	各部位出血,腹泻,痢疾,滴虫性阴道炎
白及	苦甘涩,微寒	肺、肝、胃	收敛止血,消肿生肌	肺、胃出血,疮痈肿毒,手足皲裂
棕榈炭	苦涩,平	肺、肝、大肠	收敛止血	各部位出血
铁苋菜	微苦涩,凉	心、肝、肺、大肠	收敛止血,治痢止泻,清热解毒	各部位出血,腹泻痢疾,皮炎,湿疹
檵木	苦涩,平	肝、胃、大肠	收敛止血,清热解毒,止泻	各部位出血,水火烫伤,腹泻,痢疾
血余炭	苦,平	肝、胃	收敛止血,化瘀利尿	各部位出血,小便不通
藕节	甘涩,平	肝、肺、胃	收敛止血(炒炭用)兼能化瘀(生用)	吐血,咯血,便血,尿血
三七	甘微苦,温	肝、胃	化瘀止血,活血定痛	体内外各种出血,尤瘀血性出血,跌打损伤,瘀滞肿痛
蒲黄	甘,平	肝、心包	收涩止血(炒炭)活血祛瘀(生用)	各部位出血,心腹疼痛,产后瘀痛,痛经
花蕊石	酸涩,平	肝	化瘀止血,兼收敛止血	肺胃出血,创伤出血
卷柏	辛,平	肝、心	化瘀止血,活血通经	各种出血,跌打损伤,痛经,经闭

续表

药名	性味	归经	功效	主治
血竭	甘咸,平	心、肝	止血生肌敛疮(外用),活血散瘀止痛(内服)	外伤出血,溃疡不敛,跌打损伤,瘀血肿痛,痛经,经闭,产后瘀痛
艾叶	苦辛,温	肝、脾、肾	温经止痛,散寒止痛	妇科虚寒性出血及月经病
灶心土	辛涩,微温	脾、胃	温经止血,止呕,止泻	脾胃虚寒之出血及吐泻
炮姜	苦涩,温	脾、肝	温经止血,温中止泻	虚寒性便血,吐血,崩漏,脾胃虚寒之腹痛腹泻

表 1-11-2 止血相关药

药名	归类	兼理气作用
荆芥(炭)	解表药	收敛止血
荷叶	清热解暑药	收敛止血
贯众	驱虫药、清热药	凉血止血
栀子、白毛夏枯草、墓头回、马勃	清热药	凉血止血
旱莲草	补阴药	凉血止血
阿胶	补血药	止血
代赭石	平肝潜阳药	凉血止血
黄药子	止咳化痰药	凉血止血
孩儿茶	外用药	收敛止血
山茱萸	收涩药,平补阴阳药	收敛止血
降香、五灵脂	活血药	活血止血

续表

药名	归类	兼理气作用
五倍子、赤石脂、禹余粮	收涩药	收敛止血
石榴皮、刺猬皮、乌贼骨、		
鹿衔草	祛风湿药	止血

说明：

（1）凉血止血药包括大蓟、小蓟、地榆、槐花、槐角、苎麻根、白茅根，侧柏叶、羊蹄及茜草。其中大蓟、小蓟尚能解毒消痈、利尿、利胆及降压；地榆、槐花、槐角多用于下部出血，善治便血、痔血；苎麻根又能清热安胎；白茅根又善清肺胃热，治热病烦渴、小便不利及肺热咳嗽；侧柏叶兼能祛痰止咳；羊蹄兼能杀虫疗癣，缓泻通便；茜草又能活血祛瘀。

（2）他类药中兼有凉血止血作用者有：旱莲草、栀子、白毛夏枯草、墓头回、贯众、代赭石、黄药子等。

（3）收敛止血药包括紫珠、仙鹤草、白及、棕榈炭、檵木、铁苋菜、藕节、莲房及血余炭。其中紫珠善治肺胃出血，兼能解毒疗疮；仙鹤草兼治泻痢及杀虫；棕榈炭功专收敛止血；檵木兼能止泻；铁苋菜兼清热解毒而治泻痢；藕节、莲房及血余炭兼能化瘀。

（4）他类药中兼有收敛止血作用者有：五倍子、赤石脂、禹余粮、乌贼骨、石榴皮、刺猬皮、龙骨、孩儿茶、马勃、荆芥炭等。

（5）化瘀止血药包括三七、卷柏、血竭、蒲黄、花蕊石。其中三七、卷柏、血竭功专化瘀止血；蒲黄、花蕊石兼能收敛止血。活血药类中的降香、五灵脂亦兼有化瘀止血的作用。

方　　剂

前人言：“见血休止血”，意为治血证不能一味着眼于止血，须根据血证病因病机，治本与治标相结合。止血的方剂（表1-11-3），固然是以止血药为其主要组成部分，但尚须依据血证的不同类型，分别配以清热凉血药，滋阴降火药，活血祛瘀药，补气温阳药，补血调经药等药。

十灰散、四生丸、咳血方、小蓟饮子、槐花散、槐角丸均属凉血止血之剂，治血热性出血。前三方治上部之热证出血，后三方治下部之热证出血。十灰散凉血之中与收敛清降祛瘀并用，可广泛用于上部各种热证出血，为常用的急救止血剂。四生丸以凉血止血为主，长于治内热暴作之吐血、咯血及衄血。咳血方重在清火化痰，主要用于肝火犯肺之咳血。小蓟饮子专治下焦热结之血淋尿血。槐花散及槐角丸皆清肠止血、疏风下气，为治肠风、脏毒便血的代表方，广泛用于大肠湿热下注而致的使血、痔血。两方的差异之处是槐角丸清大肠湿热的作用大于槐花散，并有养血活血之效，适于湿热壅遏肠道较甚者。

花蕊石散、云南白药、化血丹均为化瘀为主的止血剂。花蕊石散为仅一味药组成之止血单方，兼有敛涩及化瘀双重的止血作用，用于出血有瘀滞者及创伤出血。云南白药由秘方组成，因疗效奇特而著称于世，其具有活血、止血及止痛三方面的作用，可广泛用于各种内外出血及多种疼痛，不能仅仅视为化瘀止血剂。化血丹化瘀止血，兼涩敛止血，可用于血瘀性出血以及出血有瘀滞者。

黄土汤及胶艾汤均属温补止血之剂，用治虚寒性出血。黄土汤以温阳补脾为主，适用于脾阳不足所致之便血。胶艾汤善于补血调经安胎，适用于冲任虚损所致之月经过多，崩漏胎漏等。

表 1-11-3　止血剂

方名	组成	功效	主治
十灰散	大蓟、小蓟、荷叶、侧柏叶、白茅根、茜草根、山栀、大黄、丹皮、棕榈皮	凉血止血为主，兼收敛、清降祛瘀	血热妄行之上部出血
四生丸	生荷叶、生艾叶、生侧柏叶、生地黄	凉血止血	血热妄行之上部出血
咳血方	青黛、栀子、瓜蒌仁、海浮石、诃子	清肝宁肺，凉血止血	肝火犯肺之咳血

续表

方名	组成	功效	主治
小蓟饮子	生地、小蓟、蒲黄、藕节、滑石、木通、淡竹叶、栀子、当归、炙甘草	凉血止血，利水通淋	下焦结热之血淋尿血
槐花散	槐花、侧柏叶、荆芥穗、枳壳	清肠止血，疏风下气	肠风，脏毒下血
槐角丸	槐角、防风、地榆、当归、黄芩、枳壳	清肠止血，疏风利气	同“槐花散”
花蕊石散	花蕊石	化瘀止血	咯血，吐血，便血及外敷金疮出血
云南白药	略	活血，止血，止痛	各种内外出血，跌打损伤疼痛，心胃积痛，产后腹痛
化血丹	花蕊石、三七、血余炭	化瘀止血，兼收敛止血	血瘀性出血
黄土汤	灶心黄土、白术、附子、干地黄、阿胶、黄芩、甘草	温阳健脾，养血止血	脾阳虚所致之便血
胶艾汤	阿胶、艾叶、干地黄、当归、川芎、芍药、甘草	养血止血，调经安胎	冲任虚损之崩漏下血，月经过多及胎漏下血

第十二章 气 虚 证

证 候

气虚乃指脏腑功能减退。诸虚证中,气虚证尤为常见。举凡久病、劳倦过度、年高体弱者皆可出现气虚证。如不论脏腑,则气虚证的一般临床表现可归纳如下:

1. 气虚无力:精神不振,倦怠无力,懒言少动,声弱气微,咳喘无力,心悸气短,动则更甚。

2. 气虚不运:食欲不振,消化不良,脘腹痞胀,便溏腹泻,或有水肿带下,咳嗽痰多等脾失健运的症状。

3. 气虚不固:卫表不固,虚汗自出,易受外感,或气不摄血引起慢性出血,或肾气不固引起的滑精遗尿、久泻不止。

4. 气虚下陷:腹部重坠,内脏下垂,便意频数,腹泻脱肛,崩漏带下等脱症。

如以脏腑分论之,五脏中除肝外,其余四脏皆可产生气虚,而其中以脾气虚和肺气虚最为重要,其次是心气虚,至于肾气虚往往表现在肾阳虚或肾阴虚中,较少单独出现。通常所称之"气虚",如不冠以脏名乃指脾气虚或脾肺气虚。

在气虚诸症状中,以"无力"最为突出,最有概括性,因之"无力"可视为各种气虚证所共有的核心症状和代表症状。

气虚辨证以脏为目,分为四型。

- 脾气虚
  - 脾失健运
    - →气血化生不足→倦怠无力,面黄肌瘦
    - →口淡无味,纳呆食少,纳食不化,脘闷腹胀,便溏腹泻
  - 水湿中阻→痰饮、水肿
  - 中气下陷→内脏下垂,子宫脱垂,久泻脱肛
  - 脾不统血→出血诸症
- 肺气虚
  - 主气不足→声弱气微,咳嗽无力
  - 呼吸不利→气短喘促
  - 卫表不固→自汗,易感外邪
  - 通调水道失司→水湿痰饮
- 心气虚
  - 心神不足→精神不振,神思衰弱,健忘,嗜睡
  - 血运无力→脉细弱或结代,心悸,气短
- 肾气虚
  - 主骨生髓不足→未老先衰→体力、脑力衰退
  - 气化减退→水液代谢障碍→水肿
  - 肾气不固→滑精,遗尿,大便滑脱
  - 肾不纳气→老年虚喘

气虚虽按脏分为四型,但并非截然划分,各型之间可交叉或同时出现。其中常以脾气虚及肺气虚为基础,以脾肺气虚最为常见,其次为心肺气虚。

气虚虽可单独存在,亦可与血虚同时并存,表现为气血两虚,可与阴虚同时存在表现为气阴两虚。

阳虚必以气虚为基础,常以气虚进一步发展而成,故阳虚必包含有气虚。

治　　法

气虚证的基本治疗是补气。因脾为气血生化之源,补气着重于补脾肺两脏之气。补气的具体治法:

1. 补气健脾:用于治疗脾虚失运,纳食不化,腹胀便溏,方如六君子汤,参苓白术散。

2. 益气升陷:用于治疗中气下陷,内脏下垂,子宫脱垂,久泻脱肛,方如补中益气汤。

3. 益气固表:用于治疗卫气不固,表虚自汗,易感外邪,方如玉屏风散。

4. 补气养血:用于治疗脾心气血两虚之证,方如归脾汤。

5. 补气固脱:用于治疗气虚欲脱重证,方如独参汤。

补气法除用以治疗气虚证外,尚可配合其他治法而治疗其他证。由于气旺可以生血,故配合补血法以治疗血虚证;由于阳虚是以气虚为基础,故配合祛寒法以治疗中焦虚寒证;由于气能摄血,故配合止血法以治疗出血证;由于气能托里而排脓,故配合清热解毒法以治疗痈疽不溃或久溃不愈。

药　　物

补气药(表1-12-1)性味多属甘平或甘温,因其主要用于治疗脾气虚和肺气虚,故补气药多入脾胃及肺经,其次入肾经,少数入心经。

另外,补气相关药的归类及作用见表1-12-2。

表1-12-1　补气药

药名	性味	归经	功效	主治
人参	甘微苦,微温	脾、肺	大补元气,补脾益肺,生津止渴,安神增智	气虚欲脱,脾肺气虚,伤津口渴
西洋参	苦微甘,寒	心、肺、肾	补气,养阴,生津	气阴两虚,肺肾阴虚,伤津口渴
党参	甘,平	脾、肺	补气益脾肺	中气不足,肺气亏虚
太子参	甘微苦,平	脾、肺	补气生津	脾肺气虚,伤津口渴

续表

药名	性味	归经	功效	主治
黄芪	甘,微温	脾、肺	补气升阳,益卫固表,托毒生肌,利水退肿	脾肺气虚,中气下陷,卫表不固,疮疡内陷,脾虚水肿
白术	苦甘,温	脾、胃	补气健脾,燥湿利水,止汗,安胎	脾虚不运,表虚自汗,胎动不安
山药	甘,平	脾、肺、肾	益气养阴,补脾肺肾	脾虚便溏,肺虚咳喘,肾虚不固,阴虚消渴
扁豆	甘,微温	脾、胃	健脾化湿	脾虚有湿,暑湿
甘草	甘,平	心、肺、脾、胃	补脾益气,润肺止咳,缓急止痛,缓和药性	脾胃虚弱,咳嗽气喘,痈疽疮毒,脘腹或四肢挛急疼痛
大枣	甘,温	脾、胃	补中益气,养血安神,缓和药性	脾胃虚弱,心神不宁
饴糖	甘,温	脾、胃、肺	补脾益气,缓急止痛,润肺止咳	脾胃虚弱,虚寒腹痛,肺虚咳喘
蜂蜜	甘,平	脾、肺、大肠	补中缓急,润肺止咳,滑肠通便	中虚腹痛,肺虚燥咳,肠燥便秘

表 1-12-2 补气相关药

药名	归类	兼补气作用
黄精	补阴药	补脾益气
茯苓、苡仁	利水渗湿药	补脾
莲子、芡实	收涩药	补脾肾

说明:

(1) 人参补气功效最强,能大补元气,强心救脱,兼可生津,专用于气虚重证及脱证。

(2) 人参以野生者药力较好,栽培者药力较缓。野生者名为野山参,因产地不同又分为吉林参及高丽参。人工栽培者因加工方法不同,又有红参、白参、生晒参之分。红参性偏温,气弱阳虚者宜之,白参及生晒参温性及药力稍缓,气阴两虚者宜之。

(3) 党参为补气要药,力虽不及人参,但价格低廉,在一般补气方中,用以代人参。

(4) 西洋参性寒,功能补气养阴,清火生津,适用于气虚津伤有热,阴虚火旺咳喘带血等证。

(5) 太子参又名孩儿参,益气兼能生津,为补气药中的清补之品,惟药力较薄,补气不及党参,生津不及西洋参。

(6) 党参、黄芪皆为补气主药。党参重在补脾肺之气;而黄芪温升走窜之性为大,补气而兼固表、升陷、利水及托毒生肌。故有党参"守而不走",黄芪"走而不守"之说。

(7) 白术、山药、扁豆均能健脾止泻,常配合应用以治脾虚泄泻。

(8) 白术性温燥,为健脾燥湿必用之药。尚有止汗、安胎之功。

(9) 山药既补气而不燥,又养阴而不腻,能补脾肺之气,益肺肾之阴,且兼有收涩之性。

(10) 西洋参、山药、饴糖、蜂蜜诸药虽属补气药,实又兼滋阴作用。

(11) 茯苓、苡仁健脾而利湿,虽归类于利湿药,但与健脾益气相关。

(12) 芡实、莲肉健脾而止泻,虽归类于收涩药,但与健脾益气相关。

方　剂

补气剂(表1-12-3)常用人参、党参、黄芪、白术、甘草等补气药为主组成。若兼气滞者,配伍木香、陈皮、砂仁等行气药以调畅气机。若兼湿阻者,配伍茯苓、苡仁等渗湿药以运脾利湿。若兼气虚下陷者,配伍升麻、柴胡等以升阳举陷。若兼阴虚者,配伍麦冬、五味子等以生津敛阴。

四君子汤是补气健脾的基础方,主治脾胃气虚证。异功散、六君子汤及香砂六君子汤皆由本方加味而成，以增行气化湿之功。

保元汤补气兼温阳，主治元气不足之虚损。

参苓白术散的功用除益气健脾外，并能和胃渗湿，治脾胃气虚而挟湿之证，尤多用于脾虚泄泻。资生丸在前方基础上，加诸多消导祛湿之药，其渗湿理气，消食和胃之功，胜于参苓白术散。

补中益气汤、举元煎皆能益气升陷，主治气虚下陷及相关诸证。

玉屏风散功专益气固表，用于表虚自汗及虚人易外感者。

独参汤为急救方，急煎服大补元气之人参以益气固脱，参与抢救虚脱及休克之危重病人。

生脉散补气养阴，原用于治疗热邪耗气伤津，气阴两伤者，现广泛用于有气阴两虚之各种杂病。

表 1-12-3　补气剂

方名	组成	功效	主治
四君子汤	人参、白术、茯苓、甘草	益气健脾	脾胃气虚
异功散	四君子汤加陈皮	益气健脾，行气化滞	脾胃气虚兼气滞
六君子汤	四君子汤加陈皮、半夏	益气健脾，燥湿化痰	脾胃气虚兼痰湿
香砂六君子汤	六君子汤加砂仁、木香、生姜	益气化痰，行气畅中	脾胃气虚，痰阻气滞
保元汤	黄芪、人参、甘草、肉桂	益气兼温阳	小儿虚损，元气不足
参苓白术散	人参、茯苓、白术、莲肉、苡仁、山药、扁豆、砂仁、桔梗、甘草	益气健脾，渗湿止泻	脾虚夹湿，食少便溏

续表

方名	组成	功效	主治
资生丸	参苓白术散去砂仁、加陈皮、白豆蔻、山楂、麦芽、黄连、藿香叶、泽泻、芡实	益气健脾，和胃渗湿，消食理气	脾虚湿阻，郁积化热
补中益气汤	黄芪、人参、炙甘草、白术、当归、陈皮、升麻、柴胡	补中益气，升阳举陷	气虚下陷
举元煎	人参、黄芪、白术、炙甘草、升麻	益气升陷	气虚下陷
玉屏风散	黄芪、白术、防风	益气固表止汗	表虚自汗
生脉散（生脉饮）	人参、麦冬、五味子	益气生津，敛阴止汗	气阴两伤
独参汤	人参	益气固脱	气随血脱，心阳暴脱

第十三章　血　虚　证

血虚证是指体内血液亏虚，脏腑、组织、筋脉失养而出现的全身虚弱证候。其产生的原因不外是生成不足和耗血太过两个方面。生血不足多由于先天禀赋不足，或脾胃虚弱而营养不良；耗血过多由于急、慢性出血，或久病不愈阴血暗耗所致。

证　候

由于血属阴，血虚的症状与阴虚有相似之处，但是通常阴虚有“热”象，而血虚无“热”象；阴虚涉及肾、肝、肺、胃诸脏腑，而血虚只联系到心、肝两脏。

由于心主血、肝藏血、脾统血，血虚证应与心、肝、脾三脏相关，但与血虚证直接有关者，仅心、肝两脏，脾虽与出血相关，而与血虚证仅间接有关，故临床辨证未有脾血虚的提法。

由于气血关系密切，故气血两虚常同时出现。因气浅而血深，气病可单独存在，若发展至血病，必兼有气病；又因血为气的载体，血虚气亦必虚，故血虚证可兼有气虚的一些表现，或易形成气血两虚证。

血虚证的主要表现为面色苍白无华，唇爪色淡，头昏眼花，心悸怔忡，失眠多梦，手足麻木，皮肤枯燥，经少色淡，脉细舌淡等。

血液对身体主要起营养及滋润作用，因此血虚证的临床表现，可据其病机归纳如下：

1. 血虚不荣：血不荣于外则面色苍白无华，口唇、指甲、舌质淡白；血不润于表则皮肤干涩粗糙，毛发枯槁易脱。

2. 血虚不养：血不养心则心神不安而心悸怔忡，失眠多梦；血不养脑则头昏眼花、恍惚健忘；血不养目则目糊干涩，视物昏花；血不养筋则四肢麻木，爪甲干枯，筋肉挛急，关节屈伸不利。

3. 血虚不充：血虚不充则血脉不充而脉细数无力；冲任不充则经血量少色淡，或来迟或经闭。

如以脏腑分论之，血虚可分为心血虚与肝血虚两证。其中以心血虚最常见而具有代表性，在此基础上可发展为心肝血虚证。又血虚之甚者往往表现为气血两虚。以心脾两虚证为其代表，其实质是心血虚和脾气虚的综合证候。

- 心血虚
  - 血不养心→心神不安，心悸怔忡，失眠多梦
  - 血脉不充
    - 血不荣外→面色无华，唇爪苍白，舌质淡
    - 血不润表→皮毛干枯粗糙
    - 血不荣脑→头昏眼花，恍惚健忘
    - 血不充脉→脉细无力
- 肝血虚
  - 血不养筋→四肢麻木，筋肉挛急，四肢屈伸不利
  - 血不养目→目糊干涩，视物模糊
  - 冲任不充→月经愆期，经血量少色淡或经闭

治　　法

血虚证的基本治法是补血，此外尚须兼以补气及滋阴。根据“阳生阴长”，“无阳则阴无以生”，“气能生血”等理论，故补血亦须兼补气。又根据“血属阴”，“血与阴精同源，能互相转化”，且一些补血药与滋阴药难以截然划分，故补血亦常兼以滋阴。

补血的具体治法：

1. 补血和血：通用于一切血虚证，方如四物汤。

2. 补血调肝：用于冲任虚损，肝不藏血之崩漏及血虚，方如胶艾汤。

3. 补养心脾：用于脾、心气血两虚，方如归脾汤。

4. 补气生血：用于血脱气散之气血两虚重证，方如当归补血汤。

5. 养心安神：用于心血不足之心神不安，方如天王补心丹。

药 物

补血药(表 1-13-1)的性味多属甘平或微温,少数为甘寒。补血药多入心、肝、脾、肾经。因血虚与心、肝二脏直接相关;脾为气血生化之源,亦与血虚有关,一些补血药兼有滋补肾阴作用,故亦入肾经。

血虚而兼气虚者,故须同时补气;若血虚而气不虚者,亦可加入补气药,是取补气以生血之义。

补血药性多滋腻,易湿滞中满,食少便溏者慎用,脾胃虚弱者应与健脾胃药同用。

另外,补血相关药的归类及作用见表 1-13-2。

表 1-13-1 补血药

药名	性味	归经	功效	主治
当归	甘辛,温	肝、心、脾	补血,活血,止痛,润肠	血虚,血瘀,月经不调,肠燥便秘
熟地	甘,微温	肝、肾	养血滋阴,补精益髓	血虚,阴虚
白芍	苦酸,微寒	肝、脾	养血柔肝,缓急止痛,平抑肝阳	肝血虚,月经不调,肝气横逆,肝阳上亢,腹或腿拘急疼痛
阿胶	甘,平	肺、肝、肾	补血,止血,滋阴润肺	血虚,出血,热病伤阴,阴虚燥咳
何首乌	苦甘涩,微温	肝、肾	补益精血,润肠通便,解毒,截疟	血虚,阴虚,痈疽瘰疬,肠燥便秘
龙眼肉	甘,温	心、脾	养血安神,补益气血	心脾两虚,气血不足

表 1-13-2 补血相关药

药名	归类	兼补血作用
枸杞子、桑葚	滋阴药	补血
酸枣仁、柏子仁	安神药	养心血
丹参	活血药	养血(安神)
鸡血藤	活血药	养血(通络)
桑寄生	祛风湿药	养血安胎

说明:

(1) 当归补血兼活血,善止血虚血瘀之痛,为妇科调经要药。

(2) 阿胶、白芍、熟地、何首乌皆为补血兼滋阴药。其中阿胶又能止血,用于虚劳咳血及多种出血;白芍善于养血敛阴,以柔肝止痛见长;熟地、何首乌善于补精益髓,为滋补肝肾之要药。

(3) 龙眼肉补血兼益气,善补心脾血气两虚;又常与酸枣仁、柏子仁配伍,为养心安神之要药。

(4) 枸杞子、桑葚属滋阴药,但亦兼具补血作用。

(5) 鸡血藤主为活血药,兼有补血作用。由其加制成鸡血藤膏,补血作用较佳。

(6) 桑寄生虽属祛风湿药,但其有补肾强腰及滋养阴血的作用,为治胎动不安、胎漏下血之常用药。

(7) 丹参为活血药,亦兼具养血安神的作用。

方　　剂

补血以当归为主药,以四物汤为基础方,补血剂(表 1-13-3)多从此方衍化而来。

除四物汤为单纯补血方剂外,其他补血方剂,几皆为气血双补,如当归补血汤、归脾汤等。补血方中常配以党参、黄芪之类,以益气生血。可见补血必兼补气,此为补血的重要原则。

补血方中常佐以活血药及行气药,如四物汤中用川芎,归脾汤中用木香,使补中有行,气血畅通。

四物汤补血调血,是补血调经的基础方,适用于血虚及血虚血滞之月经不调诸证。

当归补血汤是补气生血的代表方,用于大失血后的血虚阳浮,或元气不足之气血两虚。

归脾汤健脾养心,益气补血,善治心脾两虚证。

八珍汤由补气和补血的基础方相合而成,体现了气血双补的治法。十全大补汤由八珍汤加补气的黄芪及鼓舞气血的肉桂而成,则补益气血之力更强。人参养荣汤由十全大补汤加减,以增养血安神之功。泰山磐石散亦由八珍汤加减而成,是益气健脾、养血安胎之剂,主治胎动不安及流产滑胎。

表 1-13-3　补血剂

方名	组成	功效	主治
四物汤	熟地。当归、白芍、川芎	补血和血,调经止痛	营血虚滞,月经不调
当归补血汤	黄芪、当归	补气生血	劳倦内伤,血虚气弱
归脾汤	黄芪、龙眼肉、人参、白术、当归、酸枣仁、茯神、远志、木香、炙甘草	益气补血,健脾养心	心脾两虚
八珍汤	人参、熟地、当归、白芍、白术、茯苓、川芎、炙甘草(另加生姜、大枣)	补益气血	气血两虚
十全大补汤	八珍汤加黄芪、肉桂	温补气血	气血两虚
人参养荣丸	八珍汤去川芎,加陈皮、远志、五味子	益气补血,养心安神	气血虚所致之神疲无力,惊悸失眠
泰山磐石散	八珍汤去茯苓,加黄芪、续断、黄芩、砂仁、糯米	益气健脾,养血安胎	气血虚所致之堕胎、滑胎

第十四章 阴 虚 证

阴包括血、精及津液。阴虚不同于血虚、精亏及津伤。血虚表现为脏腑失养;精亏表现为发育迟缓或不育不孕;津伤表现为内燥;而阴虚则表现为虚热。血、精、津的虚损可进一步发展为阴虚。

证 候

阴虚证的病机是阴不制阳而产生的全身虚热证候,属于八纲辨证的里虚热证。

阴虚证即虚热证,须与实热证鉴别:前者是慢性虚热证,而后者是急性实热性。阴虚证须与亡阴证鉴别:前者发病缓、病程长,呈慢性、渐进性的阴减损;而后者病情急而危重,为阴的暴竭。阴虚证须与血虚证鉴别:前者有热象,而后者通常无;前者的病变多为肾阴虚为基础,如肝肾阴虚、肺肾阴虚、心肾不交,而后者病变仅在心、肝二脏。在慢性难治性疾病中所呈现的虚证,以阴虚最为常见。

阴虚证的表现多样,其证型计有十种。两脏阴虚必以肾阴虚为基础。气阴两虚及阴阳两虚亦常以肾阴虚为基础。

- 阴虚证
  - 一脏阴虚证
    - 肾阴虚①
    - 肝阴虚②
    - 心阴虚③
    - 肺阴虚④
    - 胃阴虚⑤
  - 两脏阴虚证
    - 肝肾阴虚⑥
    - 肺肾阴虚⑦
    - 心肾不交(心肾阴虚)⑧
  - 兼他种虚证
    - 气阴两虚⑨
    - 阴阳两虚⑩

将以上十种阴虚证表述分述，如下：

- ①肾阴虚
  - 肾气虚→主骨生髓不足
    - →骨骼失养：腰酸肢软，齿摇发脱
    - →脑海失充：头晕耳鸣，神思不足，近事遗忘
  - 阴不制阳
    - →虚热内扰：五心烦热，潮热盗汗，咽干颧红，舌红少津
    - →相火妄动
      - →热扰心神：虚烦不眠，恶梦纷纭
      - →扰动精室：梦遗早泄，阳强易举

- ②肝阴虚
  - 阴血不足
    - →筋脉失养：肢麻震颤，手足蠕动
    - →头目失养：头晕耳鸣，目睛干涩
    - →冲任失充：经少或经闭
  - 阴不制阳
    - →虚阳上亢：面部烘热，急躁易怒，眩晕头痛
    - →虚热内扰
      - →虚热内蒸：五心烦热，潮热盗汗，口咽干燥，舌红少津
      - →火热灼肝：胁肋灼痛
      - →肝不藏血：崩漏

- ③心阴虚
  - 血不养心→心神不安：心悸怔忡，失眠多梦
  - 阴不制阳
    - →热扰心神：惊惕不安，虚烦不安，恶梦纷纭
    - →虚热内扰：五心烦热，潮热盗汗，舌红少津

- ④肺阴虚
  - 虚火上逆 → 肺失清肃：口咽干燥，干咳少痰，或痰少而稠
  - 阴不制阳
    - → 虚火灼肺
      - → 喉失津润：喉干而痛，声音嘶哑
      - → 热灼肺络：胸痛咯血，痰中带血
    - → 虚热内扰：五心烦热，潮热盗汗，口燥咽干，舌红少津

- ⑤胃阴虚
  - 胃津不足
    - → 上不润口咽：口燥咽干
    - → 下不润大肠：大便干结
  - 虚热内生
    - → 胃气上逆：干呕呃逆
    - → 热郁胃中：脘痞不舒，饥不欲食，胃脘隐痛或灼痛，舌红少津

- 肾阴虚 +
  - 肝阴虚 → 肝肾阴虚⑥
  - 肺阴虚 → 肺肾阴虚⑦
  - 心阴虚 → 心肾阴虚⑧

- 阴虚 +
  - 气虚 → 气阴两虚⑨
  - 阳虚 → 阴阳两虚⑩

治　　法

阴虚的基本治法是滋阴，滋阴又称养阴、补阴或益阴。针对不同的脏腑，滋阴的具体治法有：滋阴补肾，用于肾阴虚，方如六味地黄丸。滋补肝肾，用于肝肾阴虚，方如左归丸。滋养肺肾，用于肺肾阴虚，方如百合固金汤。补养心阴，用于心阴虚，方如天王补心丹。滋养胃阴，用于胃阴耗伤，方如益胃汤。

滋阴又常与清热、润燥、补气、补阳等治法联合运用，称滋阴清热，滋阴润燥，滋阴补气及滋阴补阳。

- 滋阴清热
  - 滋阴降火，用于阴虚火旺，方如知柏地黄丸
  - 滋阴清肺，用于肺肾阴虚火旺，方如养阴清肺汤

滋阴润燥
- 清燥润肺，用于温燥伤肺，方如清燥救肺汤
- 清养肺胃，用于燥伤肺胃，方如沙参麦冬汤
- 养阴润肠，用于肠燥便秘，方如增液汤

滋阴补气，用于气阴两虚，方如玉液汤。

滋阴补阳，用于阴阳两虚，方如地黄饮子。

药　　物

滋阴药（表 1-14-1）性味多为甘寒，具有滋养阴液、生津润燥的作用。滋阴药多入肾、肝、肺、胃经，少数入心经。其中入肾肝者多具有滋养阴液的作用，入肺胃者多具有生津润燥的作用。

由于阴虚的兼症较多，滋阴药的配伍应用较为广泛：热病伤阴而热邪未尽者，当与清热药同用；阴虚而内热较盛者，当与清虚热药同用；阴虚阳亢者，当与平肝潜阳药同用；阴虚兼血虚者，当与补血药同用；阴虚兼气虚者，当与补气药同用；阴虚兼阳虚者，当与补阳药同用。滋阴药性质滋腻，凡脾胃虚弱、痰湿内阻、腹胀便溏者均须慎用。

另外，滋阳相关药的归类及作用见表 1-14-2。

表 1-14-1　滋阴药

药名	性味	归经	功效	主治
沙参	甘，微寒	肺、胃	清肺养阴，益胃生津	肺热、阴虚所致之燥咳及劳嗽，胃阴虚
麦冬	甘微苦，微寒	肺、心、胃	养阴生津，润肺清心	胃阴虚，肺阴虚，心阴虚
天冬	甘苦，大寒	肺、肾、胃	养阴润燥，清肺生津	肺阴虚，肾阴虚，热病伤津，肠燥便秘

续表

药名	性味	归经	功效	主治
玉竹	甘,平	肺、胃	滋阴润肺,生津养胃	肺胃阴虚,燥咳口渴
石斛	甘,微寒	胃、肾	养胃生津,滋阴清热	胃阴虚证,热病伤津,肾阴虚证
女贞子	甘苦,凉	肺、肾	滋补肝肾,清虚热,明目	肝肾阴虚之虚热及目昏
桑椹	甘,寒	心、肝、肾	滋阴补血,生津润燥	肝肾阴虚,心肝血虚,津伤口渴,肠燥便秘
枸杞子	甘,平	肝、肾、肺	滋养肝肾,益精明目	肝肾阴虚及精亏血虚之目昏
黄精	甘,平	脾、肺、肾	润肺滋阴,补脾益气	阴虚之燥痰劳嗽及内热消渴,脾胃虚弱
百合	甘,微寒	肺、心	润肺止咳,清心安神	阴虚燥咳,劳嗽咳血,虚烦心悸,失眠多梦
旱莲草	甘酸,寒	肝、肾	滋阴益肾,凉血止血	肝肾阴虚,血热性出血
龟板	甘咸,寒	肝、肾、心	滋阴潜阳,益肾健骨,养血补心	阴虚阳亢或虚风内动,肾虚骨痿,心虚之失眠、惊悸
鳖甲	咸,寒	肝、肾	滋阴潜阳,退热除蒸,软坚散结	热病伤阴,阴虚发热,虚风内动,癥瘕积聚
黑芝麻	甘,平	肝、肾	补肝肾,益精血,润肠燥	头晕眼花,须发早白,肠燥便秘

表 1-14-2　滋阴相关药

药名	归类	养、滋阴作用
西洋参、山药、饴糖、蜂蜜	补气药	滋阴
阿胶、白芍、熟地、何首乌	补血药	滋阴
生地、玄参	清热药	养阴
山茱萸、覆盆子	收涩药	滋阴助阳(平补阴阳)
桑寄生	祛风湿药	滋补肝肾,养血安胎
冬虫夏草	补阳药	助阳滋阴(平补阴阳)
紫河车	补阳药	补肾益精,补气养血

说明:

(1) 滋阴药约可分为两大类:女贞子、桑椹、枸杞子、旱莲草、龟板、龟胶、黑芝麻等属滋补肝肾药,主要用于肝肾虚证;沙参、天冬、麦冬、玉竹、石斛等属生津润燥药,主要用于胃、肺阴虚证。

(2) 滋阴药与补血药关系密切,一些药兼有滋阴、补血双重作用。桑椹、枸杞子滋阴兼补血,阿胶、白芍、熟地、何首乌补血兼滋阴。

(3) 一些药兼有滋阴、补气双重作用。黄精滋阴兼补气;西洋参、山药、饴糖、蜂蜜补气兼滋阴。

(4) 沙参有南、北两种,南沙参偏于润肺止咳,北沙参偏于养胃生津。

(5) 天冬、麦冬功用相似,皆能滋阴润燥,常配伍应用。但天冬药性大寒,善清降肺心;麦冬药性微寒,长于润肺、养胃、清心。

(6) 玉竹、石斛皆能养阴润燥,清热生津。但玉竹性较滋润,养阴润燥之力较强;石斛药性微寒,清热生津之力较胜。

(7) 龟板、鳖甲均能滋阴潜阳。但龟板滋阴力强,兼能养血壮骨;鳖甲兼能清虚热及软坚散结。

方　　剂

滋阴剂(表 1-14-3)以滋阴药为主组成,或滋补肝肾,或滋养肺胃。

由于阴、精、津、血本同源,又可互相转化,故滋阴剂中填精益髓、滋阴补血、生津润燥之药常同用。

由于阴虚为虚热证，故滋阴剂中常配伍清虚热之药，如丹皮、知母、地骨皮等。

由于滋阴药性滋腻，故常配以健脾渗利之药，如茯苓、泽泻等。

六味地黄丸是滋阴补肾的代表方，适用于肾阴不足为主的各种病证。其衍生方知柏地黄丸兼清降相火；杞菊地黄丸兼养肝明目。

左归丸纯为壮水之剂，有补无泻，以滋肾补阴，填精补髓为主，用治真阴不足，精髓内亏诸证。左归饮功同左归丸，但药味较少，效力较薄，用于肾阴不足之轻证。

大补阴丸壮水制火并用，滋阴降火力较强。

河车大造丸大补阴阳气血，而从滋阴填精为主。用治肾肺两亏的虚劳。

二至丸是补养肝肾的平补之剂，用于肝肾阴虚之头目昏花等证。

一贯煎滋阴疏肝而以滋阴柔肝为主，适用于肝肾阴虚兼肝气不舒之证。

月华丸及百合固金汤皆为治肺肾阴虚方，肺结核久嗽及痰中带血者宜之。两方比较，前方止血力较强；后方清润力较佳。

益胃汤及沙参麦冬汤皆为润燥养阴方，主治热病后伤津损阴。前方专于养胃生津；后方主治燥伤肺胃阴分。

表 1-14-3 滋阴剂

方名	组成	功效	主治
六味地黄丸	熟地、山茱萸、山药、丹皮、茯苓、泽泻	滋阴补肾	肾阴虚证
知柏地黄丸	六味地黄丸加知母、黄柏	滋阴降火	阴虚火旺
杞菊地黄丸	六味地黄丸加枸杞子、菊花	滋阴养肝、明目	肝阴不足之视物昏花

续表

方名	组成	功效	主治
左归丸	熟地、山药、枸杞子、山茱萸、川牛膝、菟丝子、鹿角胶、龟板胶	滋阴补肾，填精益髓	真阴不足
左归饮	熟地、山药、枸杞子、山茱萸、炙甘草、茯苓	补益肾阴（力逊于左归丸）	肾阴不足
大补阴丸	熟地、龟板、黄柏、知母、猪脊髓	滋阴降火	肝肾阴虚，相火亢盛
河车大造丸	紫河车、生地、龟板、黄柏、天冬、麦冬、杜仲、怀牛膝、人参、茯苓、砂仁	滋阴降火，益肾补肺	肺肾阴虚
二至丸	旱莲草、女贞子	滋养肝肾	肝肾阴虚
一贯煎	生地、北沙参、麦冬、枸杞子、当归、川楝子	滋阴疏肝	肝肾阴虚，肝气不舒
月华丸	天冬、麦冬、生地、熟地、山药、百部、沙参、川贝、阿胶、茯苓、獭肝、三七、白菊花、桑叶	滋阴润肺，镇咳止血	肺肾阴虚
百合固金汤	百合、生地、熟地、麦冬、贝母、玄参、当归、白芍、桔梗、甘草	滋肾保肺，止咳化痰	肺肾阴亏，虚火上炎
益胃汤	麦冬、生地、沙参、玉竹	滋养胃阴	胃阴虚
沙参麦冬汤	沙参、麦冬、玉竹、桑叶、生扁豆、天花粉、甘草	清养肺胃，生津润燥	燥伤肺胃，津液亏损

第十五章　阳　虚　证

阳虚证是指阳气不足、机能衰退所产生的虚寒表现的概称。阳虚证属于八纲辨证的里虚寒证。

证　　候

阳虚证的病机是阳气虚衰，温煦失职，机能减退而出现的全身虚寒表现。

气属于阳，故阳虚证必包括气虚证的表现，在倦怠无力，少气懒言，脏腑机能减退等气虚表现的基础上，若再出现寒象则为阳虚证。

阳虚证与气虚证的鉴别：前者有寒象，而后者通常无；阳虚病变多以肾阳虚为基础，如脾肾阳虚、心肾阳虚，总离不开肾，而气虚病变多以脾为基础，如脾肺气虚，心脾两虚，总离不开脾。

阳虚与亡阳均有一派寒象。但前者发病缓，病程长，呈慢性的、渐进性的阳气衰减；而后者病情急性危重，为阳气的暴脱。

阳虚证的证型计有以下六种：

- 阳虚证
  - 一脏阳虚证
    - 肾阳虚①
    - 脾阳虚②
    - 心阳虚③
  - 两脏阳虚证
    - 脾肾阳虚④
    - 心肾阳虚⑤
  - 兼他种虚证——阴阳两虚⑥

将以上六种阳虚证型表述如下：

①肾阳虚
- 肾气虚
  - → 主骨生髓不足：体力、脑力早衰
  - → 肾不纳气：虚喘
- 气化失司 → 肾虚水泛：全身水肿
- 封藏失司 → 肾气不固：久泻，滑精，遗尿
- 温煦不足 → 机能减退，代谢低下，全身虚寒

②脾阳虚
- 脾气虚
  - → 中气不足：倦怠无力，少气懒言
  - → 运化失调：消化不良，水湿中阻
- 中焦虚寒：腹中冷痛，喜温喜按，口泛清水，大便稀溏

③心阳虚
- 心气虚
  - → 心神不足：精神不振，神思衰弱，健忘，嗜睡
  - → 血运无力：心悸怔忡，气短，自汗，脉细弱
- 寒象：形寒肢冷，面色苍白或晦暗青紫
- 血脉寒滞：心胸憋闷，心痛，脉迟涩或结代

肾阳虚+
- 脾阳虚→脾肾阳虚④
- 心阳虚→心肾阳虚⑤

(肾)阳虚+(肾)阴虚→(肾)阴阴两虚⑥

两脏阳虚及阴阳两虚都必以肾阳虚为基础。

治　　法

阳虚的基本治法是补阳,补阳又称助阳或壮阳。由于肾阳为全身阳气的根本,因此补阳法主要是补肾阳,至于补脾阳、补心阳只是在补气的基础上加上祛寒药,并无补脾阳或补心阳的专药。

补阳法属补法,治疗虚寒证;祛寒法属温法,治疗实寒证。理论上虽如此,但在临床应用时,并无严格划分。阳虚证在补阳基础上常配以祛寒法,其实某些祛寒药也兼为助阳药。

补阳法与固涩法也有关联,滑脱证多由阳气虚所致,特别是肾阳虚,常导致遗精、遗尿、久泻、自汗等滑脱证,此时补阳法

须配合固涩法应用,实际上一些固涩药本身就是补阳药。

补阳法与滋阴法更是不可分离。根据阴阳互根的道理,补阳法常佐以滋阴法,即所谓“善补阳者必于阴中求阳,则阳得阴助而生化无穷”之意。

关于阳虚证的具体治法有:

1. 温补肾阳,为肾阳虚的基本治法,代表方如肾气丸、右归丸。

2. 温阳利水,用于肾虚水泛,方如真武汤。

3. 补肾固脱,用于肾虚不固之诸证,包括补肾涩精、固肾缩尿、涩肠固脱、固崩止带、补肾安胎诸治法。

4. 温补脾肾,又称益火生土,用于脾肾阳虚证。

5. 滋阴补阳,又称阴阳并补,用于阴阳两虚证。

药　　物

补阳药(表1-15-1)皆为温性;多为甘味,或带咸、苦、辛味。补阳药皆入肾经,其次为肝、脾、肺经。由于肾为命火元阳之所,阳虚之因必责之肾,故补阳药必入肾经。又因多数补阳药有强筋壮骨、活血续筋、止漏安胎、益精明目的作用,故入肝经。一些补阳药能温脾止泻,故入脾经。一些补阳药纳气定喘,敛肺止咳,故亦入肺经。

补阳药性多温燥,能伤阴助火,阴虚火旺时不宜使用。

另外,补阳相关药的归类及作用见表1-15-2。

表1-15-1　补阳药

药名	性味	归经	功效	主治
鹿茸	甘咸,温	肝、肾	补肾阳,益精血,强筋骨	肾阳虚,精血不足,妇女冲任虚寒
鹿角	咸,温	肝、肾	补肾阳,兼活血散瘀消肿	肾阳虚,瘀血作痛,疮疡肿痛

续表

药名	性味	归经	功效	主治
鹿角霜	咸,温	肝、肾、脾	补肾助阳,止血、敛疮	肾阳不足,脾胃虚寒,创伤出血,疮疡久溃不敛
鹿角胶	甘咸,温	肝、肾	补肝肾,益精血,止血	肾阳不足,精血亏虚,虚寒性出血
肉苁蓉	甘淡,温	肾、大肠	补肾助阳,润肠通便	肾阳亏虚,精血不足,阳痿,不孕,腰膝萎软,肠燥便秘
锁阳	甘,温	肝、肾、大肠	补肾助阳,润肠通便	阳痿,不孕,腰膝萎软,肠燥便秘
杜仲	甘,温	肝、肾	补肝肾,强筋骨,安胎	肾虚腰痛,胎动不安,习惯性堕胎
续断	苦甘辛,微温	肝、肾	补肝肾,行血脉,续筋骨	阳痿遗精遗尿,腰膝酸痛,胎漏下血,跌打损伤
骨碎补	苦,温	肝、肾	补肾强骨,活血续伤	肾虚腰痛,耳鸣耳聋,久泻,跌打损伤
仙茅	辛,热,有毒	肾	温肾壮阳,祛寒除湿	阳痿精冷,小便不禁,腰膝冷痛,筋骨萎软
淫羊藿(仙灵脾)	辛甘,温	肝、肾	补肾壮阳,祛风除湿	阳痿尿频,腰膝无力,风寒湿痹,肢体麻木

续表

药名	性味	归经	功效	主治
葫芦巴	苦,温	肝、肾	温肾助阳,逐寒散湿	寒疝腹痛,足膝冷痛,阳痿滑泄
巴戟天	辛甘,微温	肾	补肾助阳,祛风除湿	阳痿,不孕,尿频,风湿痹痛
韭菜子	辛甘,温	肾、肝	温补肝肾,壮阳固精	阳痿遗精,尿频带下腰膝萎软
蛤蚧	咸,平	肺、肾	补肺益肾,纳气平喘,助阳益精	虚喘,阳痿
胡桃肉	甘,温	肾、肺、大肠	补肾,温肺,润肠	腰痛腿软,虚寒咳喘,肠燥便秘
海狗肾	咸,热	肾	暖肾壮阳,益精补髓	阳痿阴冷,精少不育,下元虚冷
黄狗肾	咸,温	肾	同"海狗肾"	同"海狗肾",效稍差
冬虫夏草	甘,温	肾、肺	补肾益肺,止血化痰	阳痿遗精,腰膝酸痛,久咳虚喘,劳嗽痰血
菟丝子	辛甘,平	肝、肾、脾	补肾益精,养肝明目,止泻,安胎	肾虚腰痛,阳痿遗精,宫冷不孕,尿频,肝肾不足之目花及胎元不固,脾虚泄泻

续表

药名	性味	归经	功效	主治
沙苑子	甘,温	肝、肾	补肾固精,养肝明目	肾虚腰痛,阳痿遗精,遗尿尿频,白带过多,头昏眼花
补骨脂(破故纸)	苦辛,大温	肾、脾	补肾壮阳,固精缩尿,温脾止泻	阳痿滑精,遗尿尿频,阳虚泄泻
益智仁	辛,温	脾、肾	暖肾固精缩尿,温脾开胃摄唾	肾虚遗精遗尿,脾虚腹痛、吐泻、流涎
紫河车	甘咸,温	肺、肝、肾	补肾益精,养血益气	阳痿遗精,头晕耳鸣,气血不足诸证,肺肾虚喘

表 1-15-2 补阳相关药

药名	归类	兼补阳作用
肉桂、附子	祛寒药	温肾助阳
蛇床子	驱虫药	温肾壮阳
山茱萸、覆盆子	收涩药	滋阴助阳(平补阴阳)
桑螵蛸	收涩药	补肾助阳
五加皮	祛风湿药	温肾利水

说明:

(1) 鹿茸为雄鹿头上尚未骨化的幼角,壮阳力强,且能益精血、强筋骨。鹿角为硬化成骨质之老角,药力较弱。鹿角胶由鹿角煎熬膏后所存残渣,补阳之力弱,尚有收敛作用。

(2) 肉桂、附子虽归类于温里祛寒药,同时亦补火助阳作用,亦可视为补阳药。二药比较,附子以祛寒为主,回阳急救方多用之;肉桂以温阳为主,补益方多用之。

(3) 鹿角胶、冬虫夏草、菟丝子、沙苑子四药补阳兼能滋阴。

(4) 一些补阳药如补骨脂、益智仁、菟丝子、沙苑子具有固涩作用。一些固涩药如覆盆子、桑螵蛸具有补阳作用。

(5) 骨碎补、续断具有活血、续伤的作用，二者常同用于跌仆损伤。骨碎补常配伍补骨脂温肾脾而止泻。续断常配伍杜仲治肾虚腰痛及胎动漏血。

(6) 淫羊藿、仙茅、巴戟天、胡芦巴皆兼有祛寒湿的作用，常配合用于命门火衰之腰膝冷痛。

(7) 海狗肾、黄狗肾为治阳萎阴冷要药，前者药源较少，多以后者代之。

(8) 蛤蚧善治肾不纳气之虚喘，其尾之功效较强。

方　　剂

补阳剂(表 1-15-3)大多由附子、肉桂、仙灵脾、仙茅、肉苁蓉、鹿角等温补肾阳药为主，并配伍以熟地、山茱萸、枸杞子、龟板等滋阴药组成。如肾气丸、右归丸等补阳剂，都是在六味地黄丸、左归丸等滋阴剂的基础上加补阳药组成。补阳者必兼滋阴是补阳剂的组方原则。

古人说："善补阳者，必于阴中求阳，则阳得阴助而生化无穷"。这不仅是因为阴药可制阳药的温燥，更是由于阳根于阴、阳依附于阴。

肾气丸为补肾助阳的代表方，主治肾阳虚。上方桂枝改肉桂名桂附八味丸，更增温肾之功。

济生肾气丸由肾气丸加车前子、川牛膝而成，主治肾阳虚之水肿。

十补丸由桂附八味丸加鹿茸、五味子而成，补肾壮阳兼益精血。

右归丸及右归饮纯补无泻，为温补肾阳，填精补血之剂，唯前方较后方作用更强。

二仙汤为现代效方，用治妇女更年期综合征、高血压病等表现为冲任失调，阴阳两虚者。

表 1-15-3　补阳剂

方名	组成	功效	主治
肾气丸	熟地、山药、山茱萸、泽泻、茯苓、丹皮、桂枝、附子	温补肾阳	肾阳虚
桂附八味丸	上方桂枝改肉桂	同“肾气丸”	同“肾气丸”
济生肾气丸	肾气丸加车前子、川牛膝	温补肾阳，利水消肿	肾阳虚水肿
十补丸	桂附八味丸加鹿茸、五味子	补肾阳，益精血	肾阳虚损，精血不足
右归丸	熟地、山药、山茱萸、枸杞子、菟丝子、鹿角胶、杜仲、肉桂、当归、制附子	温补肾阳，填精益髓	肾阳不足，命门火衰
右归饮	熟地、山药、枸杞子、山茱萸、杜仲、制附子、肉桂、炙甘草	温肾填精	肾阳不足
二仙汤	仙茅、仙灵脾、当归、巴戟天、黄柏、知母	补肾壮阳，滋阴泻火，调理冲任	阴阳两虚，冲任失调

第十六章　滑　脱　证

虚证易致体内气、血、精、津不能敛藏而耗散外泄，此即为滑脱证。滑脱证实乃虚证所继发，本亦属虚证之范畴。但滑脱证有其独特的证、治、药、方，故分章讨论。

证　候

滑脱证是在虚证的基础上，出现以多汗、久咳、久泻、滑精、遗尿、崩漏、带下等滑脱症状为主要表现的证候。

常见证型：

1. 表虚自汗（卫阳不固）：恶风自汗，体虚无力，易感外邪，舌淡苔白，脉虚无力。

2. 阴虚盗汗：潮热盗汗，五心烦热，口干咽燥，舌红苔少，脉细数。

3. 肺虚久咳：肺气耗散，气阴耗伤，久喘不已，咳甚则喘促自汗，脉象虚数。

4. 肠虚滑脱（大肠不固）：脾肾阳虚，久泻久痢，滑脱不禁，甚至脱肛坠下，舌淡苔白滑，脉沉细滑。

5. 精关不固：肾气虚或肾阳虚证中，突出表现为遗精、滑精、早泄，舌淡苔白，脉沉细无力。

6. 肾虚不固：肾气虚或肾阳虚证中，突出表现为夜间尿多，小便频数清长，遗尿，小便失禁，尿后余沥不尽，舌淡苔白，脉沉弱。

7. 冲任不固：脾肾两虚，统摄无权，冲任不固而致崩中漏下，或带下日久不止，舌淡，脉细无力。

治 法

滑脱证的主要治法是固涩法。由于病因和病位的不同,临床表现的各异,固涩法又可分为固表敛汗、敛肺止咳、涩肠固脱、固肾缩尿、涩精止遗、固崩止带等治法。

滑脱证是在虚证的基础上产生的病证,其根本原因是正气虚损。固涩法毕竟是应急治标之法,故其只可暂用以救急,从根本上仍须与补正诸法联合应用以标本兼治。

凡有外邪存在者忌用固涩。对于由实邪所致的热病多汗,火扰遗精,湿热痢初起,食滞泄泻,实热崩漏,均不得用固涩法治之。否则,则有闭门留寇,助纣为疟之患。

药 物

凡具有收敛固涩作用,治疗滑脱证的药物称为收涩药,又称固涩药。

收涩药(表 1-16-1)味多酸涩,性温或平,主入肺、脾、肾、大肠经。

收涩药虽具有固表止汗、敛肺止咳、涩肠止泻、固精缩尿、涩精止遗及固崩止带六方面的作用,但一味收涩药常具有多方面的收涩作用,故可将其归纳为固表止汗药,敛肺涩肠药,固精缩尿止带药三类。

某些收涩药本身就是补益药,如莲肉、芡实、山茱萸、覆盆子。又某些补益药兼具收涩作用如山药、益智仁、补骨脂。由此亦可见收涩药与补益药关系之密切。

另外,收涩相关药的归类和作用见表 1-16-2。

表 1-16-1 收涩药

药名	性味	归经	功效	主治
麻黄根	甘微涩,平	肺	固表止汗	自汗,盗汗
浮小麦	甘,凉	心	固表止汗,益气,除热	自盗,盗汗,骨蒸劳热
糯稻根须	甘,平	心、肝	固表止汗,益胃生津,退虚热	自汗,盗汗,虚热
五味子	酸甘,温	肺、心、肾	敛肺滋肾,生津敛汗,涩精止泻,宁心安神	久咳虚喘,自汗盗汗,遗精滑精,久泻不止
乌梅	酸涩,平	肝、脾、肺、大肠	敛肺止咳,涩肠止泻,安蛔止痛,生津止渴	肺虚久咳,久泻止痢,蛔厥腹痛,虚热消渴
五倍子	酸涩,寒	肺、大肠、肾	敛肺降火,止咳止汗,涩肠止泻,固精止遗,收敛止血,收涩敛疮	咳嗽咯血,自汗盗汗,久泻久痢,遗精滑精,便血痔血,崩漏,湿疮,肿毒
罂粟壳	酸涩,平,有毒	肺、大肠、肾	涩肠止泻,敛肺止咳,止痛	久泻久痢,肺虚久咳,诸痛
诃子	苦酸涩,平	肺、大肠	涩肠止泻,敛肺止咳,利咽开音	久泻久痢,久咳失音
石榴皮	酸涩,温	大肠	涩肠止泻,收敛止血,杀虫	久泻久痢,虫积腹痛,崩漏,便血
肉豆蔻	辛,温	肠、胃、大肠	涩肠止泻,温中行气	虚寒泻痢,胃寒气滞
赤石脂	甘涩,温	大肠、胃	涩肠止泻,收敛止血	久泻久痢,崩漏,便血,疮疡久溃

续表

药名	性味	归经	功效	主治
禹余粮	甘涩,平	胃、大肠	涩肠止泻,收敛止血,止带	久泻久痢,崩漏,便血,带下
山茱萸	酸涩,微温	肝、肾	补益肝肾,收敛固涩	肝肾虚亏,阳痿,遗精滑精,遗尿尿频,虚汗不止,月经过多
覆盆子	甘酸,微温	肝、肾	固精缩尿,益肝肾明目	遗精滑精,遗尿尿频,肝肾不足,目暗不明
桑螵蛸	甘咸,平	肝、肾	固精缩尿,补肾助阳	遗精滑精,遗尿尿频,带下,阳痿
金樱子	酸涩,平	肾、膀胱、大肠	固精缩尿,涩肠止泻,止带	遗精滑精,遗尿尿频,久泻久痢,带下
莲子	甘涩,平	脾、肾、心	固精止带,补肠止泻,益肾养心	遗精滑精,带下,脾虚泄泻,心悸失眠
莲须	甘涩,平	肾、心	清心固肾,涩精止血	遗精滑精,带下,遗尿尿频,吐血,崩漏
芡实	甘涩,平	脾、肾、心	补脾止泻,益肾固精,养心安神	脾虚泄泻,带下,遗精滑精,心悸失眠
乌贼骨(海螵蛸)	咸涩,微温	肝、肾	收敛止血,固精止带,制酸止痛,收湿敛疮	崩漏下血,肺胃出血,创伤出血,遗精,带下,胃痛吐酸,湿疮,湿疹

续表

药名	性味	归经	功效	主治
刺猬皮	苦涩,平	肾、胃、大肠	固精缩尿,收敛止血,化瘀止痛	遗精滑精,遗尿尿频,便血,痔血,瘀血性胃痛
椿皮	苦涩,寒	大肠、肝	清热燥湿,收敛止带,止泻,止血	赤白带下,久泻久痢,湿热痢,崩漏经多,便血痔血
鸡冠花	甘涩,凉	肝、大肠	收敛止带,止血,止痢	带下,崩漏,便血痔血,赤白痢,久痢

表 1-16-2　收涩相关药

药名	归类	兼收涩作用
山药	补气药	固精缩尿止带
益智仁、补骨脂	补阳药	固精缩尿止泻
沙苑子	补阳药	固精缩尿止带
酸枣仁	安神药	敛汗
鹿茸	补阳药	止血固带
菟丝子	补阳药	补脾止泻
龙骨、牡蛎	重镇平肝药	收敛固涩
山楂、鸡内金	消食药	固精缩尿
血竭	止血药	生肌敛疮
仙鹤草	止血药	收敛止泻
明矾	外用药	止血止泻
孩儿茶	外用药	收湿敛疮,生肌止血
炉甘石	外用药	收湿敛疮

说明：

(1) 固表止汗药：本类药性味多为甘平，多入肺、心两经。

麻黄根、浮小麦、糯稻根须均具止汗作用，常用治自汗、盗汗。麻黄根专入肺经，主治表虚多汗证。浮小麦味甘性凉，专入心经，既能止虚汗除骨蒸，又可益气养心，凡自汗盗汗、骨蒸劳热、内伤低热皆可用之。糯稻根须入心肝经，治气阴两虚之自汗、盗汗及虚热。

(2) 敛肺涩肠药：本类药约可分为两组。一组兼具敛肺止咳喘及涩肠止泻痢之功；一组专于涩肠止泻痢。

五味子、乌梅、五倍子、罂粟壳、诃子均有敛肺止咳及涩肠止泻的功效。五味子既有收涩之效，又具温润滋养之功，凡肺肾两虚，精气耗散所致之虚喘久咳、遗精滑泄、遗尿尿频、久泻不止、津伤口渴、自汗盗汗皆可用之。乌梅除敛肺涩肠外，又能生津止渴、开胃消食及安蛔止痛。五倍子性寒，于敛肺之中又能清热降火，故虚热咳嗽及咯血者宜之，又亦治多汗、便血、崩漏、遗精、久泻，外用尚可治疮疖肿毒及湿疮溃烂。罂粟壳专以收敛为功，用于久咳、久泻，尚有止痛作用，对心腹痛效尤佳。诃子煨用涩肠止泻，生用敛肺下气止咳，长于清肺利咽开音，久咳失音者多用之。

石榴皮、肉豆蔻、赤石脂、禹余粮皆专于涩肠止泻，善治久泻久痢。石榴皮又能收敛止血，内服可固崩止漏，外用可止外伤出血，且有杀虫作用。肉豆蔻又有温中补气之效，尚能治脾胃虚寒之气滞胀满腹痛。赤石脂、禹余粮常相须为用，尚有收敛止血及固崩止带之功。

(3) 固精缩尿止带药：本类药约可分为两组。一组重在固精缩尿；一组重在固崩止带。

山茱萸、覆盆子、桑螵蛸、金樱子、刺猬皮、莲子、莲须、芡实皆为固精缩尿之药，用于肾虚精关不固之遗精早泄，膀胱摄约无力的遗尿、尿频及小便余沥不尽。山茱萸又为补益肝肾之要药，肾虚诸证必用之。覆盆子尚能补肝肾而明目。桑螵蛸尚能补肾助阳，用于肾虚阳痿。金樱子功专固涩，并能涩肠止泻。刺猬皮尚能收敛止血，善治便血痔血，以及活血止痛，治瘀血性胃痛。莲子、芡实常相须为用，更多用于健脾祛湿，止泻止带。

乌贼骨、椿皮、鸡冠花都有收敛止血及止带的功效，用于崩漏下血、便血及带下。乌贼骨尚治胃痛吐酸及收湿敛疮。椿皮性寒，为治湿热带下之要药。鸡冠花亦为治带下之要药，可用于各种带下，尚能治便血、痔血及痢疾。

方　　剂

虚甚则滑脱。虚为病之本,脱为病之标。故固涩剂(表1-16-3)中常固涩药与补益药同用。如固表止汗方中常配以益气药;敛肺止咳方中常配以益气养阴药;涩肠止泻方中常配以温补脾肾药;涩精止遗方中常配以补肾益精药;固崩止带方中常配以调摄冲任药。

1. 固表止汗剂:玉屏风散益气固表之力较大,治表虚自汗,以及易感风邪者。牡蛎散敛汗之力较强,兼能益阴潜阳,适于卫气不固,心阳不潜之自汗。当归六黄汤滋阴清热而止汗,适于阴虚火旺之盗汗。

2. 敛肺止咳剂:九仙散敛肺止咳,益气养阴,主治久咳伤肺,气阴两虚者。

3. 涩肠固脱剂:真人养脏汤涩肠止泻,温中补虚,用于以脾虚为主的久泻。四神丸温肾暖脾,固涩止泻,主治命门火衰,火不生土的肾泻。桃花汤功专温中涩肠,主治虚寒下利。

4. 涩精止遗剂:金锁固精丸重在固肾涩精,主治肾虚遗精,水陆二仙丹亦固肾涩精,但固涩之力逊于上方。桑螵蛸散重在调补心脾,涩精止遗,主治心肾两虚所致之尿频、遗尿、遗精,并见心神恍惚健忘者。缩尿丸则专以温肾缩尿见长,主治肾气不足,膀胱虚寒而致的小便频数或遗尿。

5. 固崩止带剂:固经丸滋阴清热,固经止血,主治肝肾阴虚,相火炽盛,损伤冲任,迫血妄行所致之经水过多或崩中漏下。固冲汤益气健脾,固冲摄血,主治脾气虚弱,冲脉不固所致之血崩或月经过多。

完带汤、易黄汤皆治脾虚带下。完带汤治脾虚兼肝郁之白带;易黄汤治脾虚湿热之黄带。

表 1-16-3　固涩剂

方名	组成	功效	主治
牡蛎散	煅牡蛎、黄芪、麻黄根	固表敛汗	自汗、盗汗
玉屏风散	黄芪、白术、防风	益气固表止汗	表虚自汗
当归六黄汤	当归、生地、熟地、黄芩、黄柏、黄连、黄芪	滋阴泻火，固表止汗	阴虚火旺盗汗
九仙散	罂粟壳、五味子、乌梅、人参、阿胶、款冬花、桑白皮、贝母、桔梗	敛肺止咳，益气养阴	久咳伤肺，气阴两虚
真人养脏汤	罂粟壳、肉豆蔻、诃子、人参、当归、白术、肉桂、白芍、木香、炙甘草	涩肠止泻，温中补虚	脾肾虚寒，久泻久痢
四神丸	补骨脂、肉豆蔻、五味子、吴茱萸	温肾暖脾，固肠止泻	命门火衰之肾泻
桃花汤	赤石脂、干姜、粳米	温中涩肠止泻	虚寒痢
金锁固精丸	沙苑子、芡实、莲须、龙骨、牡蛎、莲肉	固肾涩精	肾虚滑精
水陆二仙丹	芡实、金樱子	固肾涩精	遗精及带下
桑螵蛸散	桑螵蛸、龙骨、龟甲、人参、茯神、菖蒲、远志、当归	调补心肾，涩精止遗	心肾两虚之尿频、遗尿、遗精
缩泉丸	益智仁、乌药、山药	温肾祛寒，缩尿止遗	下元虚冷之遗尿
固经丸	龟板、白芍、黄柏、黄芩、椿根皮、香附	滋阴清热，固经止血	阴虚火旺，经行不止

续表

方名	组成	功效	主治
固冲汤	白术、生黄芪、山萸肉、生白芍、煅龙骨、煅牡蛎、海螵蛸、茜草、棕榈炭、五倍子	益气健脾，固冲摄血	脾气虚弱，冲脉不固
完带汤	白术、山药、人参、白芍、车前子、苍术、柴胡、荆芥穗、陈皮、甘草	补脾疏肝，化湿止带	脾虚肝郁，湿浊带下
易黄汤	山药、芡实、白果、黄柏、车前子	健脾利湿，清热止带	脾虚湿热，黄白带下

第十七章　闭证与脱证

闭证与脱证，是临床上最危急的两种证候，很多疾病发展到垂危的时候，都会出现闭证或脱证而导致患者死亡，若能及时对闭证与脱证作出正确诊断，恰当处理，争取时间，便可使相当一部分患者转危为安，待闭开脱回，再针对病因进行相应的治疗。

证　　候

闭证是因邪闭清窍，神明失用而产生的以神志不清、牙关紧闭、两手握固或面赤气粗、大小便不通、肢体强痉、喉中痰鸣等为主要特征的一种病证。闭证有阳闭(热闭)和阴闭(寒闭)之分，阳闭多见于温热病热入心包，邪毒蒙蔽心窍，或见于严重中暑等所致的闭证，兼有神昏谵语、烦躁不安、四肢抽搐、面赤气粗、舌绛苔黄、脉数或弦数滑等热象。阴闭多见于中风或某些中毒性疾病等所致的昏迷，兼有面色白而身凉、苔白、脉迟，或骤然昏倒、痰涎上涌等寒象。

脱证是因邪毒侵扰，脏腑败伤，气血受损，阴阳互不维系而致的以突然汗出、目合口开、四肢厥冷，甚则神昏为主要临床表现的急危病证。脱证分阳脱和阴脱，但最后结局都为阳脱，一见脱证，说明正气已经一蹶不振，皆属虚证。阳脱又称亡阳证，是指机体的阳气突然大量亡失，属于阳的功能严重衰竭，即阳气的温煦、推动、兴奋、卫外等功能衰竭。阴脱又称亡阴证，指机体的阴液突然大量亡失，属于阴液的功能严重衰竭，即阴液的宁静、滋润、内守等功能衰竭(表1-17-1)。

表 1-17-1 亡阴与亡阳的鉴别

	病机	寒热	汗	神情	口渴	舌象	脉象
亡阳证	阳气暴亡、寒象	畏寒,四肢厥冷	冷汗多而稀	淡漠	不渴喜热饮	淡而润	微细欲绝
亡阴证	阴液暴竭、热象	畏热,肌肤灼热	热汗多而黏	烦躁	渴喜冷饮	红而干	细数无力

治 法

闭证治疗以开闭醒神为主,称为开窍法,是用具有通窍开闭、促进神志苏醒作用的方药治疗邪气壅盛闭塞的治法,针对寒热病邪不同,开窍法分为凉开法和温开法。凉开法,即辛凉开窍,又称清热开窍法,本法有较强的清热解毒、镇静安神、熄风开窍等作用,适用于温热邪毒内陷心包,痰热蒙蔽心窍之"热闭证"。温开法即辛温开窍,或称温阳开窍法,本法具有温通气机,散寒行气,辟秽化浊,开窍解郁等作用,适用于"寒闭证"。

脱证治疗总以益气固脱为主,兼以回阳,养血,滋阴等法。亡阳证需益气回阳救逆,亡阴证需益气增液敛阴。

药 物

(一) 开窍药

凡具有辛香走窜之性,以开窍醒神为主要功效的药物,称为开窍药。开窍药(表 1-17-2)辛香行散,性善走窜,主入心经,功能通闭开窍、苏醒神智,主要用于热病神昏、中风昏厥、癫痫痉厥,以及七情郁结、气血逆乱、蒙蔽清窍引起的突然昏迷等病证。

另外,开窍相关药的归类及作用见表 1-17-3。

表 1-17-2　开窍药

药物	性味	归经	功效	主治
麝香	辛,温	归心、脾经	开窍醒神,活血通经,消肿止痛,催产	闭证神昏,中风痰厥,气郁暴厥,中恶昏迷,经闭,癥瘕,难产死胎,心腹暴痛,痈肿瘰疬,跌仆伤痛,痹痛麻木
冰片	辛,苦,凉	归心、脾、肺经	开窍醒神,清热止痛	热病神昏、痉厥,中风痰厥,气郁暴厥,中恶昏迷,目赤,口疮,咽喉肿痛,烫伤
苏合香	辛,温	归心、脾经	开窍,辟秽,止痛	寒闭神昏,中风痰厥,胸腹冷痛,惊痫
安息香	辛,苦,平	归心、脾经	开窍清神,行气活血,止痛	中风痰厥,气郁暴厥,中恶昏迷,心腹疼痛,产后血晕,小儿惊风
樟脑	辛、热、有毒	归心、脾经	开窍辟秽,除湿杀虫,温散止痛	寒闭神昏、疥癣瘙痒、跌打伤痛、牙痛
石菖蒲	辛,苦,温	归心、胃经	开窍豁痰,醒神益智,化湿开胃	神昏癫痫,噤口下痢,脘痞不饥,健忘耳聋

表 1-17-3　开窍相关药

药名	归类	兼开窍作用
牛黄	清热药	开窍定惊
皂荚	化痰止咳平喘药	祛风痰开窍
远志	安神药	祛痰开窍

说明:

(1) 开窍药有寒热之分,麝香、苏合香、樟脑、石菖蒲性温热,适用于寒闭证;冰片性寒凉,适用于热闭证;安息香性平,尤适宜于小儿。

(2) 开窍药是急则治标之药,临床常用以作为急救之品。麝香、冰片、苏合香泄人元气,只宜暂用,不可久服,而且走窜性强,对于大汗亡阳引起的虚脱及肝阳上亢所致的昏厥,都应慎用。

(3) 窍闭神昏有热闭、寒闭之分,故热闭用凉开药,寒闭用温开药。在应用开窍药时,除对证选药外,还应根据不同的病因,配伍用药,凉开药须配清热药同用,温开药须配祛寒药同用,如高热神昏配用清热泻火、凉血解毒之品,痰湿蒙蔽心窍,须配化痰除湿之品,气郁暴脱须与理气药同用。

(4) 麝香、冰片、苏合香、安息香、樟脑等均须入丸散应用,不作煎剂。

(5) 麝香、冰片、苏合香、樟脑等芳香走窜,易伤胎元,孕妇忌用;麝香、苏合香辛温走窜,阴虚阳亢者慎用。

(6) 神志昏迷,有闭证、脱证之分,闭症多见牙关紧闭,两手紧握,可用开窍药治之;脱证多见冷汗淋漓、肢冷脉微之症,治宜回阳救逆,益气固脱,不宜用开窍药。

(二) 回阳救逆药

回阳救逆药(表1-17-4)属温里药范畴,性大热,具有回阳救逆的作用,用以治疗阳气极度衰疲,阴寒内盛,格阳于外的危重证候,多用于亡阳证,亦可用于亡阴证而继发的亡阳证。

表1-17-4 回阳救逆药

药物	性味	归经	功效	主治
附子	辛、甘,大热;有毒	归心、肾、脾经	回阳救逆,补火助阳,散寒止痛	亡阳证,阳虚证,寒痹证
肉桂	性大热,味辛、甘。	归肾、脾、心、肝经	补火助阳,引火归原,散寒止痛,活血通经	亡阳虚脱,虚阳上浮,阳痿,宫寒,心腹冷痛,虚寒吐泻,经闭,痛经
干姜	辛、热	归脾、胃、肾、心、肺经	温中散寒,回阳通脉,温肺化饮	亡阳证,脘腹冷痛,呕吐泄泻,肢冷脉微,寒饮喘咳

说明：

（1）回阳救逆药常与补气药、滋阴药、养血药、固脱药等药物配伍使用。

（2）人参能增强附子救逆之功，干姜能增强附子回阳之效。

（3）肉桂能引火归原，常与附子相须为用。

（4）阳热炽盛，郁遏于里的真热假寒证忌用回阳救逆药。

（5）阳气将脱，浮越于外的真寒假热者，或服热药入口即吐者，可佐以寒凉药物或冷服。

方　　剂

一、开　窍　剂

开窍剂是以芳香开窍药为主配伍组成，具有开窍醒神作用，主要治疗温邪热毒内陷心包引起的高热、神昏、谵语、抽搐的热闭证，或痰浊内闭引起的突然昏倒、不省人事、牙关紧闭、痰涎壅盛的寒闭证，亦可治疗中暑昏厥。根据作用不同，开窍药可分为凉开剂（表 1-17-5）和温开剂（表 1-17-6）。开窍剂只用于邪气盛实的闭证，对于大汗肢冷，神昏气厥等虚脱证，不宜使用。开窍剂中多有辛散走窜药，只可暂用，不可久服，以防伤正气，犯虚虚之戒。部分开窍剂含有活血通经及堕胎作用的药物，孕妇禁用或慎用。

表 1-17-5　凉开剂

方名	组成	功效	主治
安宫牛黄丸	牛黄、郁金、犀角、黄连、朱砂、梅片、麝香、珍珠、山栀、雄黄、黄芩	清热解毒，开窍醒神	用于热病，邪入心包，高热惊厥，神昏谵语；中风闭证
紫雪丹	石膏、寒水石、磁石、滑石、犀角、羚羊角、木香、沉香、玄参、升麻、甘草、丁香、芒硝、硝石、麝香、朱砂	清热开窍，熄风止痉	热陷心包证，热盛动风证

续表

方名	组成	功效	主治
至宝丹	水牛角浓缩粉、朱砂、雄黄、生玳瑁屑、琥珀、麝香、龙脑、牛黄、安息香	清热开窍，化浊解毒	邪热亢盛证，痰浊内闭心包证
牛黄清心丸	牛黄、黄连、黄芩、栀子仁，郁金，辰砂	清热解毒，开窍安神	温热病热闭心包证，小儿高热惊厥，中风昏迷
小儿回春丹	川贝母、陈皮、木香、白豆蔻、枳壳、法半夏、沉香、天竺黄、僵蚕、全蝎、檀香、牛黄、麝香、胆南星、钩藤、大黄、天麻、甘草、朱砂	开窍定惊，清热化痰	小儿急惊风，痰热蒙蔽心窍证
行军散	西牛黄、麝香、珍珠、冰片、硼砂、明雄黄、硝石	清热开窍，辟秽解毒，解暑	暑秽。吐泻腹痛，烦闷欲绝，头目昏晕，不省人事

表 1-17-6　温开剂

方名	组成	功效	主治
苏合香丸	苏合香、麝香、安息香、龙脑、丁香、沉香、青木香、香附、荜茇、白檀香、熏陆香、犀角、朱砂、白术、诃子	芳香开窍，行气止痛	寒闭证
玉枢丹（又名：紫金锭）	山慈菇、红大戟、千金子霜、五倍子、麝香、雄黄、朱砂	化痰开窍，辟秽解毒，消肿止痛	中暑时疫，疔疮疖肿，虫咬损伤，无名肿毒，以及痄腮、丹毒、喉风

二、回阳救逆剂

回阳救逆剂(表1-17-7)是以温热固脱药为主配伍组成、救治阳气将脱证的温里剂,适用于阳气衰微,阴寒内盛,甚或阴盛格阳,戴阳的危重病症,症见四肢厥逆,精神萎靡,恶寒蜷卧,甚或冷汗淋漓,脉微欲绝等。

表1-17-7 回阳救逆剂

方名	组成	功效	主治
参附汤	人参,附子	益气,回阳,救脱	阳气暴脱证。四肢厥逆,冷汗淋漓,呼吸微弱,脉微欲绝
四逆汤	附子、干姜、炙甘草	回阳救逆,温中祛寒	心肾阳衰寒厥证
通脉四逆汤	附子(量大)、干姜、甘草	破阴回阳,通达内外	少阴病之阴盛格阳证
四逆加人参汤	附子、干姜、人参、炙甘草	回阳救逆,益气固脱	少阴病,阳气衰微,阴液内竭
白通汤	附子、干姜、葱白	破阴回阳,宣通上下	少阴病阴盛戴阳证
回阳救急汤	熟附子、干姜、人参、炙甘草、炒白术、肉桂、陈皮、五味子、茯苓、制半夏	回阳固脱,益气生脉	寒邪直中三阴,真阳衰微证
黑锡丹	沉香、附子、葫芦巴、阳起石、茴香、破故纸、肉豆蔻、金铃子、木香、肉桂	温壮下元,镇纳浮阳	真阳不足,肾不纳气证,浊阴上泛,上盛下虚证

第二篇

临证备要

第十八章　以症求证

本提要从20种常见症状入手，逆而通过病机，进而推求可产生此症的诸证。此即古人所谓之“审证求因”，西医所称之“症状鉴别诊断”。

作为提要，重在起提示作用，故提纲挈领地用简表示意，并作简要说明。

一、发　　热

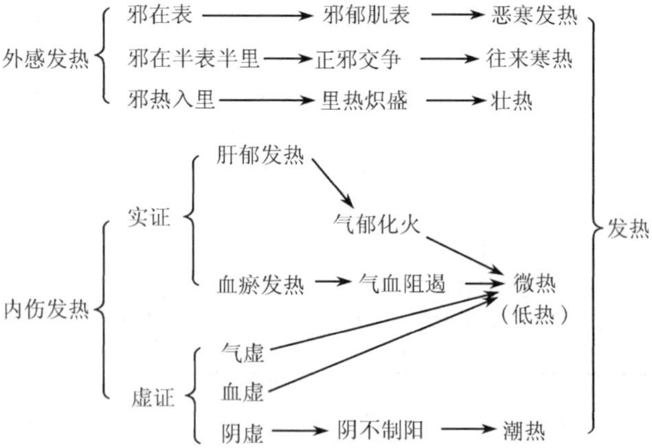

●外感发热多表现为急起高热,外邪不去则发热不退。内伤发热多表现为慢性低热,或仅自觉发热,其热时作时止,或发无定时。

●发热与恶寒同时存在者称恶寒发热,是外感表证的热型。寒多热少者为表寒证,热多寒少者为表热证。

●发热与恶寒交替出现者称往来寒热。往来寒热,伴胸胁苦满,心烦喜呕者为伤寒少阳病证。往来寒热,休作有时,见于疟疾。

●壮热,伴大汗、大渴是邪热入里的热型,见于外感里热证,此外,痈肿疮疡等热毒感染亦可表现为壮热。

●内伤发热表现为低热,有虚实之分。实证见于肝瘀发热及瘀血发热,虚证见于气虚发热、血虚发热及阴虚发热。肝郁发热,热势常随情绪波动而起伏。瘀血发热多在下午或夜晚。气虚之甚者可有发热。多在劳累后发生。血虚兼有气虚者,亦可有低热。阴虚发热表现为午后潮热,五心烦热或骨蒸潮热。

二、出　汗

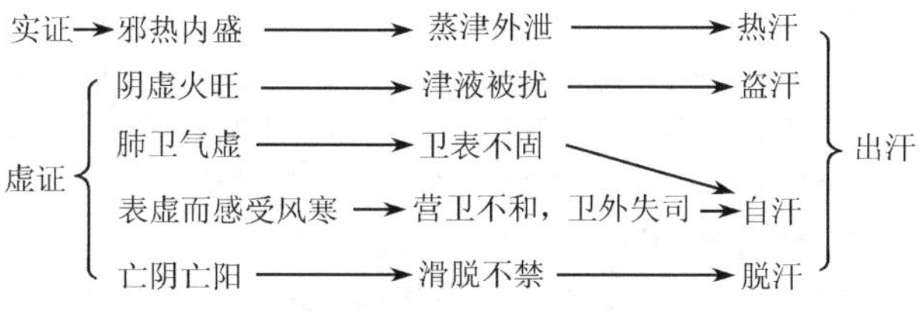

●热汗见于里实热证,不论外感病及内伤病皆可产生。外感里热证特点为身大热,汗大出,口大渴。内伤里热证如肝火亢盛或湿热内蕴,表现为蒸蒸汗出,低热或身热不扬。

●盗汗仅见于阴虚证,具有睡时汗出,醒则汗止的特点。

• 自汗见于肺卫气虚及虚人外感之时,具有汗出恶风的特点。

• 脱汗又称绝汗,表现为冷汗流淌,神情淡漠,脉细欲绝。

三、口　　渴

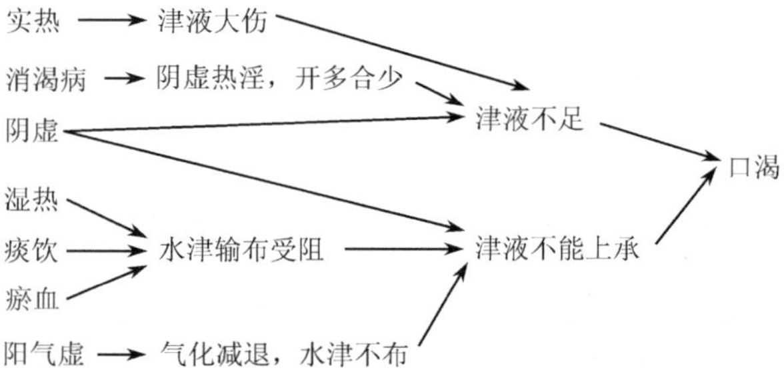

• 口渴的病机有二:津液不足及津液不能上承。

• 实热能伤津耗液,使津液大伤,表现为口大渴,喜冷饮,伴壮热多汗。

• 阴虚因津液不足,且不能上承于口,表现为口干但不欲多饮,兼见潮热盗汗。

• 消渴病表现为大渴引饮,小便量多,消食善饥及消瘦,肺燥、胃热、肾虚为其病因。阴虚热淫,开多合少为其病机。

• 湿热证,湿及热症状同存,表现为口渴饮水不多,兼见头身困重,身热不扬,脘闷苔腻。

• 痰饮证表现为渴喜热饮,但饮入不多,或水入即吐。

• 血瘀证亦可表现口干,但欲漱水而不欲咽。

• 阳气虚引起口渴者,见于老年人及干燥综合征,病机为气化功能衰退,水津不能上承于口。西医认为是唾液腺萎缩所致。

四、昏　　迷

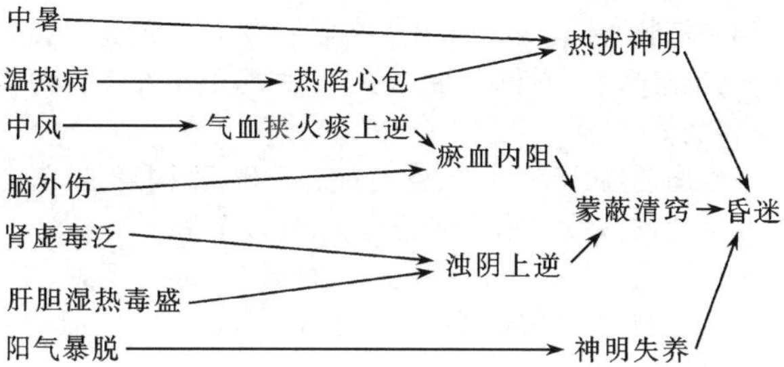

• 神明、清窍皆指脑。脑的功能受到极度的抑制，意识丧失便是昏迷。高热扰乱神明，瘀血及浊阴蒙蔽清窍，阳气暴脱神明失养是昏迷的三大病机。

• 高热扰乱神明引致昏迷，见于中暑及重症温热病，尤多见于脑炎及脑膜炎等病。

• 瘀血内阻蒙蔽清窍之昏迷见于脑血管意外及颅脑外伤。

• 浊阴上逆蒙蔽清窍之昏迷，多见于尿毒症及肝昏迷，亦见于糖尿病昏迷及肺性脑病。

• 阳气暴脱神明失养之昏迷，见于休克。

• 昏厥不同于昏迷，不在此讨论。

五、痉 挛 抽 搐

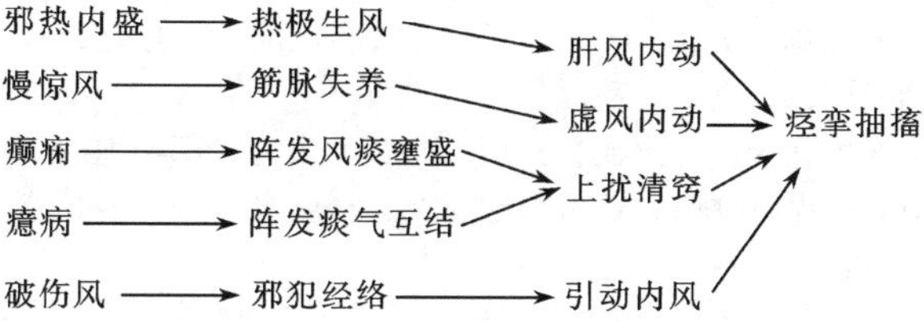

• 痉挛抽搐的病机主要与肝风内动有关。

●邪热内盛的病机为热极生风，见于急性颅内感染及小儿高热之际(急惊风)。

●慢惊风见于小儿慢性虚证，由肝脾两虚，气血不足，不能滋养温煦筋脉所致。表现为抽搐缓慢无力，时发时止，低热，面色淡黄，倦怠嗜睡，下利清谷。相当于西医的小儿慢性营养不良、佝偻病等。

●癫痫、癔病皆为阵发，伴有神志障碍，不同点是：前者发作时常有遗尿，后者发作与情志有关，且有先兆。

●破伤风在发病前有外伤史，为外风引动内风所致。

●阴虚阳亢，肝阳化风引致之中风，虽亦属内风，但其表现不是痉挛抽搐，不在此讨论。

六、出　血

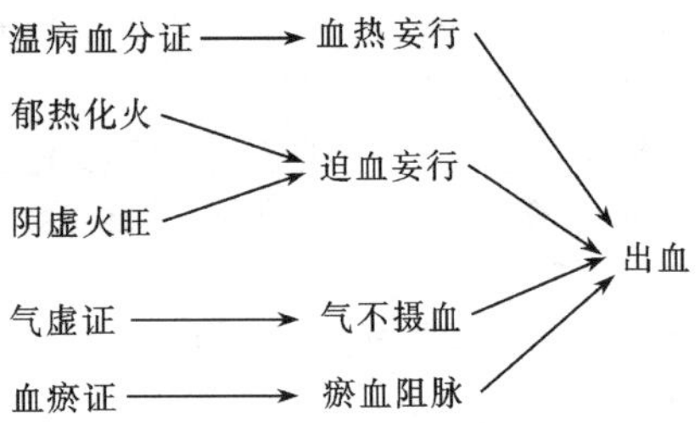

●出血的病机有三：血热妄行，气不摄血及瘀血阻脉，无论何种出血，皆不越此三条。

●不论实火、虚火，凡热入血分，皆可迫血妄行而引致出血诸证。

●温病血分证为热在全身血液，出血部位较广泛，且较严重，兼见发热、谵妄及动风症状。

●内伤杂病之出血，为脏腑之火旺，多为局部出血，如肺热可引起咳血、鼻衄，胃热可引起呕血、齿衄、鼻衄，肝火可引起呕血、咳血。

●气虚之出血，与脾不统血相关，多表现为便血及全身性出血。

●瘀血与出血症状并存者为瘀血性出血，其特点为瘀血不祛，出血不止，见于外伤性出血、不全流产、流行性出血热等。

七、咳　　喘

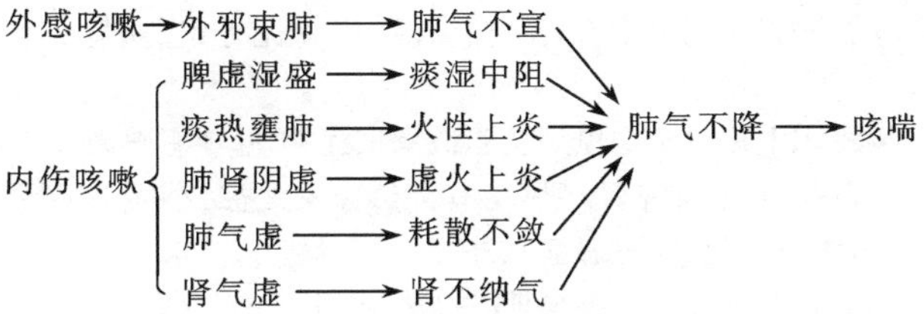

● 咳及喘的病机皆为肺气下降。

● 外感表证,病邪束肺,肺气不宣,继而不降而咳嗽。

● 脾虚湿盛,痰湿中阻,影响肺之肃降,则上逆为咳嗽。痰多之慢性咳嗽者属之。

● 不论实火、虚火,火性上炎阻碍肺之清肃下降而致咳喘。痰热壅肺为实火,多见于肺炎。肺肾阴虚为虚火,多见于肺结核。

● 肺气虚则肺气耗散不敛,肺失肃降而上逆为咳喘。

● 肾气虚,纳气功能减退而致虚喘,老年肾虚之慢性咳喘者属之。

八、呕　　呃

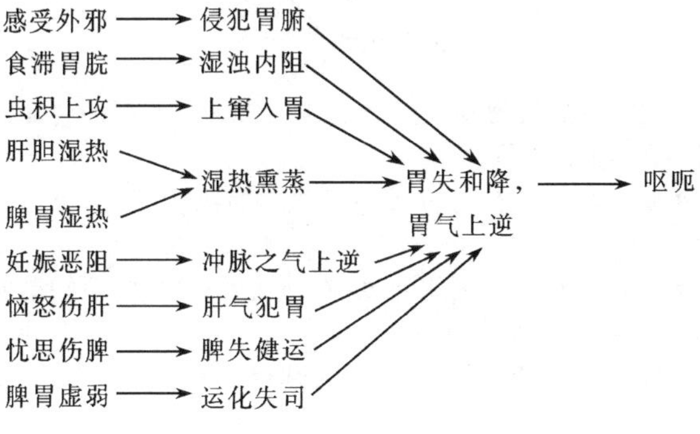

●呕吐、恶心、呃逆、嗳气、吐酸有共同的病机，皆为胃气上逆产生的症状。

●外感里热证，热邪犯胃，可致胃气上逆而呕呃。

●食滞胃脘见于伤食者，有脘腹胀满，恶心呕吐，嗳腐吞酸症状。

●虫积上攻见于蛔虫病及胆道蛔虫症，呕吐伴有腹痛。

●肝胆湿热及脾胃湿热均有湿热熏蒸之象，前者热重于湿，后者湿重于热，除呕恶症状外，尚可有黄疸。

●妊娠恶阻见于妊娠早期，冲脉之气上逆致胃气上逆而恶心呕吐。

●恼怒伤肝，肝失条达，横逆犯胃，胃气上逆；忧思伤脾，脾失健运，食停难化，胃失和降，均可发生呕呃。

●脾胃虚弱，运化失司，升清降浊失常，呕吐腹泻可并存。此外胃阴不足，失其润降，亦可有呕呃。

九、泄　　泻

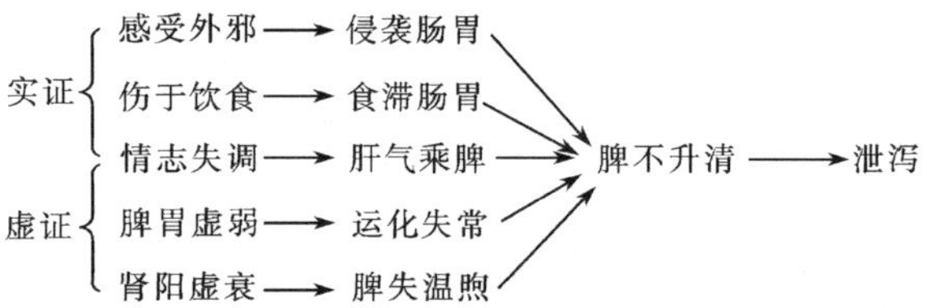

●泄泻的病机为脾主升清功能失常。以上五种病证皆可致脾不升清而产生泄泻。

●感受风寒湿热等外邪所产生之腹泻为急性，兼见外感症状。

●伤食之腹泻与呕恶并见，有暴饮暴食史，泻下物臭如败卵，呕吐物酸腐臭秽。

●肝气乘脾之腹泻特点为肠鸣腹痛，泻必腹痛，故称痛泻。

●脾胃虚弱之腹泻特点为慢性溏泻，时溏时泻，兼见诸多脾虚症状。

●肾阳虚，命火不能暖脾，导致脾肾阳虚，全身虚寒。泄泻多在黎明之前，腹部作痛，肠鸣即泻，泻后则安，故又称五更肾泻。

十、便　　秘

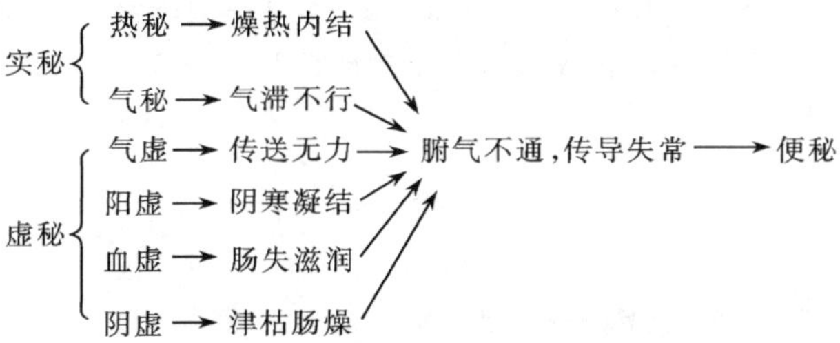

●大肠传导功能失常，浊气下降不畅为便秘的病机。

●热结便秘见于里热证，为胃肠热盛，耗伤津液，肠道干结所致，多见于阳明腑证。

●气滞便秘为胃肠气机郁滞所致，伴有腹中胀满，纳少嗳气为其特点。

●各种虚证皆可产生便秘症状。气虚则传送无力，阳虚则阴寒内结，血虚则肠失滋润，阴虚则津枯肠燥，皆是产生便秘之因。结合虚证辨证，不难作出诊断。

十一、黄　　疸

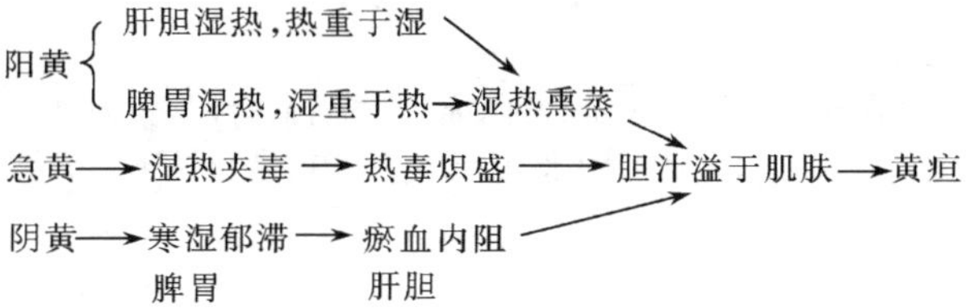

• 热重于湿之阳黄，黄色鲜明，兼见发热口渴，恶心呕吐，胁痛腹胀，属肝胆湿热证，多见于胆病之黄疸。

• 湿重于热之阳黄，黄不如上证鲜明，兼见头重身困，胸脘痞闷，纳呆，腹胀便溏，属脾胃湿热证，多见于肝病之黄疸。

• 急黄发病急骤，黄疸迅速加深，其色如金，兼见高热烦渴，神昏谵语，或见肌肤发斑，见于急性重症肝炎。

• 阴黄之黄色晦暗，或如烟熏，兼见脘闷腹胀，大便不实，神疲畏寒。病程较长，见于淤胆型肝炎及胆汁性肝硬化。

十二、水　肿

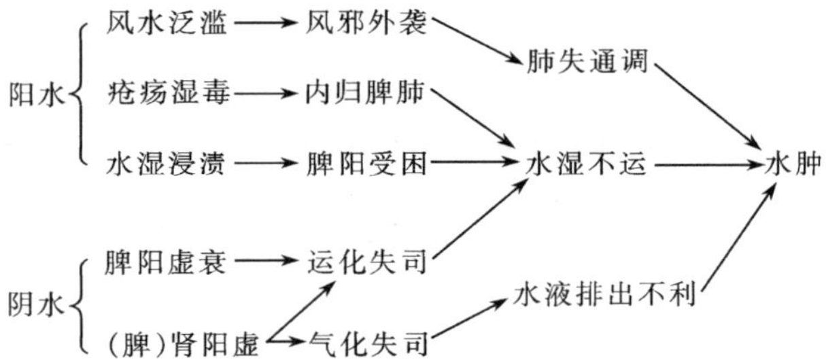

• 先有外感表证，继以出现水肿，是为风水，见于急性肾炎。

• 先有皮肤感染，继以出现水肿，见于链球菌感染后的急性肾炎。

• 水湿浸渍之水肿，起病缓慢，病程较长，但尚非虚证，见于慢性肾炎。

• 脾阳虚为里虚寒证，肾阳虚(实为肾脾皆阳虚)为全身虚寒证。二者之水肿皆为阴水，后者更重于前者。见于肾病综合征及慢性肾炎。

十三、眩　晕

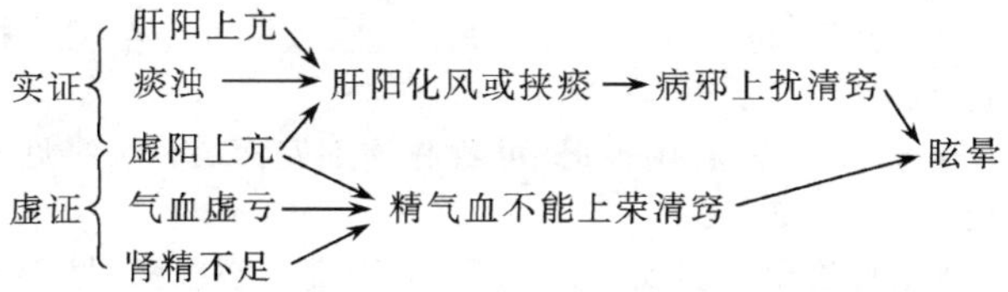

● 眩晕有实虚之分。实证的病机为肝阳化风或挟痰上扰清窍。虚证的病机为精气血不能上荣清窍,髓海空虚。

● 肝阳上亢及虚阳上亢之眩晕,伴有头痛,急躁易怒等症状。

● 肝风挟痰,上扰清窍之眩晕,伴有恶心呕吐。

● 虚证眩晕的特点为头目昏眩,遇劳加重,以及诸多虚弱症状。

十四、心　悸

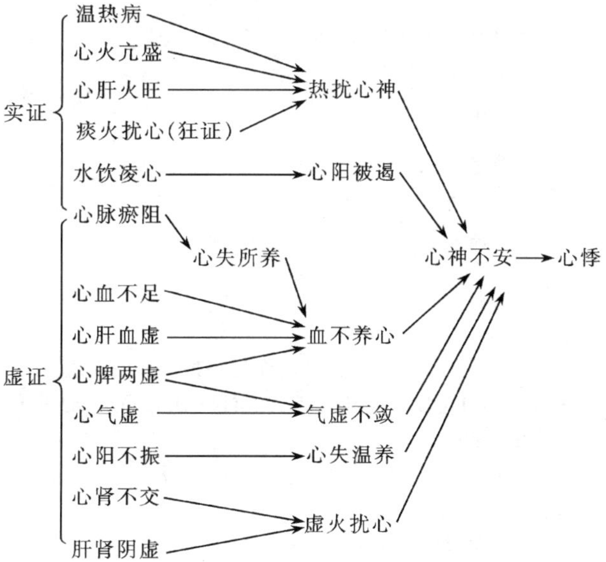

●心悸是心病最常见的症状，是心神不安的主要表现。

●心悸有实虚之分。热扰心神之实证为心悸的主要病机，各种虚证是虚证心悸的病因。

●火热证，包括心、肝实火及肝、肾虚火，皆可扰心，致心神不安而心悸。

●水饮凌心，心阳被遏，可致心神不安而心悸。多见于心衰。

●心脉瘀阻为虚实夹杂之证，心悸常伴心绞痛，见于冠心病。

●诸虚证，不论阴阳气血虚，皆可致心神不安而心悸。

十五、失　眠

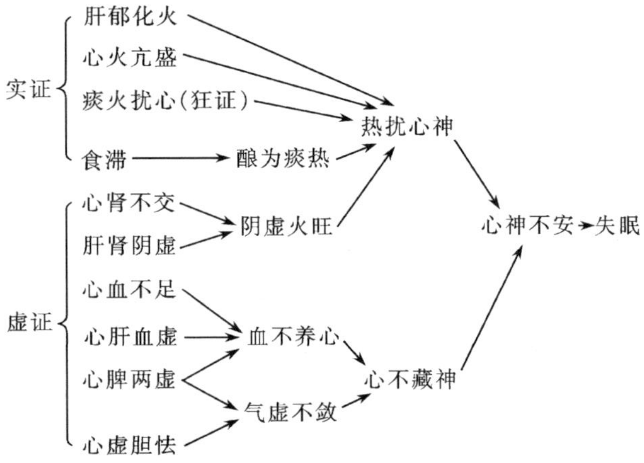

●失眠与心悸有相似的病机，亦是心神不安的表现。

●失眠当分虚实。热扰心神为实证失眠的病机；心神不藏为虚证失眠的病机。

●心、肝之实火，肝、肾之虚火皆能致心神不安而失眠，此种失眠常伴有心悸。

●痰及食兼热者，亦可扰心神而失眠。

●心或兼他脏之诸种虚证，皆可致心神不藏，神不安而失眠。

十六、疼　　痛

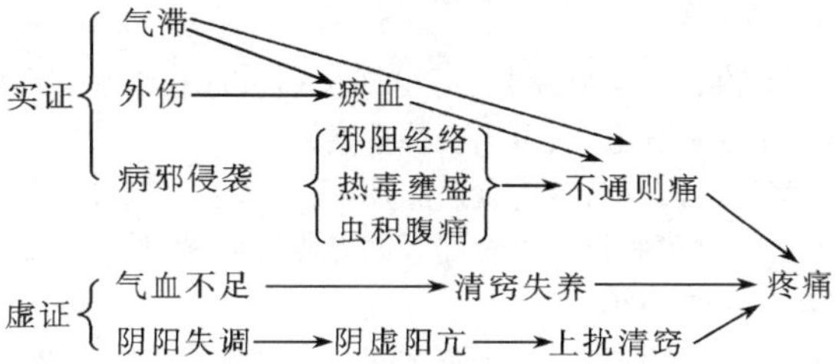

●疼痛有实虚之分，实证的病机是病邪阻滞气血，不通则痛；虚证的病机是气血不足，清窍失养，及阴虚阳亢，上扰清窍。

●气滞痛多见于胃肠气滞之脘腹痛，及肝气郁结之胸胁痛。

●血瘀痛多见于各部位之外伤痛，及各种瘀血证。

●病邪侵袭痛可见于外邪阻滞经络之头身痛，风寒湿邪侵袭关节之痹证，热毒壅盛之疮疡痈肿，及腹内虫积之攻痛等。

●气血不足，脑失濡养可引致头痛，此种头痛常伴有头昏。

●肝阳上亢，上扰清窍引发之头痛，常伴有眩晕。

十七、腹　　胀

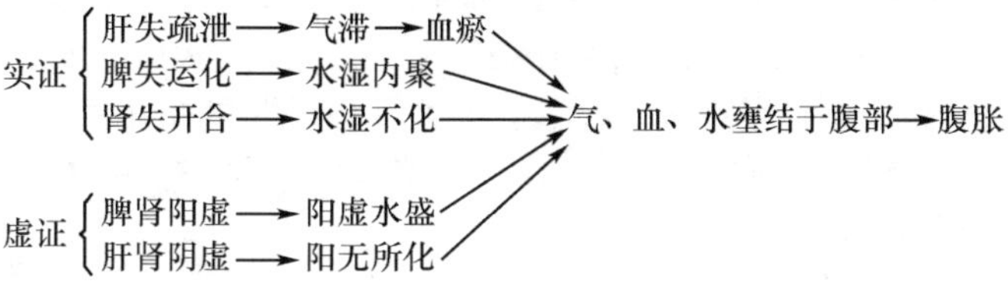

●腹胀有虚实之分。实证的病机为肝失疏泄、脾失运化、肾失开合;虚证的病机为脾肾阳虚和肝肾阴虚。

●病理因素为气滞、血瘀、水湿,壅结于腹部,停蓄不去,腹部日益胀大。

●后期肝、脾、肾三脏俱虚,气滞、血瘀、水停错杂为患,其胀日重。

●阴虚血热,络脉瘀损,可出现鼻衄、齿衄、呕血、便血;脾肾阳虚,湿浊蒙蔽心窍,可出现神昏谵语。

●气滞之腹胀特点为食后胀加重,嗳气、矢气后减轻。

●血瘀之腹胀特点为腹部青筋显露,面、颈、胸出现血痣或蟹爪纹,伴大便色黑。

●水停之腹胀特点为腹部胀大如蛙,伴双下肢水肿、小便不利。

十八、皮 疹

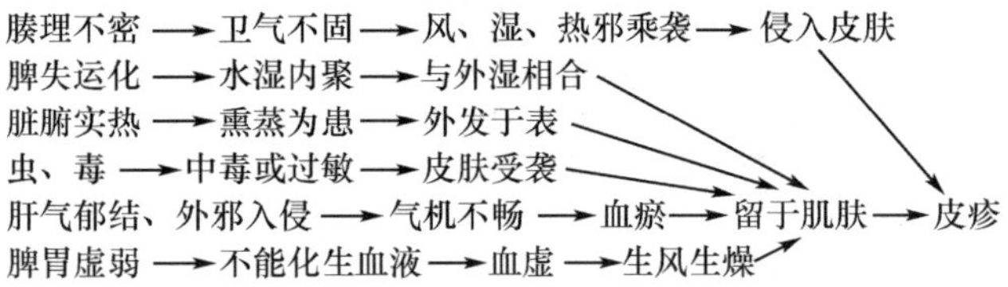

●自觉症状主要为痒、痛、烧灼、麻木、蚁走感,轻者尚可忍受,重者寝食难安。

●初期表现为风团、丘疹、斑疹、疱疹、脓疱、结节,后期可见鳞屑、糜烂、抓痕、结痂、皲裂、色素沉着、苔藓样变、疤痕等。

●发于人体上部者,多因风温、风热引起;发于人体中部者,多因气郁、火郁所致;发于人体下部者,多因湿热、寒湿引起。

●风邪引起的皮疹多发生迅速,消退也快,游走不定,泛发全身,瘙痒无度。

●湿邪引起的皮疹多为水疱、皮肤糜烂,迁延日久,缠绵难愈。

●热邪引起的皮疹多皮损色红、糜烂、脓疱、灼热、痒痛。

●虫、毒引起的皮疹多有接触史，表现多种形态。

●血瘀引起的皮疹可见皮损色暗、紫红、青紫，或出现瘀点、瘀斑、肥厚、结节、肿块等。

●血虚风燥引起的皮疹往往病程较长，皮肤干燥、肥厚、粗糙、脱屑，很少糜烂流水。

十九、瘰疬

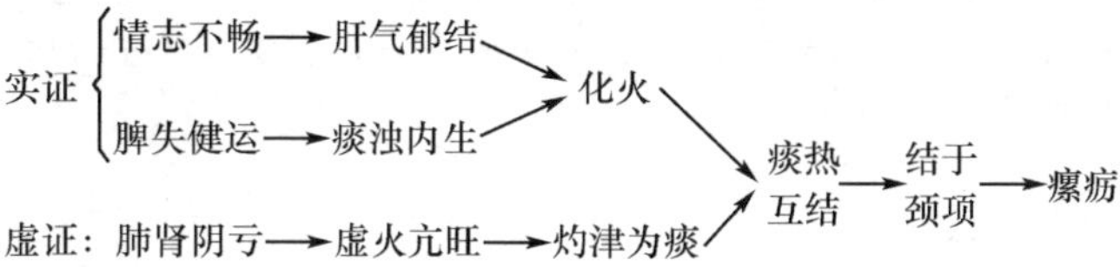

●瘰疬的病机为气、痰、热互结，多见于儿童或青少年，好发于颈部和耳后，见于淋巴结炎、淋巴结结核等。

●初期结块肿大如豆粒，一个或数个，皮色不变，按之坚实，推之能动，不热不痛，伴有肝郁气滞和脾失健运之证。

●中期结块逐渐增大，或数个融合，推之不动，化脓时皮色微红，可有轻微波动感，伴有低热、纳呆等。

●后期结块可破溃，脓水清稀，有空腔或窦道形成，伴有潮热盗汗、面色苍白、咳嗽、疲乏等虚象。

二十、包块

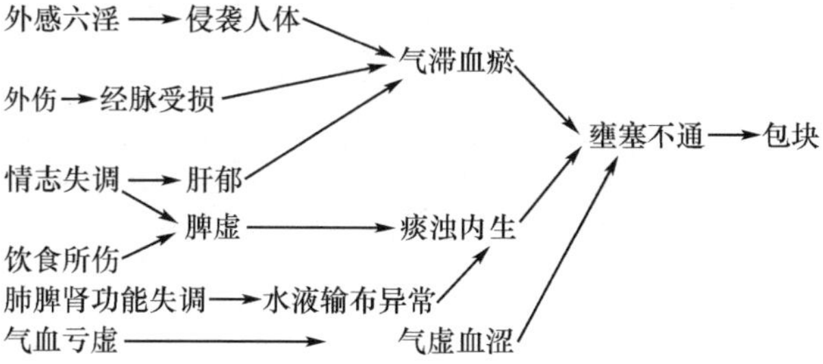

●包块的病机为气滞、血瘀、痰结。

● 气滞引起的包块位于体表者多为皮色，位于腹内者质地较软，聚散无常、痛无定处，伴有情志不舒、胸胁胀痛、双乳胀痛等肝失疏泄的表现。

● 血瘀引起的包块位于体表者色青紫，腹内者质地较硬，固定不移，痛有定处，拒按，伴有面色黧黑、肌肤甲错等。

● 痰结引起的包块多伴有肺、脾、肾气化功能失调，导致水液输布障碍生痰生饮的表现。

● 包括痈、疽、发、疖、疔、瘰疬、流痰、瘿、瘤、岩等体表包块或乳房内的可触及的结块，积聚、肠痈等腹内包块，现代的肿瘤性疾病等。

第十九章　证候鉴别

1. 风寒表证与风热表证：两者皆为表证，共有症状为恶寒发热、头身疼痛。不同点在于：①前者以恶寒为主，而发热或轻或无；后者以发热为主，而微恶风寒。②前者头身酸痛较明显，而后者头身酸痛不明显或无。③前者无口渴、咽痛；而后者有口微渴、咽痛、舌边尖红等热象，易化热传里。

2. 风寒表证与风寒束肺：两者皆属表寒证，不同点是：前者以全身症状为主，寒热、身痛为主症，咳嗽较轻或无；后者以口鼻咽喉症状为主，咳白色稀痰，鼻塞流清涕为主症。

3. 风热表证与风热犯肺：两者皆属表热证，皆表现为发热微恶风寒，鼻塞流黄浊涕，舌边尖红，苔薄黄。但前者以全身表证为主，肺系症状甚轻；后者以肺系症状为主，全身表热症状较轻。

4. 风寒束肺与寒邪客肺：两者皆以咳嗽白色稀痰为主症。但前者病位浅，风寒之邪在肺系及卫表，属表证，故病情轻，病程短；后者为寒邪入犯肺脏，属里证，故病程较长。咳嗽较剧，且兼气喘。

5. 寒邪客肺与寒饮停肺(寒饮伏肺)：两者皆寒性咳喘，表现为咳嗽气喘，痰稀色白。其鉴别要点是：①前者突然发作呈急性过程，通常无慢性病史；后者则反复发作，呈慢性过程，秋冬尤易发病；②前者痰液稀薄色白，痰量不多或较少；后者则咳多量，白色稀薄如水的泡沫状痰液。③前者为实证；后者为本虚标实证。

6. 寒饮停肺与痰湿阻肺：两者皆为本虚标实遇寒辄发的慢性咳喘，皆表现痰饮内阻，肺气不利的症状，如胸闷咳喘，咳嗽多量白痰。其鉴别要点是：①前者为痰饮，痰液清稀，呈泡沫状；后者为痰湿，以痰液黏稠为特征。②前者咳逆喘促，甚至不能平卧;后者咳声重浊,痰出咳暂缓减。③前者因饮邪伤阳,常感口渴喜热饮,形寒背冷等阳气受陨症状;后者常见脾运失健症状,如食少、脘胀、呕恶等。

7. 风寒束肺与凉燥袭肺:两者同属寒凉之邪犯肺,临床表现有相似之处。鉴别要点是:①前者的病邪为风寒,故咳白色稀痰,伴恶寒发热为特征;后者病邪为凉燥,燥邪伤肺,故以干咳无痰或少痰,伴唇燥、口干、咽痛为特征。②前者多发于冬春气候寒冷之时;后者多发于秋令气候干燥之时。

8. 风热犯肺与温燥犯肺(燥热伤肺):两者同属温热之邪犯肺,临床表现有相似之处。鉴别要点是:①前者以咳嗽痰稠,咽红喉痛为特征;后者以干咳无痰或痰少而粘为特征。②前者病因为风热之邪,多发于冬春季节;后者病因为温燥之邪,多发于秋季。

9. 风热犯肺与热邪壅肺:两者皆有咳嗽痰稠色黄之表现,但病位浅深及病情轻重不同。前者病位偏表,邪在肺系(上呼吸道),伴有发热微恶风寒,鼻塞流黄稠涕等风热表证症状,病情轻浅易愈;后者为热邪炽盛壅滞肺脏,呈现气喘息粗,壮热口渴,咳吐脓痰等里热症状。

10. 风热犯肺与风热袭肺:两者为同义语,所指相同。系指风热侵犯肺系而出现肺气不利的证候。以咳嗽、咯痰、鼻塞、流浊涕、咽喉不适等症状为主要表现的表热证。

11. 痰热壅肺与肺热炽盛:两者实际上都属于热邪壅肺,为肺气实热证。区别点为:前者痰热俱盛,咳大量黄稠痰;后者以肺热为主,咳嗽轻,咳痰少。

12. 凉燥袭肺与温燥犯肺(燥热伤肺):两者皆发病于秋令气候干燥之时,同为燥邪侵犯肺卫,燥伤肺津的表现。但前面症状偏于寒,伤津程度较轻;后者症状偏于热,伤津程度较重。其鉴别要点是:①前者干咳无痰或咳痰少而清稀;后者干咳无痰或痰少而粘或带血,不易咳出。②前者鼻塞、咽干、唇燥、恶寒发热,头痛,无汗,苔薄白欠润;后者鼻咽干燥更甚,口渴,发热而微恶风寒,舌质红,苔黄燥。③前者多发于晚秋秋风肃杀气候寒凉之时;后者多发于早秋久晴无雨气温偏热之时。

13. 燥邪犯肺与肺阴虚:两证均有干咳,痰少,难咳出的表现。但前者属外感新病,兼有表证,干燥症状突出,热象不明显;后者属内伤久病,无表证,虚热内扰症状突出。

14. 温燥犯肺与热邪壅肺:两者均为热邪犯肺,症状有相似处。鉴别要点为:①前者初起有表证;后者纯属里热证。②前者多发于秋季;后者多发于冬春季节。③前者病势较轻;后者病势较重。

15. 热邪壅肺与肝火犯肺:两者都属里实热证,同见发热、咳嗽、咳痰。不同点在于:①前者病位限于肺;后者病位在肝与肺。②前者属外感病范畴,病邪已由表入里,多见于冬春季节;后者属内伤病范畴,原有肝病,且多因情志失调而诱发。③前者咳嗽痰稠色黄,气喘息粗,壮热口渴;后者咳嗽阵作,痰黄黏少,胸胁灼痛,尚有气火上逆症状,如急躁易怒、口苦、头晕、目赤等。

16. 肝气犯肺与肝火犯肺:两者皆为肝肺同病之证,前者可进一步发展成后者。前者表现肝气郁结之胸闷胁胀,情志抑郁易怒,善太息,乳房作胀症状,加之咳嗽痰白,咳痰不畅。后者在前证的基础上,尚表现有肝火上逆症状,如头晕胀痛,面红目赤,口苦干,咳嗽阵作,气逆作呛,痰黄质黏量少。

17. 痰湿蕴肺与痰浊阻肺:两证实无多大差别,可视为同证异名。病机为脾湿生痰,上渍于肺,壅遏肺气而致咳逆。表现特点为慢性咳喘,痰多黏腻,色白或带灰色,兼有脾湿症状。

18. 寒痰阻肺与寒饮伏肺:两证表现相似,皆以慢性寒性咳喘,咳痰色白量多为特点。不同点为:①前者痰质黏稠;后者痰液清稀。②前者多表现为病情时轻时重的咳喘,发作与间歇界限不清;后者通常以遇寒触发,喉中痰鸣的阵发哮喘形式呈现。

19. 痰浊阻肺与痰瘀阻肺:两者皆表现为慢性咳喘,气逆痰多的特点,唯后者比前者更重,在前者的基础上,尚有心悸气急,唇爪青紫,舌质紫暗等表现。

20. 哮病与喘证:两证都有呼吸困难,气息喘促的表现。哮必兼喘,而喘未必兼哮,哮病喘而喉中哮鸣有声,是一种反复发作的独立性疾病。喘指呼吸困难,是多种肺系疾病的一个症状,故喘证称为喘、喘促或气喘更名副其实。

21. 支饮与哮病:两者皆表现为经久不愈的寒性咳喘,两者亦可同时存在。其鉴别要点为:①前者病情呈时轻时重的持续状态;后者时发时止,呈间歇发作。②前者表现为咳嗽气喘,咳吐大量白沫痰;后者以喘为主,且喉中哮鸣有声,而咳嗽很轻或无。

22. 肺胀与肺痿:两者皆由多种慢性肺系疾病反复发作迁延不愈所形成,皆表现为慢性咳喘及呼吸困难。其不同点为:①前者主要症状为胸部满闷,咳喘气逆,动则加剧;后者的症状,古人的描述为“咳吐浊唾涎沫”,是一个令人费解的模糊概念,实际上表现多样化,通常是进行性呼吸困难,活动后气急,咳吐少量黏痰,感染时又咳大量脓痰。单从症状难以将两者鉴别。②前者由慢性咳喘及哮喘发展而成,气道阻塞,肺气郁滞,胸部胀满,胸廓膨胀呈桶状,见于现代医学诊断的阻塞性肺气肿及慢性肺源性心脏病,肺功能检查为阻塞性通气障碍;后者由肺结核等病发展而成,肺部萎缩,胸廓扁平,呼吸困难,吸气尤为困难,见于现代医学诊断的多种弥漫性间质性肺病,如肺纤维化、间质性肺炎、矽肺、肺不张、纤维空洞性肺结核等病,肺功能检查为限制性通气障碍。

23. 饮停胸胁与悬饮:两者所指相同,前者为证名,后者为病名。初起一侧胸胁刺痛,继以胸胁胀满,咳逆气促,伴有寒热。多见于现代医学所指的结核性胸膜炎。

24. 暑热伤气与暑伤气阴:伤暑分为暑热伤气与暑伤气阴两证。两者无明显界线,仅有程度轻重的不同。不同点在于前者以伤气为主兼伤津;而后者伤气兼伤阴,热象更甚,且较重。

25. 伤暑与中暑:两者的鉴别要点为有无神志障碍。前者为暑热在气分,耗气伤津,较轻浅,无神志障碍;后者为暑窜心包,热入心营,较急重,有神志障碍。

26. 暑热证与暑湿证:暑热证,即暑入阳明,与阳明气分热证表现(壮热、汗多、心烦、口渴、脉洪大等)基本相同,唯发展迅速,很快出现伤津耗气症状(汗出不止、体倦无力、烦渴、舌红干燥、脉洪大芤数);而暑湿证为热邪兼湿邪,尚有胸脘痞闷、身重、下利、苔腻、脉滑数等表现。

27. 表热证与卫分证：两者表现基本相同，但含义不尽相同。表热证多指单纯热邪侵袭卫表，或指风热表证；而卫分证则概括了各种温热病邪，如风热、暑热、湿热、燥热等病邪侵袭所致的卫表证。不同病邪所致的卫分证同中有异，可分为风热卫分证、暑热卫分证、湿热卫分证及燥热卫分证。故卫分证所指范围比表热证要广泛。

28. 风热卫分证与暑热卫分证：两者皆具表热症状，不同点在于：①前者四季都可发病，以冬春季多见；后者仅见于夏季。②后者多夹湿邪，可有胸脘痞闷、舌苔厚腻等表现；而前者则无；③后者出汗较多，且有心中烦热症状；而前者则无。

29. 风热卫分证与湿热卫分证：两者皆具表热症状，不同点在于：①前者发热微恶风寒；后者初起恶寒明显。②前者无湿象；后者有头胀、身重、胸痞等见证。③前者进展迅速，或愈或传里；后者病程迁延，缠绵难解。

30. 湿热卫分证与暑热卫分证：两者皆为热兼湿邪在表，有相似之处。其鉴别要点为：①前者恶寒明显，身热不扬，少汗；后者发热重，恶寒甚微，多汗，心烦热。②前者进展缓慢，缠绵难愈；后者发展迅速，易入里伤津耗气。③前者可见于四季；后者只发于夏季。

31. 风热卫分证与燥热卫分证：前者即风温初起，后者即温燥初起，皆为表热证。不同点为后者有明显肺系（上呼吸道）之干燥见症，如口鼻干燥，口渴唇裂，干咳无痰或少痰，多见于秋季，尤其初秋。

32. 表证与外证：表证指外感病的初期阶段，六经辨证的太阳病证及卫气营血辨证的卫分证属于表证；而外证则是指见于皮肤、肌肉等体表部位的病变，包括各种皮肤病及疮疡痈肿等感染性疾病。外证属于中医外科的范畴。

33. 风热郁滞肌肤与湿热蕴结肌肤：两者皆为皮肤病，属于外证。前者为风热相搏于肌肤，发病快，无定处皮肤灼热瘙痒，呈现丘疹、风团等皮损，多见于现代医学所称的荨麻疹、瘙痒疹。后者为水湿、热毒浸淫肌肤，发病较缓，易成慢性，皮损以水疱、脓疱、糜烂、溃破流水等形式出现，多见于现代医学所称的湿疹、皮炎、带状疱疹等病。

34. 阳明气热证与阳明热结证：前者又称阳明经证，后者又称阳明腑证，皆为里实热证。其鉴别要点为：①前者表现为壮热、多汗、大渴引饮，脉洪大；后者表现为日晡潮热，出汗较少，口渴不明显，脉沉实。②前者无腹胀，或偶有腹胀，大便基本正常；后者持续性腹满胀痛，大便秘结。

35. 阳明里热与气分热炽：两者皆为外感病的里实热证，临床表现相同。身大热、汗大出，口大渴，脉洪大为共同特征。前者由伤寒太阳病证入里化热而成；后者由温病卫分证内传所致。前者初起为表寒证，待其渐次入里，始显热象；后者初起即有热象，为表热证，迅速入里成里热证。

36. 气营两燔与气血两燔：前者为气分热邪未罢，而营热又起，邪热同时炽盛于气分和营分的病证；后者为气分炽热之邪未解，而血分邪热又盛，同时出现气血热势燔灼的病证。两者皆具有高热、大汗、口渴之气分证候，及心烦躁扰或神昏谵语、舌绛之营分证候。惟气血两燔证尚有斑疹显露、肌肤发斑、出血之血分症状。

37. 脾肺气虚与心肺气虚：前者又称肺脾两虚，又者又心肺两虚。二证皆表现出肺气虚，不同点为一兼脾气虚，一兼心气虚。二证共有症状为久病咳喘，声低气弱，痰液清稀，神疲体倦之肺气虚表现。前证尚有食欲不振，纳少，腹胀，便溏等脾虚失运症状；后证尚有心悸、胸闷、神思不足、脉细弱或结代等心气虚弱症状。

38. 心气虚与心阳虚：两者的共同表现为心悸、气短、体倦乏力，自汗，活动时加重，脉细弱或结代。若兼见形寒肢冷，面色发白，心胸憋闭，或心区作痛，舌淡胖嫩或紫暗，则为心阳虚。

39. 心阳虚与心阳暴脱：两者皆有心悸、怔忡、胸闷、心区痛、畏寒、肢冷、自汗、乏力等症状。心阳虚至极，虚阳浮越，以至离决的严重阶段，则发展成心阳暴脱。故后者尚有四肢厥冷，冷汗大出，面色苍白，口唇青紫，脉细欲绝，神志昏糊等危重症状。素有心阳虚及心脉痹阻患者，常可在一阵心胸剧痛后，突然转化为心阳暴脱。

40. 心脉痹阻、心血瘀阻与胸痹：前两者为证名，后者为病名。心脉痹阻与心血瘀阻为同义语，两者所指相同。胸痹所指范围稍广，包括前者在内的多种证型。三者皆见于现代医学所称的冠心病。

41. 胸痹与真心痛：真心痛乃胸痹的进一步发展。症见心痛剧烈，甚则持续不解，可伴有汗出、肢冷、面白、唇紫、脉微或结代，以至神志不清等心阳暴脱的表现。

42. 心血虚及心阴虚：两者皆以心失濡养而见心悸怔忡、失眠多梦等症状。但心血虚以血虚病变为基础，故兼见头昏目眩、面色不华、唇舌色淡、脉细无力等症；而心阴虚以阴虚病变为基础，故兼见五心烦热，潮热盗汗，口咽干燥，舌红少津，脉细数等症。

43. 心火亢盛与心阴虚：两者都表现心病的常见症状和热象，但前者属实证，后者为虚证，有着本质的不同。前证表现为心胸烦热，夜不成眠，面赤口渴，溲黄便干，舌尖红赤，或生舌疮，糜烂疼痛，脉数有力等心经实热症状；后证表现为五心烦热，潮热盗汗，颧红，舌红少津，脉细数等心经虚热症状。

44. 心火亢盛、心火上炎与小肠实热：心火亢盛可向上表现为心火上炎，向下表现为小肠实热。心火亢盛的基本症状为心胸烦热，急躁失眠，心悸不宁。心火上炎则表现为舌尖红绛，口舌生疮，舌体糜烂疼痛。心火下移则表现为小便赤热，涩痛，甚或尿血。心火亢盛和小肠实热常同时出现，上重者称心火上炎，下重者称小肠实热，俱重者称心火亢盛。

45. 小肠实热与膀胱湿热：两者皆有小便赤热涩痛，甚或尿血症状。但前者尚有心火亢盛的其他表现，如心胸烦热，急躁失眠，心悸不宁，口舌生疮等；后者则有明显的尿频、尿急、尿痛，排尿淋漓不爽，尿色混浊等湿热蕴结膀胱的症状，或有腰部、小腹胀痛。

46. 心火亢盛与痰火扰心：两者皆为心经实火病证。前者以心胸烦热、心悸不宁、躁烦失眠、舌痛溲赤为主症；而后者则为痰与火结，扰乱心神，以神志狂乱为主症。

47. 痰气郁结与痰火扰心：前者又称癫，后者又称狂，皆表现为神志错乱，病位在心肝两脏，不同点在于：前者以沉静痴呆，善悲欲哭，举止失常为特点；后者以狂躁不宁，动而多怒，骂人毁物为特征。

48. 痰气郁结与气郁痰阻：前者指痰气郁结于心而形成的癫病。后者指痰气互结于体表的瘿病、瘰疬、乳癖等病。

49. 癫证与痫证：两者虽习称为证，实际是病名。癫病为精神错乱的疾病，表现为精神抑郁，表情淡漠，静而少动，语无伦次，哭笑无常等症状，与痰气郁结证相关。痫病即癫痫，为发作性神志不清病证，表现为突然仆地，不省人事，喉中痰鸣、口吐涎沫，四肢抽搐等症状，发作后又醒如常人，与风痰上扰证相关。

50. 癫病与痴呆：癫病属于精神失常的疾患，多见于青年人，以精神抑郁，情感淡漠，举止失常，语无伦次，哭笑无常为主要表现，病机是七情所伤，痰气郁结。痴呆属于智能活动障碍的疾病，多见于老年人，以智力减退，思维迟钝，反应缓慢为主要表现，病机是肾气亏虚，髓海不足。

51. 痰火扰心与痰迷心窍：痰火扰心亦称痰火扰神，痰迷心窍亦称痰蒙心神。两者都有神志异常的改变。前者为阳证，表现为精神狂乱，多以狂病的形式出现。后者为阴证，所指较广，可表现为神情抑郁、举止失常，如癫病，亦可表现为昏不知人，喉中痰鸣，如痫病、中风。

52. 出血性中风与缺血性中风：这是中西医结合的病名，前者指出血性脑血管意外。即脑出血；后者指缺血性脑血管意外，即脑梗死。

53. 心血虚与肝血虚：两证皆有血虚的基本症状，如头昏眼花，面色不华，唇爪色淡，舌质淡，脉细弱等。心血虚的表现除血虚的一般表现外，还有血不养心而心神不安的症状，如心悸怔忡，失眠多梦，头昏健忘等症状。肝血虚的表现，除了血虚的一般表现外，还有血不养筋，血不养目，冲任不充的症状，如手足麻木，爪甲干枯，关节屈伸不利，视物昏花或眼干夜盲，经血量少色淡，经期延后或闭经等。

54. 大肠液亏与气虚便秘：两者皆以大便难以排出为主症。前者大便干燥秘结，难以解出，常数日一行，伴有口咽干燥，舌红少津；后者为气虚推动无力，大便并不干硬，虽有便意，但无力排出，临厕努挣乏力，挣则汗出短气，便后疲乏。

55. 肠虚不固与脾肾阳虚：肠虚不固又称肠虚滑泻，是指大肠阳气虚衰不能固摄所表现的病证，其与脾肾阳虚所表现的久泻无异。可以认为肠虚不固是脾肾阳虚的早期表现或部分表现。两者的主要不同点在于：前者以大肠主局的虚寒症状为主；后者尚有全身的虚寒症状。

56. 小肠虚寒与脾阳虚：两者皆表现为虚寒性泄泻。前者为分别清浊功能失司，表现为清浊不分，大便清稀如水状，小便短少，腹痛，形寒；后者偏重于脾的运化功能减退，表现为纳少，腹胀，大便溏薄，并兼有无力、水肿、带下等全身症状。可以认为小肠虚寒是脾阳虚的部分表现。

57. 小肠气痛与寒凝肝脉：两者表现基本相同，皆相当于现代医学诊断的腹股沟疝。鉴别要点是：①前者无明显寒象；而后者寒象明显。②前者主要表现阵发少腹坠胀冷痛，小肠坠入阴囊或股内；后者亦如是，但尚包括睾丸冷痛，阴囊收缩等其他冷痛症状。

58. 湿邪困脾与脾虚生湿（脾虚湿困）：前者为实证，湿为因；后者为虚证或本虚标实证，湿为果。鉴别要点为：①前者病程短；后者病程长。②前者脾胃素健，急发于暴饮暴食之后；后者素有消瘦无力、运化失常等脾虚症状。

59. 寒湿困脾（湿困脾阳）与湿热蕴脾（脾胃湿热）：两者皆为湿邪困脾的实证，由湿邪阻遏脾气，影响到脾的运化、升清和胃的受纳、腐热功能，从而导致受纳腐熟障碍，运化转输失司，升清降浊失常等病变。两者的鉴别要点为：①前者为寒证；后者为热证。②前者以升清障碍为主要症状，后者尚有明显的胃气上逆症状。③前者无黄疸；后者可出现黄疸。

60. 脾胃湿热与肝胆湿热：两者病因皆为湿热，病变虽不同，但常互相影响和渗透，表现多有相似之处。其鉴别要点为：①前者多湿重于热；后者多热重于湿。②前者多出现脘腹痞胀;后者多出现胁肋疼痛。③两者皆可出现黄疸,前者多见于黄疸性肝炎;后者多见于胆病性黄疸。

61. 肝经湿热与肝胆湿热:两者颇多相似,难以区别。鉴别要点为:前者所指范围较窄,主要指湿热下注而致前阴诸疾或兼小便异常者,一般说来,以口苦、胁痛、腹胀及前阴湿热诸疾为主要表现,罕见身目发黄者;后者则全身症状较多,如胁痛、发热、口苦、呕恶,舌苔黄腻,多有黄疸。

62. 肝气郁结与肝气横逆:肝气横逆是肝气郁结的进一步发展,其症状基本同于肝气郁结,但更为明显,两胁显著胀痛,可上达胸膺,下及少腹,旁及脾胃,而出现肝气乘脾及肝气犯胃。

63. 肝脾不调与肝胃不和:前者又称肝气乘脾,后者又称肝气犯胃,皆由肝气横逆乘脾犯胃所致。两证皆有肝气横逆的表现。所不同者:前者尚有食少纳呆,腹胀腹泻等脾失健运症状;后者尚有胃脘胀满疼痛,呃逆嗳气,吞酸,呕吐等胃气上逆表现。

64. 肝气郁结与肝郁发热:肝气郁结之甚者,可气郁化火而成肝郁发热证。在肝气郁结的基础上出现热象,如身热心烦,热势常随情绪波动而起伏,烦躁易怒,舌红苔黄,脉弦数等,即为肝郁发热证。

65. 胆郁痰扰与肝郁发热、肝胆湿热及痰火扰心:胆郁痰扰的病机是:气机郁滞,胆失疏泄,生痰化火,痰热内扰,故其症状表现多样,须与多种证鉴别。其临床表现为:胸胁胀痛,口苦呕恶,头晕目眩,烦躁不安,惊悸不宁,苔黄腻,脉弦滑或弦数等。本证并非单纯胆病,实与肝、心相关。其表现胸胁胀痛,身热口苦,呕恶,头晕目眩,类似肝郁发热,肝胆湿热的某些症状;又其表现有惊悸不宁,烦躁不安,又类似痰火扰心的某些表现。胆郁痰扰证混杂有肝胆郁热及痰热内扰心神的诸多表现,须和相关证鉴别。

66. 肝阳上亢与肝火上炎(肝火炽盛):前者既有肝阳浮越、阳热亢升之象,又有肝肾阴虚之见证,表现为头胀头痛,眩晕耳鸣,急躁易怒,面红目赤,腰膝酸软,上重下轻等症状,实为阴虚于下、阳亢于上的本虚标实证。后者是一派肝火炽盛炎上之象,如头痛而胀,眩晕,耳暴鸣或暴聋,烦躁多怒,面红耳赤,口苦咽干,胁肋掣痛等肝经实火上炎的表现。

67. 肝阴虚与肝火上炎:两者均有热象的表现,但前者属虚热,后者为实火,有着本质的不同。

68. 肝肾阴虚与肝阳上亢:肝肾阴虚与肝阳上亢两证常并存,两者症状多有重叠,难以截然分开。但作为两个独立证的鉴别要点是:前者以阴虚症状为主,是静态的虚热(阴虚内热);后者阳亢症状明显,为向上外浮的虚热(阴虚火旺)。

69. 阴虚内热与阴虚火旺:两者皆表现为阴虚。前者程度较轻;后者程度较重。前者表现为静态的虚热;后者表现为向上升浮的虚火。两者无本质的差别,但有程度的不同。

70. 热入心营与心火亢盛:热入心营见于外感温病,为温邪入营入血产生的营分证;而心火亢盛,又称心火妄动,见于杂病,为心之实火证。鉴别要点为:前者急而重,有明显的全身症状,如发热,谵妄甚或神昏,斑疹等;后者较轻缓,无全身危重症状。

71. 心火亢盛与心肾不交:虽两证皆有心火的表现,但前者为心之实火,而后者为心之虚火。且后者尚有肾阴虚的表现。

72. 内寒与里寒:从八纲辨证,两者皆为里证、寒证,但两者有着本质的区别。内寒指内生之寒,在病因辨证上属内生五邪之一,由于阴阳失调,阳虚而阴盛,此种寒证为虚寒证,故内寒证即指阳虚证或虚寒证,见于内伤杂病。里寒指外来之寒邪入里,病因上属外感六淫之一,此种寒证为实寒证,见于外感病。虽内寒属内生虚寒,治宜补阳,里寒属外来实寒,治宜祛寒,但两者常可转化或同存,如阳虚之体又遭外来寒邪,或外来寒邪所致之实证向虚证转化,故在治疗时常祛寒与温阳并举,虽然有所侧重。

73. 内湿与里湿:从八纲辨证两者皆为里证,从病因辨证两者皆为湿证,但两者是有区别的。内湿指内生之湿,在病因辨证上属内生五邪之一,由于脾虚而生湿,此种湿为病理产物,属本虚标实证。里湿指外来之湿邪入里(表湿入里或经胃肠入里),此种湿在病因辨证上属外感六淫之一,属实证。两者从症状表现上难以区分,但从病因、病机、病程及虚实方面可以辨别。

74. 脾气虚与脾阳虚:脾气虚表现为一般气虚症状以及运化功能减退的症状,如面色萎黄,肌肉消瘦,倦怠无力,少气懒言,食少纳呆,腹胀便溏等。脾阳虚是在脾气虚的基础上,尚有腹中冷痛,喜温喜按,畏寒怯冷,口泛清水,大便清稀,舌质淡胖等里虚寒的表现。

75. 脾不统血与气不摄血:这两种出血的病机相同,都是气虚而致摄血功能减退。一般认为气不摄血的出血是全身性的,咯血、呕血、便血、尿血、肌衄均可能是气不摄血所致,其所指范围较广;而脾不统血主要是指脾气虚所致的出血,多表现为便血与崩漏。可以认为脾不统血是气不摄血的一部分。

76. 脾气虚与脾阴虚:通常脾气虚证有脾气虚及脾阳虚,胃之虚证为胃阴虚,而脾阴虚罕有提及。然有人主张,在少有情况下,脾气虚可兼有阴虚,将此种证称为脾阴虚,故脾阴虚实际上是脾之气阴两虚。脾气虚可发展成脾阴虚,此种阴虚症状不很显著,虽有热象无火旺。纳食减少,食后腹胀本是脾气虚的表现,但又有脘内灼热,大便秘结或溏而不爽,口干唇燥,舌红少津,苔心光剥等阴虚之象,则是脾阴虚证。

77. 气虚下陷与气虚不固:两者所指不同。气虚下陷病位在脾,故又通称中气下陷;气虚不固病位在肾,故又通称肾气不固。前者主要表现为气虚升举无力。如脘腹坠胀,内脏下垂,久泄脱肛,子宫下垂等。后者主要表现为封藏失司、固摄不能,如滑精遗尿,大便滑脱,胎气不固,经带失摄等。

78. 气虚下陷与清阳不升:两者都是气的升举功能减退。不同点为:①前者是以浊阴下降为主,中下焦症状多见,如内脏下垂,久泻脱肛,子宫下垂等;后者是以清阳不升为主,上、中焦症多见,如头晕眼花,耳鸣耳聋,胸脘痞闷,泛恶呕吐等。②前者为纯虚证;后者为虚实夹杂或本虚标实证,可兼因痰浊中阻,清阳被遏所致。

79. 胃阴虚与脾阴虚:两者均可出现食欲减退,口渴呕呃,脘腹嘈杂、隐痛,大便秘结等相似症状。其不同点为:①胃阴虚、阴虚症状明显;而脾阴虚阴虚症状较轻。②胃阴虚仅有阴虚表现;而脾阴虚同时兼有气虚症状。③胃阴虚易出现饥不欲食,干呕呃逆,胃中灼热等症状;而脾阴虚通常无此种症状。

80. 胃阴虚与胃火亢盛:前者为胃之虚热证,后者为胃之实热证。两者的表现不同:①前者胃中嘈杂,饥不欲食;后者胃中灼痛,消谷善饥。②前者之呕为干呕;后者之呕为吞酸。③前者口渴为口咽干燥;后者之渴为喜冷饮。④前者之舌象为舌红,苔少或无;后者之舌象为舌红苔黄。

81. 胃中郁热与胃火上炎:胃火亢盛(胃热炽盛)可表现为两种证型:胃中郁热(胃中伏火)与胃火上炎。因皆为胃腑实热型,表现很相似。两者的不同点在于:前者的病变部位局限于胃中(热郁于胃),病状较轻;后者的病变部位不仅在胃,且循胃经上熏,致牙龈肿痛,面颊肿胀,牙龈出血,咽炎乳娥,口臭等症,病状较重。

82. 脾气虚与胃气虚:虽两者易同病以脾胃气虚的证型出现,但亦须辨析两者的不同。脾气虚以脾失运化的表现为主:腹部胀满,或有隐痛,食后饱胀难化,大便溏薄,或有水肿。胃气虚以受纳腐热功能减退及胃失和降的表现为主:食欲不振,胃纳减退,脘痞隐痛,呃逆嗳气,恶心呕吐。

83. 脾阳虚与胃阳虚:中焦虚寒为两证共有的症状。两者的不同参见脾气虚与胃气虚。在脾气虚的基础上加上中焦寒象即为脾阳虚;在胃气虚的基础上加上中焦寒象即为胃阳虚。

84. 脾湿肝郁与肝气犯脾:两者皆为肝脾同病,两脏症状同见。但病机不同,前者由湿邪困脾,继而影响肝的疏泄功能所致;后者由肝气横逆而犯脾。其鉴别要点是:①就脾的症状而言,前者脾湿的症状很多,如脘腹胀闷,便溏,食少,恶心等;后者脾湿的见症较轻,主要表现为发作性腹痛腹泻,泻后痛减,其发作与情绪有关。②就肝的症状而言,前者可见明显的疏泄功能失常,抑郁易怒,胸胁胀痛及黄疸均可出现;后者疏泄功能失常的症状较前者轻,一般不出现黄疸。③前者病情往往逐渐加重,变化亦多;后者为间歇性发作,通常轻证居多。

85. 饮停胃脘与饮留肠胃:两者性质相同,皆为饮证,饮为寒邪,故又称寒饮。两者病位不同,前者限于胃,后者在肠及胃。饮停胃脘表现为脘腹痞胀,胃中有振水声,呕吐清水痰涎,此见于幽门梗阻引起的胃潴留。饮留肠胃表现为腹胀坚满而痛,大便不通,水走肠间,沥沥有声,恶心呕吐,此见于不全性肠梗阻。

86. 外寒犯胃与胃气虚寒:两者均为胃之寒证,但前者为实寒,后者为虚寒。其鉴别要点为:①前者为急性发病,起于过食生冷或腹部受寒;后者则为慢性病程。②前者胃痛发作于与受寒凉有关,喜温不喜按,常有呕吐或腹泻;后者胃痛绵绵,时作时止,受寒辄发,喜温喜按,无呕吐。

87. 胃肠气滞与饮留肠胃:两者病位皆在肠胃,病机亦有相同之处。但前者为气滞,后者为饮停。前者病情较轻而后者病情较重,前者可发展至后者。胃肠气滞表现为腹部胀满不适,或有走窜不定的胀痛,得嗳气及矢气后腹胀、腹痛可缓解,服行气药治之常可缓解。饮留肠胃表现为腹胀甚,坚满而痛,水走肠间,沥沥有声,痛随走窜而阵阵加剧,恶心呕吐,大便不通,矢气亦无,须服攻下药治之。

88. 伤食与食积:前者为急性实证,起于暴饮暴食之后,表现为脘腹胀满,嗳腐呕恶,吐出不消化食物,或泻出恶臭稀便,易愈;后者为慢性病,本虚标实证,多发于小儿,主要症状有食欲不振,消化不良,腹胀,消瘦等,难治愈。

89. 食积与疳积:两者均为小儿慢性病,表现基本相似,前者较轻,后者较重,前者可发展成后者。食积的表现为:厌食,腹胀满闷,嗳腐吐酸,或有恶心呕吐,舌苔垢腻,见于现代医学所称之消化功能紊乱症。疳积的表现,除上述消化道症状更重外,尚有全身营养不良的表现:面色萎黄,肌肉消瘦,精神萎靡,目无光彩,头发稀疏干枯,急躁易哭,夜寐不宁,眠中咬牙弄舌,腹大膨满,或见青筋显露,见于现代医学所称之营养不良。

90. 肝阳化风与热极生风:两者皆为肝风内动,但病因病机及临床表现不同,易于鉴别。①前者素有肝阳上亢史,在此基础上发展而成;后者以高热与肝风共见为诊断指征。②前者的表现是眩晕，头痛，肢麻，颤抖，筋惕肉跳，肢体强直或半身不遂等；后者多见于儿童，出现于高热（高热惊厥）及某些急性热病之际，表现为全身性抽搐，颈项强直，甚或角弓反张，常有神志障碍。

91. 血虚生风与阴虚动风：两者皆有肝之阴血不足，筋脉失养的表现，如眩晕，肢体麻木，手足震颤，肌肉跳动，关节拘急不利等。不同点是：血虚生风无热象，尚可见皮肤瘙痒；而阴虚动风有热象，因常发生于温热病的后期，阴液耗损，产生阴虚内热的症状。

92. 血虚与血燥：两者皆可表现皮肤之干燥，粗糙瘙痒症状。但血虚表现较广，有面色苍白无华，唇、舌、爪甲淡白之不荣，皮肤干燥粗糙之不润，肢麻、目花、心悸之不养，脉细、月经少之不充症状。而血燥之症状较局限，主要指消瘦，皮肤干燥、粗糙，或起鳞屑，爪甲变脆，毛发脱落，大便秘结等。

93. 血虚生风与血燥生风：血虚生风发生在血虚的基础上，筋脉失养所表现的证候，如眩晕耳鸣，面白无华，爪甲不荣，手足震颤，肌肉跳动，肢体麻木，关节拘急不利等。而血燥生风则无面色不华，唇甲苍白等血虚表现，主要是显示肌肤失养，如黏膜干燥，皮肤粗糙，肌肤甲错，毛发脱落，爪甲变脆，皮肤瘙痒，手足麻木，肌肉消瘦及大便秘结等。

94. 津亏与阴虚：津亏即津伤，指津液不足，属内燥证，其与阴虚的不同点是：①津亏仅有燥象如口咽干燥，唇燥而裂，皮肤干枯不润，大便干结，小便短少；而阴虚除有燥象外，尚有虚热表现，如五心烦热，午后潮热等。②津亏易发生在肺、胃、大肠；阴虚易发生在肾、肝、肺。

95. 气虚失血与气随血脱：前者指因气虚不能摄血而出血的病症，气虚为因，失血为果；后者指突然大量出血后，引起气随之暴脱的病证，如出血性休克，失血为因，气脱为果。气虚失血的结果是气血两虚；气随血脱的结果是气血两脱。

96. 气虚、血虚与气脱、血脱：气或血的不足称气虚或血虚，为慢性虚弱性病证，气或血的突然大量损失称为气脱或血脱为急性危重性病证。

97. 阴虚、阳虚与亡阴、亡阳：阴或阳的不足称阴虚或阳虚，为慢性虚弱性病证。阴或阳的突然暴竭或将绝称亡阴或亡阳，为急性危重性病证。

98. 气滞、气逆与气闭：三者皆是气机阻滞类的证候。气机阻滞，运行不畅，出现胸胁、脘腹等部位的胀闷、胀痛、窜痛者为气滞，如肝气郁结、胃肠气滞、肝胃气滞诸证属之。气机阻滞而气上冲逆者，以咳喘、呕吐、呃逆为主要表现者为气逆，如肺气上逆、胃气上逆、肝火气逆等证属之。可以认为气逆是在气滞基础上的一种表现形式。气机逆乱，阻闭神窍而突发昏厥则为气闭，惊恐及剧痛常为其发病诱因。

99. 厥冷、厥逆和厥证：四肢末端触之凉，超过腕踝称厥冷。四肢末端触之冷，超过肘膝称厥逆。突然昏倒，移时能苏，或有厥逆者称厥证。

100. 厥证与昏迷：两者皆有神志不清的表现。但厥证是一种有明显诱因，急发急苏的短暂神昏，即西医所称的昏厥或晕厥；而昏迷则是一种在严重疾病基础上产生的神志不清，预后差。

101. 气厥和气闭与气脱：厥证是一种有明显诱因而急发急苏的短暂神昏，其中因情志过极，恼怒、惊恐或剧痛、刺激而致气机逆乱，上壅心胸，蒙蔽窍隧而突然昏倒者为气厥。气厥有实有虚，其中属实证者又称气闭，属虚证者又称气脱。气闭相当于西医所称的昏厥；气脱相当于西医所称的虚脱。

102. 气脱与亡阳：气脱与亡阳均为危急证候，都有大汗淋漓的表现，但亡阳更重，且有昏迷不醒，汗出肤冷，目合口张，手撒肢厥，二便自遗，脉细欲绝，而气脱虽因大汗淋漓，致使气虚欲脱，精神萎顿，神情淡漠，重者或有晕厥，但不出现昏迷。气脱可为亡阳的先兆，进一步发展为亡阳。气脱相当于西医所称的虚脱；亡阳相当于西医所称的休克。

103. 出血、血证、失血、亡血与血脱：中医概称各种出血性疾病为血证，出血与血证为同义语。失血古又称亡血，两者为同义语，出血之轻者导致失血，出血之重者导致血脱。血脱为急性大量失血的危重证候。

104. 肾精不足和肾阴虚：前者主要表现为先天性发育迟缓，或生育不能，抑或后天性性功能障碍，如性欲减退，阳痿早泄。后者表现为后天性肾主骨生髓功能不足，体力及脑力衰退，以及阴不制阳的虚热症状。

105. 肾气虚与肾阳虚：两者的表现基本相似，不同点在于：①前者无寒象；而后者有寒象。②前者主要表现主骨生髓功能不足；而后者尚有气化温煦功能不足。肾气虚主要表现为肾精化气、主骨生髓的功能减退，有腰膝酸软（肾不主骨）、齿摇发脱，耳鸣耳聋，精力不足，思维迟钝，近事遗忘（体力脑力衰退），性欲减退，阳事不举（肾气不足），短气喘促（肾不纳气），精关不固，膀胱失约（肾气不固）等未老先衰的症状。肾阳虚除有上述症状外，尚有气化温煦功能减退的表现，如五更泄泻（命门火衰），全身水肿（肾虚水泛），以及形寒身冷等阳虚寒盛症状。

106. 肾不纳气与肾气不固：两者皆为肾气虚的特殊证型，实际上都是以肾气虚为基础，因此都具备肾气虚的共同表现。肾气虚表现虚喘突出者称肾不纳气。肾气虚表现精关、膀胱、经带、胎气不固突出者，称肾气不固。

107. 肾虚水泛与肾虚泄泻：两者皆为肾阳虚的特殊证型，实际上都是以肾阳虚为基础，因此都具备肾阳虚的共同表现。肾阳虚突出气化功能不足，形成水肿者称肾虚水泛。肾阳虚突出命门火衰不能温暖脾胃，加之固摄失司，表现五更泄泻者，称肾虚泄泻。

108. 肾虚水泛与肾虚毒泛：肾虚水泛进一步恶化则发展成肾虚毒泛。肾虚毒泛除有肾虚水泛的全部表现外，尚有神情淡漠，嗜睡，甚至神昏，恶心呕吐，尿少或无，亦可多尿，口中有尿味等症状，相当于现代医学所称的尿毒症。

109. 阳虚水泛与阳虚停饮：两者皆为阳虚引致的水液代谢失常，水饮内停的证候。但两者的分布部位不同。前者广泛分布于体表肌肤，按之没指，兼有小便短少；后者集中聚积于体腔或胃肠中。

110. 水气凌心、水饮凌心与饮遏心阳：三者所指相同，为同一证。乃由于脾肾阳虚，水饮内停，上凌于心的证候。表现为：

心悸，胸闷痞满，小便短少，下肢水肿，形寒肢冷，或有眩晕，恶心欲吐。

111. 水气凌心与水寒射肺：两者都是由于脾肾阳虚，水饮停蓄，全身水肿，水气泛滥上逆，影响心肺功能所产生的证候。前者为水饮上逆阻遏心阳，而使心阳不振，心悸不宁，表现为肢体水肿，小便短少，气上冲胸，心下逆满，心悸怔忡，气短喘促，头目眩晕等症状。后者为伏饮寒水上逆犯肺，致使肺失肃降，肺气上逆而发，表现为形寒，肢冷，全身水肿，咳喘气逆，痰涎多而稀白，甚至胸满气促，不能平卧。两者可同时发生，称水凌心肺，见于心力衰竭之时。

112. 膀胱湿热与膀胱失约：两者皆有尿频症状。前者尿频、尿急、尿痛而淋漓不爽，尿色混浊或兼砂石或血，舌红苔黄腻，脉滑数。后者尿频而淋漓不尽，尿常自出，尿色清白，身寒肢冷，舌淡苔白，脉沉细，为肾气不固的表现。

113. 结胸证与痞证：前者属有形之邪，心下硬满而痛，为实证；后者属无形之气，心下但满而不痛，为虚证。

114. 小结胸证与大结胸证：两者皆为伤寒太阳病之变证，热与痰饮互结于胸腹而发生以疼痛为主的证候。但病位有浅深之分。症状有轻重之别。小结胸证是痰与热互结于心下，表现为局限于心下之硬满，上不及胸，下不达腹，按之则痛，不按不痛，邪结轻浅，病势较轻。大结胸是热与水饮互结于胸腹，病变部位较广，表现为心下疼痛，上可达胸，下可及腹，按之石硬，手不可近，邪结深重，病势较重。

115. 大结胸证与阳明腑实证：前者为热邪与水饮互结心下，后者为热邪与燥屎内结肠腑。鉴别要点为：①前者腹痛主在心下，甚则从心下至少腹硬满而痛，痛势较重；后者腹痛多绕脐而作或大腹胀痛，痛势较轻。②前者按之石硬，甚至手不可近，压痛中心在心下；后者腹痛胀满，压痛中心在脐周。③前者热象不明显，或无典型热象；后者表现为潮热，日晡发热，热势较重，又多兼烦躁、谵语。

116. 冲任虚衰与冲任不固：两者皆为肾虚所产生的女性生殖、经、产失常的病证。两证的病机不同：前者是以肾精不足为主，精虚则冲任失养，血海空虚，故而发生经水延后，经血量少，闭经，不孕，阴道分泌物减少等症状；后者是以肾气不足为主，气虚则冲任不固，经血失约，故而发生月经先期，经血过多，崩漏，漏胎，小产，恶露不绝，带下等症状。

117. 胞宫寒凝与胞宫虚寒：前者为本虚标实之证，本虚而风寒外邪客之；后者为标本俱虚之证，寒乃因阳虚而生。二证虽同以小腹不温，疼痛，月经延后，经血量少或经闭不行为主症，但前证多以绞痛，血色紫暗有块为特征；后者则以隐痛，坠痛，血色浅淡质稀为特征。

第二十章 脏腑证治

一、心与小肠

1. 心主神志，有关意识障碍，精神失常及大脑功能失调的病状，如神志不清(神昏)，精神失常(神乱)，神气不足(少神)及失眠多梦等皆责之于心。

2. 心主血脉，心气维持正常的心脏搏动及血脉运行，心血滋养全身，有关心力、心率、心律失常及血液虚亏、脉道不利的病状皆责之于心。

3. 心病分虚实。虚证为气、血、阴、阳的不足，实证为火热、痰饮、瘀血等病邪的侵扰。

4. 心悸、胸痛及精神、神志异常是心病的主要表现，其中心悸尤为常见，不论虚实寒热诸证皆可见之。

5. 气属于阳、血属于阴，故心阳虚必兼心气虚，心阴虚常兼心血虚。心阳虚比心气虚重，尚有寒象；心阴虚比心血虚重，尚有热象。

6. 心之阳气虚则心悸，气短，自汗，神疲，脉细弱或结代；更有形寒肢冷，面色淡白，心胸闷痛等寒象则为心阳虚所独有。心之阴血虚则心悸，失眠，多梦，健忘，脉细弱；更有烦热，盗汗，舌红，脉数等热象则为心阴虚所独有。

7. 心阳衰极，阳气欲脱，表现骤发心胸剧痛，冷汗淋漓，四肢厥冷，面色苍白，脉微欲绝者为心阳暴脱，或称心阳虚脱，见于西医所称之心肌梗死。

8. 心之实热证，见于外感热性病者，称热入心包或热入营分，表现为高热、躁烦、谵妄，甚至神昏。心之实热证，见于内伤杂病者，称心火亢盛，热在上重者称心火上炎，热在下重者称心火下移于小肠。

9. 痰火扰心、痰迷心窍及热入心包三证皆有神志变化，其鉴别要点是：痰火扰心表现为神志狂乱；痰迷心窍表现为神志错乱或痰鸣神昏；热入心包则表现为高热神昏。前二者属内伤杂病；后者属外感热性病。

10. 痰火扰心及痰迷心窍二证，主要表现为精神失常，虽为心病，亦与肝、肾相关，故辨证论治应从心、肝、肾三脏全面考虑。

11. 心脉痹阻，或称心血瘀阻，并非尽为实证，按其病因病机，实为本虚标实之证，临床表现多样，须据标本缓急之不同分型治之。

12. 心可与其他各脏合病，其中最常见者为心脾两虚（心血虚+脾气虚），心肾不交（心、肾阴虚+心阳亢），水饮凌心（脾肾阳虚+饮遏心阳）。

13. 小肠病证多责之于脏，与脏相关，如小肠实热由心火下移所致；小肠虚寒与脾肾阳虚有关；小肠气痛与寒凝肝脉相关，辨证论治时皆须与相关之脏相联系。

14. 心之虚证治疗当补其不足。心阳气虚者，宜温心阳，益心气；心阴血虚者，宜滋心阴，养心血。由于气属阳，血属阴，心阳虚必兼心气虚，心阴虚亦兼心血虚，故治疗心阳虚必加用补心气药，治疗心阴虚亦加养心血药。此外，在治疗心气虚时，在益心气药中，可酌加少许温心阳药，取少火生气之意；在治疗心血虚时，在养心血药中可加补心气之药，取益气以生血之意。至于心阳暴脱则需用益气救脱，回阳救逆法抢救之。

15. 心之实证治疗，宜祛邪以损其有余。针对火热、痰饮、瘀血病邪，分别治以清心泻火、涤痰开窍、温阳化饮及活血祛瘀诸法。但心之实证常表现为数邪致病，数脏患病，及虚实夹杂的复杂局面，故治疗既要多方兼顾，又要重点突出，既有攻补兼施，又分标本缓急。如痰火扰心，病因为痰及火，病位在心及肝，火盛又可伤阴，病久还可痰结血瘀，其治法包括镇心涤痰，泻肝清火，滋阴降火，活血化瘀等，须据病情以定治法，不可一概而论。又如心脉痹阻，多因心气虚亏，胸阳不振，痰浊停聚，气滞血瘀所致，本虚而标实，故治疗应根据标本缓急之不同，予以补益心气,温通心阳,化痰宣痹,活血化瘀等法治之。

二、肺与大肠

1. 肺主气,司呼吸,外合皮毛,为外邪入侵的门户,故外感疾病及呼吸系统疾病皆从肺辨证论治。

2. 肺为娇脏,既怕风、寒、湿邪侵,又怕火、热、燥邪犯,病久则耗气伤阴。

3. 肺病以咳、喘、痰的最常见主症,辨咳喘能区分肺病之虚实;辨痰能区分肺病之寒热。

4. 肺之实证多因风、寒、热、燥等外邪侵袭和痰饮停聚于肺而成,有风寒束肺、风热犯肺、风燥伤肺、寒痰客肺、痰热壅肺、饮停于肺、痰浊阻肺等证。前三证病位轻浅,邪尚在卫表及上呼吸道,后四证则邪在肺脏。

5. 肺之虚证多因久病咳喘,耗气伤阴,或他脏病变累及于肺,导致肺气虚和肺阴虚。实际上还应有肺阳虚,但书中罕有谈及。肺既有虚寒证,何不正视为肺阳虚。久咳肺虚之证,往往肺之气、阴两虚并见,称肺气阴两虚证。其主要表现为咳喘无力,阴虚内热,但不表现为阴虚肺燥,干咳少痰。

6. 常有急性发作之慢性咳喘,本虚而标实。发作时急则治其标,以祛邪为主,重在治肺;平素则治其本,以扶正为主,兼从他脏治肺。

7. 直接治肺是治肺病证的通治法,可概括为宣肺、肃肺、清肺、泻肺、温肺、润肺、补肺、敛肺八法。八法中的宣、肃、清、泻属于祛邪;温、润既有其祛邪的一面,又有扶正的一面;补、敛属于扶正。

8. 间接治肺是通过脏腑关系兼从他脏治肺的治法。如气虚、痰盛兼从脾治,虚喘、阴虚兼从肾治,痰火兼从肝治。又因肺与大肠相表里,治肺之实证、热证可兼用泻大肠之法;反之,气津不足之便秘,可用补养肺气之法,以佐润肠通便。

9. 肺之气机为宣发肃降,肺失宣肃则咳喘生,故肺病总的治法应是宣肺降气。宣肺与降气是一个治法的两个方面,殊途而同归，皆是为了达到肺气肃降的目的。

10. “咳喘皆因肺气之不降”，此为一切肺病之病机，举凡外邪束肺、痰湿阻肺、痰热壅肺、肝火犯肺、虚火上炎、肺气虚损、肾不纳气等证，皆可导致肺失肃降而发咳喘。故治肺病之总则，不离肃降肺气。无论宣肺、清肺、温肺、祛痰、降气、补虚、敛肺诸法，目的皆在于肃降肺气。

三、脾 与 胃

1. 胃主受纳和腐熟水谷，脾主运化。临床凡升清降浊失常，表现胃肠症状者，为脾胃病证。如食欲不振，胃纳减退，恶心呕吐，嗳气吐酸，嘈杂易饥，食后脘胀等受纳功能失常等，其病主要在胃；如消化不良，腹部胀满，便溏腹泻，水湿内生，消瘦无力者，其病变主要在脾。

2. 脾与胃的证治相反而相成。脾病多虚多寒，胃病多实多热。脾病则生湿；胃病则易燥。脾宜升则健；胃宜降则和。故治脾病宜温、宜燥、宜升，多用温中健脾、醒脾燥湿、补气升阳之品；治胃病宜和中益胃、甘凉清润、止呕降逆之品。虽然如此，脾与胃的关系极为密切，往往相互影响而同病。故治疗脾胃病时虽有侧重，但不可偏执一端，尚须考虑其相辅相成的一面。

3. 小肠虽属心，大肠虽属肺，实际上肠道病证与脾胃相关。如腹部胀气本为肠中气滞，而称为脾胃气滞；又如慢性腹泻本为肠病，而称为脾虚泄泻。故肠道疾病实与脾胃病证相关。

4. 脾与湿的关系非常密切。脾病则挟湿，无论虚实寒热诸种脾的病证，皆可出现湿的见证，故治脾病不离祛湿之剂。

5. 脾之实证为湿邪困脾，表现出寒热变化者，分别称为寒湿困脾（湿困脾阳）与湿热蕴脾（脾胃湿热）。二者都显示脾的运化、升清功能受阻，亦影响到胃的受纳、腐熟功能失常，从而导致受纳腐熟障碍，运化转输失司，升清降浊失常等病变。

6. 脾之虚证主要有脾气虚及脾阳虚二证，二者表现基本相似，仅在后者兼有寒象且稍重。至于脾气下陷及脾不统血二证实为脾气虚之中特殊证型，仍以脾之阳气虚弱为基础。脾之虚证虽尚有脾阴虚之说，但意见未趋一致。

7. 湿邪困脾与脾虚生湿二者虽可互为因果而混同存在，但有主次，必须分辨。前者湿为因，由遭受过盛外湿而致病，发病急，病程短，易愈，属实证，治以祛湿为主；后者湿为果，患者素有消瘦无力、运化失常等脾虚症状，病程长，迁延难愈，属虚证，或本虚标实证，治以健脾为主，兼以祛湿。

8. 胃之实证由寒、热、食、饮、气滞等邪犯胃所致，有寒滞胃脘（寒邪客胃）、胃火炽盛、食滞胃脘、寒饮停胃、胃脘气滞诸证。治胃之实证应以通下、祛邪为主法，行气通下、消积导滞、祛寒泻热为常用之法。

9. 胃之虚证主要是胃阴虚，表现为胃脘嘈杂，饥不欲食，或痞胀不舒，隐隐灼痛，干呕呃逆，口燥咽干，大便干结，舌红少苔，脉细数。虽然还有胃气虚及胃阳气，但较少单独存在，常在脾气虚及脾阳虚同存，而称为脾胃虚弱及脾胃虚寒。

10. 脾为后天之本，气血生化之源，其病理变化常与其他脏腑关联。脾病日久不愈，势必牵连其他脏腑，反之，其他脏之病亦可波及脾胃。如脾肺气虚、心脾两虚、脾肾阳虚、肝气乘脾、肝气犯胃都是常见的脾与心脏兼病。

四、肝　与　胆

1. 肝性刚强，体阴用阳，阴常不足，阳常有余。肝病多阴虚而阳亢，本虚而标实。治宜标本兼顾，阴阳并治，但须分清主次，治有侧重。

2. 肝病虽分虚实，虚证表现为肝血、肝阴之不足，实证则是肝气，肝火之有余，而本虚标实之证更为多见。

3. 肝病实证中，肝气郁结、肝火上炎、火盛风动三者同出一源。起因于情志抑郁，肝气郁结，气郁化火，肝火上炎，进而火盛风动。临症时须据病情予以疏肝理气、平肝潜阳、清肝泻火、镇肝熄风治法。

4. 肝气郁结，可进而肝气横逆，侵犯脾胃，而成肝气乘脾及肝气犯胃，治宜疏肝健脾及疏肝和胃。

5. 肝火上炎易上犯肺、心。前者为肝火犯肺,后者为肝火引动心火而致心肝火旺,还可进而煎熬津液而成痰,导致痰火扰心证。

6. 肝血虚除表现面色无华、唇爪色淡、头晕眼花、舌质淡、脉细弱等一般血虚症状外,特征性的表现为:①血不荣目——眼干目涩,视力模糊;②血不养筋——四肢麻木,肢节拘急不利,爪甲不荣;③冲任不充——月经量少色淡,甚至闭经。

7. 由于肝肾同源,精血互生,肝肾之阴虚常并存,称肝肾阴虚证。故肝之虚证多采用肝肾同治法,肝阴不足必兼补肾阴。

8. 肝火上炎与肝阳上亢须辨析。前者由肝气郁结,气郁化火而上炎,为实火,治宜清泻肝火;后者由肝阴不足不能制约肝阳,而致肝阳升动过度,属虚火,其病本虚而标实,治宜滋养肝阴为本,平肝潜阳为标。肝火上炎久之,亦可耗伤肝阴而致肝阳上亢,故前者亦可向后者转化。

9. 肝肾阳虚与肝阳上亢虽为两证,但二者的症状往往并存。鉴别要点为前者阴虚症状为主,为静态的虚热,且肾虚症状突出;后者阳亢症状明显,为向上升浮的虚热,头面部症状明显。

10. 肝风内动包括四种证型,前两种属实,后两种属虚。①肝阳化风证,表现为眩晕欲仆、肢麻震颤、头痛面赤、言謇舌强,发生于平素有肝阳上亢者,常为中风前兆。②热极生风证,表现为手足抽搐、颈项强直、角弓反张等,发生于外感热性病血分证阶段,常伴有高热、神昏、出血、发斑等症状。③阴虚动风证,发生在外感热性病后期有伤阴者,或在阴虚证的基础上有手足蠕动或震颤者。④血虚生风证虽有肢体麻木、手足震颤、肌肉瞤动、筋脉拘急等表现,但无头部风阳之象以别于肝阳化风;无实热症状以别于热极生风;无虚热症状以别于阴虚动风。

11. 胁肋、少腹、外阴是肝经循行所经部位,该处之疼痛责之于肝。胁痛多属气滞血瘀或湿热蕴结,治以疏肝理气、活血化瘀或清利肝胆湿热;少腹及外阴痛,其气滞血瘀与寒凝肝脉相关。除治以行气活血外,尚须温经散寒。

12. 肝之经脉上连于目,肝之精气上注于目,故眼病责之于肝。肝血不足则眼目干涩、视物模糊；肝火上炎则目赤肿痛；肝风上扰则头晕目眩；肝风内动则两目上翻。

13. 肝藏血，通过冲脉、任脉与子宫相通，故妇女月经病证与肝关系密切。因肝气郁结可导致行经不畅、月经少甚至经闭；因肝经血热而肝不藏血可导致月经过多甚至崩漏。

14. 癫狂虽为心病，实为心肝同病。肝主情志，心主神明，神乱始于肝而终于心。

15. 肝气郁结为最常见、最基本的肝病，由此开端演变成各种肝的病证，且与他脏联合，形成多种病证。

16. 梅核气、乳癖、瘿瘤、瘰疬、痰核等病皆为痰气郁结所致，而究其肇端，无不与肝气郁结相关。

17. 关节肿大变形，顽固痹痛，或肢体麻木，半身不遂等为痰瘀阻塞经隧，为筋之病，而肝主筋，故亦与肝相关。

18. 肝病的基本治法有疏肝理气、平肝潜阳、养阴柔肝、和血调经、清肝泻火、清胆泻热、镇肝熄风、活血化瘀、温经散寒等九种，在此基础上有更多的组合治法。

五、肾与膀胱

1. 肾的功能极其广泛而重要，举凡生殖、泌尿、内分泌、神经、运动、造血、消化、免疫等系统的功能，无不直接或间接与肾相关，因之被誉为“先天之本，后天之根”，其重要性由此可见。

2. 肾无实证，常由精、气、阴、阳之不足而致虚。肾虚分四型，其间一些症状互相关联、交叉重迭，只能作大体划分。其基本证型为肾气虚表现为主骨生髓功能减退所致的体力及脑力早衰症状，以及气化功能不足所致的代谢机能减退症状。在肾气虚基础上，有明显气化温煦功能不足，因而表现全身虚寒及机能低下者为肾阳虚。在肾气虚基础上，出现阴不制阳的全身虚热症状，或兼有肾精不足的某些表现者为肾阴虚。肾虚如突出表现为小儿生长迟缓、发育障碍，或成人不孕不育，或并有藏精化气不足，主骨生髓功能衰退者称肾精不足。

3. 肾虚的表现可概括为：①生长迟缓。②生育障碍。③阴不制阳。④体力、脑力衰退。⑤气化功能减退。⑥温煦功能减退。其中①、②与先天肾精不足相关，④为各种肾虚证的核心症状，④、⑤是肾气虚的表现，③、④是肾阴虚的表现，④、⑤、⑥是肾阳虚的表现。

肾精不足｛①生长迟缓
②生育障碍

③阴不制阳｝肾阴虚
肾气虚｛④体力、脑力衰退
⑤气化功能减退｝肾阳虚
⑥温煦功能减退

4. 肾不纳气、肾气不固、肾虚泄泻及肾虚水泛是肾虚的几种特殊表现。其中肾不纳气与肾气虚相关，肾气不固见于肾气虚或肾阳虚，肾虚泄泻及肾虚水泛是肾阳虚的两种特殊证型。

5. 肾病有虚无实，治宜培其不足，不可伐其有余。肾精不足者宜填精补髓；肾气虚者宜平补阴阳；肾阴虚者宜滋养肾阴；肾阳虚者宜温补肾阳；肾虚滑脱者不当补肾固涩。理论上虽如此划分，而在实际应用时，常交相配合应用。

6. 治疗肾虚，补阳必兼以滋阴，滋阴辄佐以补阳。这不仅是阳虚、阴虚多混同出现，更是因为阳生阴长，阴助阳化的阴阳互根原理的具体运用。

7. 肾阴虚相火偏亢者，治以甘寒养阴为主，使阴液渐复而虚火自降，亦可佐以清泻相火之品，但忌辛燥、过于苦寒之品。肾阳虚阴寒内盛者，治以辛温助阳为主，使阳气渐复而阴寒自散，尚须配以养阴或佐以填精益髓之血肉有情之品，以资其生化之源。

8. 肾阴、肾阳为一身阴液、阳气的根本，与其他脏腑关系非常密切，常可相互影响而同病，故脏腑阴阳虚损之证，通过治肾并兼理他脏，对久病难愈者具有重要意义。如肾阴不足导致水不涵木而肝阳上亢，治以滋补肝肾以潜阳；肾阴不能上承，心火偏亢而心肾不交，治以清心滋肾，引火归元；命门火衰不能暖脾，致脾肾阳虚而久泻，治以益火以健脾；久咳耗伤肺阴，进而损及肾阴而肺肾阴虚，治以滋肾以养肺。

9. 肾与膀胱相表里,膀胱之虚寒证候,多与肾阳不足、气化失司有关,当以温肾化气为法。肾气不固而遗尿、尿频,当固摄肾气以缩尿。阳虚水泛又当温阳化水以利尿。膀胱湿热蕴结,日久多损伤及肾,而肾虚者气化失司,又易导致膀胱湿热逗留,两者互为因果,相互影响,当分缓急主次而分别治之。

第二十一章 脏腑用药

一、心与小肠

补心气：黄芪、人参、党参、太子参、炙甘草、五味子。

温心阳：肉桂、桂枝、附子、干姜、薤白。

补心血：当归、熟地、龙眼肉、酸枣仁、柏子仁、紫河车、阿胶、丹参、夜交藤、桑椹子、淮小麦。

养心阴：生地、麦冬、百合、丹参、阿胶、龟板。

安心神：茯神、远志、朱砂、酸枣仁、柏子仁、合欢花、夜交藤、琥珀、龙齿、珍珠母、淮小麦、五味子。

清心火：黄连、栀子、连翘心、竹叶、木通、莲子心、犀角、水牛角、玳瑁、牛黄、竹叶卷心、鲜地黄、生地黄、丹皮、紫草、大青叶。

开心窍：石菖蒲、郁金、远志、麝香、牛黄、苏合香、安息香、冰片。

养心敛汗：莲须、浮小麦、麻黄根、煅龙骨、煅牡蛎。

祛心经瘀血：丹参、红花、桃仁、归尾、赤芍、川芎、三七、降香、蒲黄、郁金、玄胡、五灵脂、山楂。

温小肠：肉豆蔻、乌药、肉桂。

清小肠热：木通、栀子、竹叶、灯芯草、泽泻、车前子、赤小豆、瞿麦、海金沙、冬葵子、滑石、生地、赤茯苓、白茅根、半边莲。

二、肺与大肠

补肺气：黄芪、党参、人参、太子参、甘草、山药、紫河车、蛤蚧。

养肺阴：天冬、麦冬、玉竹、黄精、南沙参、阿胶、百合、西洋参、山药、冬虫夏草、天花粉。

温肺寒：干姜、细辛、麻黄、五味子。

清肺热：石膏、黄芩、栀子、知母、芦根、鱼腥草、蒲公英、桑白皮、瓜蒌皮、地骨皮、山豆根、射干、马勃、金银花、连翘、穿心莲、冬瓜仁、金荞麦、野菊花、橄榄。

通鼻窍：辛夷、白芷、细辛、苍耳子。

清利咽喉：薄荷、牛蒡子、桔梗、马勃、桑叶、升麻、白僵蚕、金银花、连翘、山豆根、蝉蜕、板蓝根、青果、藏青果、胖大海、穿心莲、金果榄、锦灯笼。

宣肺气：麻黄、杏仁、桔梗、胖大海。

敛肺止咳：五味子、乌梅、罂粟壳、诃子、五倍子。

温化寒痰：半夏、款冬花、紫菀、白前、百部、橘红、白芥子、苏子、旋覆花、远志、天南星、华山参。

清化热痰：浙贝母、瓜蒌皮、桑白虎、马兜铃、前胡、桔梗、枇杷叶、葶苈子、竹茹、冬瓜仁、竹沥、海蛤壳、海浮石、青黛、猪胆汁、矮地茶、罗汉果、满山红。

润肺止咳：川贝母、黄精、百合、蜂蜜、饴糖、阿胶、桑叶、天冬、南沙参。

降气平喘：麻黄、杏仁、苏子、白芥子、白果、莱菔子、洋金花、础石、地龙、旋覆花、桔梗、马兜铃、葶苈子、桑白皮、前胡、白前、百部、胡颓子叶、华山参。

涩肠止泻：赤石脂、禹余粮、伏龙肝、石榴皮、肉豆蔻、罂粟壳、诃子、五味子、五倍子、乌梅、金樱子。

润肠通便：火麻仁、郁李仁、柏子仁、桃仁、瓜蒌仁、杏仁、蜂蜜、黑芝麻、生首乌、肉苁蓉、胡桃肉。

泻下逐水：大黄、芒硝、番泻叶、芦荟、甘遂、大戟、芫花、巴豆、牵牛子、商陆、千金子。

清利大肠湿热：黄连、黄芩、黄柏、白头翁、秦皮、马齿苋、大黄、马尾连、三棵针、穿心莲、地榆、槐花。

三、脾　与　胃

补脾气:黄芪、人参、党参、太子参、白术、山药、扁豆、大枣、甘草、饴糖、蜂蜜。

健脾利湿:薏苡仁、茯苓。

健脾止泻:莲子、芡实。

温脾阳:干姜、附子、肉桂、高良姜、益智仁、肉豆蔻、吴茱萸、胡椒、花椒、荜澄茄、丁香、砂仁、白蔻仁。

理中气:木香、枳实、枳壳、陈皮、厚朴、厚朴花、沉香、甘松。

升中气:黄芪、升麻、柴胡、葛根。

祛脾湿:苍术、白术、半夏、厚朴、茯苓、薏苡仁、砂仁、白蔻仁、藿香、佩兰、草果、草豆蔻、扁豆、陈皮。

养胃阴:石斛、北沙参、玉竹、西洋参、麦冬、生地黄、天花粉、鲜芦根、乌梅。

清胃火:石膏、寒水石、知母、黄连、黄芩、竹叶、芦根、天花粉、竹茹、大黄。

温胃寒:高良姜、生姜、干姜、吴茱萸、丁香、肉桂、胡椒、花椒、荜拔、荜澄茄、小茴香。

降胃逆:旋覆花、代赭石、苏梗、生姜、半夏、陈皮、枇杷叶、竹茹、公丁香、柿蒂、沉香。

消食滞:神曲、山楂、麦芽、谷芽、鸡内金、莱菔子。

制酸止痛:乌贼骨、瓦楞子。

四、肝　与　胆

补肝血:当归、白芍、熟地、何首乌、阿胶、龙眼肉、枸杞子、紫河车、桑椹、酸枣仁、鸡血藤膏、黑芝麻。

滋肝阴:女贞子、枸杞子、桑椹、何首乌、白芍、生地黄、山茱萸、沙苑子、旱莲草、龟板、鳖甲。

疏肝气:香附、郁金、柴胡、川楝子、青皮、橘叶、佛手、香橼、绿萼梅、玫瑰花、娑罗子、玄胡、八月札、枸橘、小茴香、刺蒺藜、吴茱萸。

温肝寒：吴茱萸、肉桂、小茴香、橘核、荔枝核、艾叶、乌药、胡芦巴。

散肝经风热：桑叶、黄菊花、刺蒺藜、蔓荆子、谷精草、木贼草。

清肝明目：青葙子、决明子、谷精草、密蒙花、夜明砂、秦皮、夏枯草。

清肝泻火：龙胆草、夏枯草、栀子、黄连、黄芩、苦丁茶、青黛、决明子、青葙子、大黄、芦荟、丹皮、密蒙花。

平肝潜阳：天麻、钩藤、石决明、代赭石、生龙骨、生牡蛎、刺蒺藜、白菊花、珍珠母、磁石、礞石、铁落、羚羊角、山羊角、牛黄、胆南星、猴枣、礞石、熊胆、地龙、玳瑁、天麻、钩藤、紫贝齿、珍珠、白花蛇、乌梢蛇。

清肝熄风：水牛角、牛黄、羚羊角、山羊角、玳瑁、熊胆、钩藤。

清热利胆退黄：茵陈、栀子、虎杖、金钱草、郁金、蒲公英、垂盆草、大黄、龙胆草、鸡骨草、地锦草、柴胡。

退虚热：银柴胡、青蒿、地骨皮、白薇、胡黄连、鳖甲、秦艽。

活血化瘀：川芎、郁金、玄胡、姜黄、三棱、莪术、丹参、乳香、没药、鳖甲、益母草、茜草、鸡血藤、泽兰、红花、桃仁、月季花、五灵脂、穿山甲、王不留行、蒲黄、三七、花蕊石、虎杖、牛膝、土鳖虫、水蛭、虻虫、降香、苏木、自然铜、凌霄花。

软坚散结：昆布、海藻、海带、黄药子、山慈菇、土贝母、海蛤壳、海浮石、瓦楞子、白僵蚕。

五、肾与膀胱

滋补肾阴：熟地、生地、山茱萸、枸杞子、女贞子、旱莲草、桑椹子、龟板、鳖甲、龟胶、阿胶、石斛、黄精、何首乌、黑芝麻、天冬。

温补肾阳：附子、肉桂、鹿茸、鹿角、鹿角胶、鹿角霜、仙茅、淫羊藿、巴戟天、肉苁蓉、胡芦巴、锁阳、补骨脂、杜仲、沙苑子、菟丝子、冬虫夏草、海狗肾、黄狗肾、韭子、阳起石、益智仁、蛤蚧。

补阳兼滋阴:鹿角胶、冬虫夏草、菟丝子、沙苑子。

平补阴阳:沙苑子、菟丝子、覆盆子、山茱萸。

温阳止泻:补骨脂、肉豆蔻、益智仁。

强筋壮骨:杜仲、续断、狗脊、怀牛膝、桑寄生、补骨脂、五加皮、千年健、石楠叶、虎骨、豹骨。

涩尿缩精:金樱子、覆盆子、沙苑子、山药、桑螵蛸、益智仁、五味子、山茱萸。

补肾纳气:蛤蚧、五味子、紫河车、胡桃肉、紫石英、补骨脂。

利水通淋:茯苓、猪苓、泽泻、车前子、车前草、冬瓜皮、赤小豆、葫芦、木通、通草、石苇、滑石、萆薢、冬葵子、萹蓄、瞿麦、海金沙、金钱草、鸭跖草。

第二十二章　中药配伍

一、解　表　类

麻黄配桂枝，发汗解表，治外感风寒表实证，方如麻黄汤。

桂枝配白芍，解肌发表及调和营卫，治外感风寒表虚证及营卫不和，方如桂枝汤。

荆芥配防风，疏风解表，治风寒外感，方如荆防败毒散。

川芎、白芷、细辛合用，疏风散寒止痛，治风寒头痛，方如川芎茶调散。

葱白配豆豉，名葱豉汤，轻疏表寒，治外感风寒轻证。

生姜配葱白，名连须葱白汤，功效及主治同“葱豉汤”。

羌活、防风、白芷、细辛合用，解表散寒祛湿，治外感风寒湿邪，方如九味羌活汤。

辛夷、白芷、苍耳子合用，宣通鼻窍，治鼻塞流涕，方如苍耳子散。

藁本配白芷，散风寒止头痛，治风寒头痛。

蔓荆子、薄荷、菊花合用，清利头目，治风热头痛。

桑叶配菊花，清疏风热，治风温初起，方如桑菊饮。

薄荷配蝉衣，透疹发表，治麻疹透发不畅。

升麻配葛根，解肌透疹，治麻疹未发或发而不畅，方如升麻葛根汤。

香附配苏叶，理气解表，治外感风寒内有气滞，方如香苏散。

紫苏配人参，益气解表，治虚人外感，方如参苏饮。

藿香配苏叶，化湿解表，治外感风寒内伤湿滞，方如藿香正气散。

香薷配厚朴，祛暑化湿，治暑令感冒挟湿，方如香薷散。

麻黄、附子、细辛合用，名麻黄附子细辛汤，助阳解表，治阳虚外感。

蝉衣配胖大海，宣肺清咽，治外感风热喉痛音哑，成方如黄氏响声丸。

薄荷配牛蒡子，疏散风热、清利咽喉，治外感风热咽痛。

木贼草配谷精草，疏散风热明目退翳，治风热目赤。

羌活配独活，祛风胜湿，治风寒湿痹一身尽痛，方如九味羌活汤。

麻黄配石膏，清宣肺热，治表邪未解化热入里，方如麻杏石甘汤。

二、清 热 类

金银花配连翘，清热兼发散风热，治温热病初起，方如银翘散。

柴胡配葛根，解肌退热，治外感风寒化热入里，方如柴葛解肌汤。

柴胡配黄芩，和解少阳，治伤寒少阳病证，方如小柴胡汤。

石膏配知母，清热降火，治气分热盛，方如白虎汤。

山豆根配板蓝根，清利咽喉，治咽喉肿痛。

石膏配竹叶，透气分余热除烦止渴，治热病后期余热未清，方如竹叶石膏汤。

金银花、野菊花、蒲公英合用，清热解毒，治热毒感染，方如五味消毒饮。

石膏配细辛，清热止痛，治胃火牙痛。

石膏配栀子，泻脾胃伏火，治口疮口臭，方如泻黄散。

黄连、黄芩、黄柏合用，泻三焦火，治三焦火毒热盛，方如黄连解毒汤。

黄连配黄芩，苦化湿热，治心下痞，诸泻心汤中用之。

桑白虎配地骨皮，清泻肺热，治肺热咳喘，方如泻白散。

冰片配硼砂，清火解毒，祛腐消肿，治口咽糜烂肿痛，方如冰硼散。

牛黄配冰片，清热解毒，消肿止痛，治口咽糜烂肿痛，成方如六神丸、锡类散。

穿山甲配皂角刺，消肿透脓，治痈疽疮毒脓成不溃，方如透脓散、仙方活命饮。

冬瓜仁、桃仁，祛痈消肿，治内痈，方如苇茎汤、大黄牡丹汤。

犀角、生地，清热凉血，治热入血分，方如犀角地黄汤。

青蒿配黄芩，清泻胆热，治少阳湿热，方如蒿芩清胆汤。

黄柏配知母，清泻相火，治相火妄动，如大补阴丸。

丹皮配栀子，清肝凉血，治肝经郁热，方如丹栀逍遥散。

茵陈配栀子，清利肝胆湿热，治湿热黄疸，方如茵陈蒿汤。

常山配草果，截疟，治疟疾，方如截疟七宝饮。

黄柏配苍术，名二妙散，清热燥湿，治湿热下注。

黄连配吴茱萸名左金丸，清泻肝火、降逆止呕，治肝火犯胃。

黄连配木香，名香连丸，清热燥湿，行气化滞，治湿热痢。

银柴胡配胡黄连，退热除蒸，治骨蒸潮热，方如清骨散。

青蒿配鳖甲，清热除蒸，治阴虚发热，方如青蒿鳖甲汤、清骨散。

三、泻　下　类

大黄配芒硝，泻热通下，治实热便结，方如大承气汤。

大黄配礞石，泻火逐痰定惊，治痰积癫狂，方如礞石滚痰丸。

大黄配甘遂，泻热逐水，治结胸证，方如大陷胸汤。

大黄配附子，温阳通下，治寒积便秘，方如大黄附子汤。

甘遂、芫花、大戟合用，攻逐水饮，治悬饮、水肿，方如十枣汤、舟车丸。

火麻仁、柏子仁、松子仁合用，润肠通便，治肠燥便秘。

四、祛风湿类

羌活配独活，祛风胜湿，治风湿痹痛，方如羌活胜湿汤。

羌活、姜黄、防风合用，治肩臂风湿痛，方如蠲痹汤。

忍冬藤配络石藤，祛风通络、凉血消肿，治风湿热痹。

独活、桑寄生、杜仲、牛膝合用，强筋骨、祛风湿，治肾虚腰痛。

制川乌配制草乌，祛风湿、散寒止痛，成方如小活络丸、木瓜丸。

白花蛇配乌梢丸，祛风通络、定惊止搐，治风湿痹痛、筋脉拘急。

五、化湿类

藿香配佩兰，芳香化湿，治湿阻中焦。

砂仁配蔻仁，化湿醒脾，治湿阻中焦。

苍术配厚朴，燥湿除满，治湿滞脾胃，方如平胃散。

半夏配陈皮，燥湿化痰理气，治湿痰证，方如二陈汤。

白术配附子，温散寒湿，治寒湿困脾，方如白术附子汤。

半夏配生姜，名小半夏汤，化饮降逆，治痰饮呕吐。

杏仁、蔻仁、薏苡仁合用，宣畅气机，化湿利水，治湿温初起，方如三仁汤。

六、利水类

瞿麦配萹蓄，利水通淋，治湿热淋证，方如八正散。

茯苓、猪苓、泽泻合用，利水渗湿，治水湿内停，方如猪苓汤、四苓散。

茯苓配桂枝，通阳利水，治水饮停留，方如五苓散、苓桂术甘汤。

白术配茯苓，健脾利湿，治脾虚生湿，方如四君子汤。

滑石配甘草，名六一散，清暑利湿，治暑湿。

车前子、滑石、木通合用，利水通淋，治湿热淋证，方如八正散。

防己、黄芪、白术合用，益气健脾、利水消肿，治表虚不固之风水或风湿，方如防己黄芪汤。

附子配茯苓，温阳利水，治阳虚水肿，方如真武汤、实脾饮中用之。

七、温　里　类

高良姜配干姜，名二姜丸，温中祛寒，治脘腹冷痛。

高良姜配香附，名良附丸，疏肝理气、温胃止痛，治肝胃气滞寒凝诸痛。

附子配干姜，回阳救逆，治亡阳，方如四逆汤。

人参配附子名参附汤，益气回阳，治阳气暴脱。

附子配肉桂，温补命火，治命火虚衰，方如桂附八味丸。

干姜配白术，温中健脾，治脾胃虚寒，方如理中丸。

吴茱萸配生姜，温中降逆，治中焦虚寒呕吐，方如吴茱萸汤。

吴茱萸配桂枝，温经散寒及通脉，治冲任虚寒、瘀血阻滞。

八、理　气　类

厚朴配枳实，行气导滞，治脾胃气滞，方如枳实消痞丸。

青皮配陈皮，疏理肝脾气机，治肝脾气滞。

木香配槟榔，行气导滞，治脘腹胀满，方如木香槟榔丸。

枳实配白术名枳术丸，健脾消痞，治脾胃虚弱、饮食停滞。

木香配砂仁，理气化湿，治脾胃气滞、脘腹胀满，方如香砂六君子汤。

丁香配柿蒂，降逆止呕，治胃寒呕逆，方如丁香柿蒂汤。

旋覆花配代赭石，下气降逆，治痰浊内阻之呕逆，方如旋覆代赭汤。

半夏配生姜，名小半夏汤，和胃止呕，治胃寒呕吐。

半夏配干姜，名半夏干姜汤，温经散寒、降逆止呕，治胃寒呕吐。

橘皮配竹茹，降逆止呃，清热和胃，治胃热呃逆，方如橘皮竹茹汤。

柴胡配郁金，疏肝解郁，治肝气郁结。

柴胡配白芍，疏肝柔肝，治肝气横逆，方如逍遥散。

玄胡配川楝子名金铃子散，疏肝理气止痛，治肝郁胁痛。

橘核配川楝子，行气散结止痛，治睾丸肿痛。

乌药配小茴香，理气散寒止痛，治寒疝，方如天台乌药散。

九、消　食　类

山楂配神曲，消食和胃，治饮食积滞，方如保和丸。

麦芽配谷芽，消食健胃，治消化不良。

十、止　血　类

大蓟配小蓟，凉血止血，治血热出血，方如十灰散。

槐角配地榆，清肠止血，治痔血，方如槐角丸。

槐花配地榆，清肠止血，治痔血。

阿胶配艾叶，温经止血，治虚寒性崩漏，方如胶艾汤。

十一、活　血　类

大黄配桃仁，攻逐瘀血，治瘀血留滞，方如桃核承气汤。

水蛭配虻虫，破血消癥，治瘀血结成癥块，方如抵当汤。

三棱配莪术，破血逐瘀，治经闭腹痛及癥瘕积聚。

乳香配没药，活血止痛，治跌打损伤，方如七厘散。

桃仁配红花，活血祛瘀，治瘀血阻滞，方如桃红四物汤。

桂枝配桃仁，活血消癥，治瘀阻胞宫，方如桂枝茯苓丸。

大黄配䗪虫，破血逐瘀，治瘀血内留，方如大黄䗪虫丸。

五灵脂配蒲黄名失笑散，活血止痛，治瘀血阻滞诸痛。

玄胡、姜黄、郁金合用，活血行气，治胸胁痛。

穿山甲配王不留行，通乳，治乳汁不通。

丹皮配赤芍，凉血活血，治血热发斑。

昆布配海藻，消瘿散结、化痰软坚，治瘿瘤初起，方如海藻玉壶汤。

玄参、牡蛎、贝母合用，化痰软坚，治瘰疬痰核，方如消瘰丸。

十二、止咳化痰类

麻黄配杏仁，宣肺平喘止咳，治外感咳喘，方如三拗汤。

麻黄、杏仁、石膏合用，清热止咳平喘，治肺热咳喘，方如麻杏石甘汤。

桔梗配远志，利咽祛痰，治咳嗽痰多或咳出不爽。

桑白皮、瓜蒌皮、地骨皮合用，清肺化痰，治肺热咳喘。

款冬花配紫菀，润肺化痰止咳，在各种咳嗽中配用。

杏仁、苏叶、桔梗合用，轻宣凉燥，治凉燥咳嗽，方如杏苏散。

杏仁、桑叶、浙贝合用，轻宣温燥，治温燥咳嗽，方如桑杏汤。

百合配款冬花名百花膏，润肺止咳，治燥咳。

知母配贝母名二母散，清热化痰、润肺止咳，治肺热燥咳。

桑白皮配黄芩，清泄肺热，治肺热咳嗽，方如清肺饮。

细辛、干姜、半夏合用，温肺化饮，治水饮内停，方如小青龙汤。

半夏、南星、枳实合用，燥湿豁痰，治湿痰壅滞，方如导痰汤。

贝母配瓜蒌，润燥化痰，治肺热燥咳，方如贝母瓜蒌散。

青黛配海蛤粉名黛蛤散，清火豁痰，治肝火犯肺咳嗽。

百部、紫菀、款冬花合用，润肺止咳，治燥咳，方如止嗽散。

半夏配陈皮，燥湿理气化痰，治痰湿，方如二陈汤。

半夏配南星，燥湿祛痰，治痰湿壅滞胸膈，方如导痰汤。

半夏配厚朴，降气化痰，治痰气互结咽喉，方如半夏厚朴汤。

白芥子、苏子、莱菔子合用名三子养亲汤，降气化痰，治痰盛咳喘。

瓜蒌实配薤白，通阳散结、行气祛痰，治胸痹。

瓜蒌实配半夏，宽胸涤痰，治痰结心下，方如小陷胸汤。

郁金配白矾，名白金丸，祛痰开窍，治癫痫发作。

皂角配白矾，名稀涎散，涌痰开窍，治中风闭证痰涎壅盛。

胆矾配白僵蚕，名二圣散，涌吐风痰，治急性喉痹。

南星、半夏、白附子合用，祛风痰，治风痰入络，方如青州白丸子。

半夏、白术、天麻合用，祛痰熄风，治风痰，方如半夏白术天麻汤。

竹茹配枳实，化痰止呕，治胃热呕吐，方如温胆汤。

蛤蚧配人参，益肺肾定虚喘，治虚喘，方如人参蛤蚧散。

十三、安　神　类

朱砂配黄连，清心安神，治心火亢盛失眠，方如朱砂安神丸。

酸枣仁配柏子仁，养心安神，治阴血不足、神志不安，方如天王补心丹。

石菖蒲配远志，宁心安神，治心神不安、失眠健忘，方如定志丸。

石菖蒲配郁金，解郁开窍，治痰阻心窍之癫证，方如菖蒲郁金汤。

黄连配肉桂名交泰丸，清心安神，引火归元，治心肾不交，心火偏亢。

磁石配朱砂，重镇安神，治心火偏亢之失眠心悸。

百合配知母，名百合知母汤，清心安神，治热病后期虚烦不眠。

十四、平肝熄风类

天麻配白蒺藜，平肝潜阳，治肝阳头痛。

刺蒺藜配沙苑子，平肝养肝并用，治下虚上盛之头昏眼花。

生龙骨配生牡蛎，镇肝熄风，治肝阳上亢，方如镇肝熄风汤。

天麻配钩藤，平肝熄风，治肝阳上亢，风阳上扰，方如天麻钩藤饮。

羚羊角配钩藤，凉肝熄风，治热盛动风，方如羚角钩藤汤。

龟板配鳖甲，育阴潜阳，治水不涵木，虚风内动，方如大定风珠。

十五、开 窍 类

麝香、牛黄、冰片同用，开窍醒神，治闭证神昏，方如安宫牛黄丸、至宝丹。

苏合香配安息香，芳香开窍，治寒闭，方如苏合香丸。

十六、补 虚 类

人参配白术，益气健脾，治脾胃气虚，方如四君子汤。

人参配黄芪，补益元气，治元气不足，方如保元汤。

人参配麦冬，益气养阴，治气阴两虚，方如麦门冬汤。

人参、麦冬、五味子同用，名生脉散，益气生津敛汗，治气阴两伤。

升麻配柴胡，升举清阳，治中气下陷，方如补中益气汤。

山药配扁豆，平补脾胃，治脾虚泄泻，方如参苓白术散。

人参配熟地，名两仪膏，补益气血，治气血不足。

麦冬配天冬，名二冬膏，养阴润燥，治肺胃燥热。

黄芪配升麻，益气升阳，治气虚下陷，方如补中益气汤。

沙参配麦冬，清养肺胃，治燥伤肺胃，方如沙参麦冬汤。

生地配熟地,养阴清热,治阴虚有热,方如当归六黄汤。

当归配川芎,名芎归散,又名佛手散,和血调经,四物汤中用之。

当归配白芍,养血柔肝,治肝血虚亏。

黄芪配当归,名当归补血汤,补气生血,治血虚气弱。

白芍配甘草,名芍药甘草汤,缓急止痛,治痉挛腹痛或四肢挛急。

当归配赤芍,养血活血,治月经不调。

当归配熟地,补血滋阴,治血虚,方如四物汤。

熟地、山茱萸、山药合用,滋阴补肾,治肾阴虚证,方如六味地黄丸。

女贞子配旱莲草,名二至丸,补益肝肾,治肝肾阴虚。

杜仲、续断、寄生合用,壮腰补肾安胎,治肾虚腰痛或滑胎。

仙茅配仙灵脾,温肾壮阳,二仙汤中用之。

桑叶配芝麻名桑麻丸,补益肝肾、清利头目,治阴虚血燥、头目昏花。

枸杞子配菊花,补肝明目,治阴虚目花,方如杞菊地黄丸。

龟板配鳖甲,育阴潜阳,治热病伤阴、阴虚风动,方如三甲复脉汤。

玄参、麦冬、生地合用名增液汤,生津润燥,治热病伤津。

玉竹配石斛,养阴润燥,清热生津,治肺胃阴伤。

十七、固 涩 类

黄芪、白术、防风合用,名玉屏风散,益气固表止汗,治表虚自汗。

麻黄根配浮小麦,固表止汗,治虚汗。

人参配附子名参附汤,益气回阳,治阳气暴脱。

人参配蛤蚧,补肺肾,治虚喘,方如人参蛤蚧散。

罂粟壳、五味子、乌梅合用,敛肺止咳,治肺虚久咳,方如九仙散。

益智仁配乌药,名缩泉丸,温肾缩尿,治遗尿或小便频数。

金樱子配芡实，名水陆二仙丹，固精缩尿，治遗精、遗尿、带下。

煅龙骨配煅牡蛎，收敛固涩，治虚汗、遗精、带下，方如金锁固精丸。

罂粟壳、肉豆蔻、诃子合用，涩肠止泻，治久泻久痢，方如真人养脏汤。

补骨脂配肉豆蔻名二神丸，双补脾肾、涩肠止泻，治肾泻。

赤石脂配禹余粮，名赤石脂禹余粮汤，涩肠止泻，治久泻不止。

莲肉配芡实，益肾固精、健脾止泻，治脾虚久泻，带下遗精。

五味子配吴茱萸，温中止泻，治久泻，四神丸中用之。

沙苑子配菟丝子，补益肝肾、固精缩尿，治肾虚腰痛、阳痿遗精、遗尿、尿频及头昏目花。

白术配黄芩，健脾清热安胎，治气虚血热、胎动不安。

黄芩、生地、黄柏合用，清热安胎，治血热胎动不安，方如保阴煎。

第二十三章 病证用药

一、感　　冒

1. 风寒表证：麻黄、桂枝、荆芥、防风、紫苏、生姜、羌活、白芷、葱白、细辛、藁本、淡豆豉。

2. 风热表证：桑叶、菊花、薄荷、柴胡、葛根、升麻、金银花、连翘、牛蒡子、蝉衣、蔓荆子、淡豆豉。

3. 暑湿表证：香薷、藿香、佩兰、青蒿、扁豆花、荷叶、荷梗、西瓜翠衣。

4. 暑热表证：青蒿、滑石、西瓜翠衣、连翘、金银花露、荷叶、绿豆、香薷、淡竹叶。

二、麻　　疹

1. 初起：薄荷、蝉衣、葛根、升麻、牛蒡子、浮萍、柽柳、芫荽。

2. 热盛：紫草、大青叶、芦根。

三、里　　热

1. 气分热证：石膏、知母、寒水石、栀子、黄芩、黄连、黄柏、芦根、天花粉、竹叶、鸭跖草。

2. 营分血分热证：生地、玄参、丹皮、赤芍、水牛角、连翘心、竹叶卷心、莲子心、紫草、丹参。

3. 温毒发斑证：生地、玄参、丹皮、赤芍、水牛角、羚羊角、大青叶、板蓝根、青黛、紫草、番红花、升麻。

4. 湿温暑温证：青蒿、茵陈、黄芩、黄连、薏苡仁、白豆蔻、杏仁、藿香、佩兰、滑石、通草、清水豆卷、金银花露、荷叶、绿豆。

5. 骨蒸劳热：青蒿、白薇、地骨皮、银柴胡、胡黄连、秦艽、龟板、鳖甲、生地、丹皮、知母。

四、疟　疾

常山、青蒿、草果、柴胡、黄芩、青皮、知母、槟榔、仙鹤草、鸦胆子、生何首乌。

五、鼻塞鼻渊

薄荷、辛夷、白芷、苍耳子、细辛、鹅不食草、鱼腥草、黄芩、麻黄、藿香、猪胆汁、冰片。

六、耳鸣耳聋

1. 肝胆火盛：龙胆草、黄芩、栀子、柴胡、泽泻、车前子、夏枯草、石决明。

2. 风热上扰：银花、连翘、薄荷、菊花、桑叶、蝉蜕、白僵蚕。

3. 痰火郁结：半夏、陈皮、茯苓、远志、石菖蒲、青礞石、竹茹、黄芩、黄连、大黄、胆南星。

4. 清阳不升：黄芪、人参、升麻、葛根、柴胡。

5. 肾精亏虚：熟地、山药、山茱萸、龟板、旱莲草、五味子、女贞子、菟丝子、桑椹子、补骨脂、磁石。

七、目　疾

1. 风热上扰：桑叶、菊花、薄荷、木贼、谷精草、刺蒺藜、蝉蜕、蛇蜕、蔓荆子、决明子、白僵蚕。

2. 肝热上攻：青葙子、决明子、密蒙花、夏枯草、龙胆草、熊胆、黄连、黄芩、野菊花、蒲公英、珍珠、珍珠母、紫贝齿、石决明、茺蔚子、钩藤、羚羊角、白僵蚕、大黄、冰片、炉甘石、硼砂。

3. 肝虚目昏：沙苑子、菟丝子、枸杞子、石斛、桑椹、女贞子、黑芝麻、生地、熟地、菊花、密蒙花、白芍。

4. 眼生翳膜：蝉蜕、蛇蜕、珍珠、硼砂、炉甘石、石决明、猪胆汁。

八、牙　　痛

1. 胃火：石膏、黄连、升麻、大黄、知母、牛黄、玄参、马蹄金、山豆根、丹皮、生地。

2. 风冷：细辛、白芷、藁本、荜茇、徐长卿、川椒、蜂房、寻骨风。

九、口　　疮

1. 脾胃积热：石膏、知母、黄芩、栀子、黄连、丹皮、大黄、芒硝、生地、天花粉、升麻、牛黄、玄参。

2. 虚火上炎：知母、黄柏、生地、玄参、麦冬、丹皮、牛膝。

十、咽喉肿痛

1. 风热上犯：薄荷、牛蒡子、桑叶、升麻、桔梗、马勃、蝉蜕、金银花、连翘、冰片、白僵蚕、蟾酥、西瓜霜、硼砂、玄明粉。

2. 实火热毒：山豆根、马勃、射干、牛黄、金果榄、金银花、连翘、青果、藏青果、金荞麦、酸浆、板蓝根、大青叶、胖大海、白毛夏枯草、玄参、黄连、黄芩、寒水石、大黄、芒硝、野菊花、木蝴蝶、穿心莲、西瓜霜、冰片、硼砂、蟾酥。

3. 虚火上炎：玄参、沙参、天冬、麦冬、玉竹、石斛、丹皮、知母、黄柏、生地。

十一、声音嘶哑

1. 风寒：杏仁、麻黄。

2. 风热：胖大海、蝉蜕、木蝴蝶。

3. 肺阴虚:麦冬、沙参、诃子、梨汁。

十二、咳　　嗽

1. 风寒:麻黄、紫苏、白前、杏仁、桔梗、紫菀、款冬花、生姜。

2. 风热:桑叶、桔梗、前胡、牛蒡子、浙贝、瓜蒌皮、桑白皮、山豆根。

3. 寒痰:天南星、白芥子、莱菔子、旋覆花、皂荚、白前、苏子、芫花、生姜。

4. 燥热:知母、川贝、桑叶、百部、百合、杏仁、沙参、款冬花、紫菀、天花粉、梨皮、荸荠。

5. 热痰:瓜蒌、浙贝、前胡、竹茹、竹沥、海蛤壳、海浮石、桑白皮、地骨皮、鱼腥草、知母、天竺黄、马兜铃、胆南星、胖大海、猪胆汁、车前子、石苇、矮地茶、虎杖、穿心莲、射干、山豆根、青黛、侧柏叶、百毛夏枯草、木蝴蝶、冬瓜子、芦根、天花粉。

6. 湿痰:天南星、半夏、橘皮、佛手、香橼、皂荚、莱菔子、芫花、白前、旋覆花、桔梗、白术 。

7. 气虚:人参、西洋参、党参、太子参、黄芪、五味子、蛤蚧、山药、胡桃仁、饴糖、蜂蜜、罂粟壳、诃子、乌梅、五倍子、冬虫夏草、银杏叶。

8. 阴虚:沙参、玉竹、麦冬、天冬、百合、黄精、百部、川贝、知母、枸杞子、阿胶、甜杏仁、蜂蜜。

十三、气　　喘

1. 寒喘:麻黄、杏仁、苏子、莱菔子、白芥子、洋金花、干姜、细辛、磁石、旋覆花。

2. 热喘:桑白皮、白果、黄芩、马兜铃、葶苈子、前胡、枇杷叶、海蛤壳、地龙、石韦、瓜蒌、旋覆花。

3. 痰饮:葶苈子、莱菔子、白芥子、旋覆花、半夏、厚朴、白果、麻黄、干姜、细辛、桑白皮、石韦。

4. 肺虚:人参、党参、黄芪、山药、五味子。

5. 肾虚:补骨脂、蛤蚧、冬虫夏草、胡桃肉、紫河车、磁石、沉香。

十四、失　眠

1. 血虚:酸枣仁、柏子仁、龙眼肉、远志、合欢皮、五味子、茯神、灵芝、秫米、大枣、丹参。

2. 阳亢:朱砂、磁石、龙骨、龙齿、琥珀、珍珠、珍珠母、牡蛎、紫石英、紫贝齿。

3. 心火:莲子心、黄连、竹叶心、生栀子、百合、麦冬、生地、玄参。

十五、心　悸

1. 心血不足:酸枣仁、柏子仁、龙眼肉、当归、熟地、远志、丹参。

2. 阴虚阳亢:朱砂、磁石、琥珀、龙骨、龙齿、牡蛎。

3. 阴虚火旺:生地、玄参、黄连、莲子心、丹参、天冬、麦冬、当归、丹参、女贞子、百合。

4. 心阳不振:桂枝、附子、肉桂、薤白、干姜、五味子、炙甘草。

十六、癫　狂

1. 痰气郁结:半夏、陈皮、厚朴、茯苓、石菖蒲、远志、郁金、天南星、白附子、白芥子、皂荚、苏合香、安息香、麝香、檀香、沉香、木香、香附。

2. 痰火扰心:牛黄、竹沥、竹茹、天竺黄、胆南星、郁金、石菖蒲、远志、白矾、礞石、丹参、朱砂、茯神。

十七、昏　　迷

1. 热病:牛黄、麝香、冰片、犀角、水牛角、羚羊角、山羊角。

2. 痰浊:胆南星、麝香、冰片、石菖蒲、远志、郁金、皂荚、竹沥、天竺黄、苏合香。

十八、抽　　搐

1. 热极生风:牛黄、人工牛黄、犀角、水牛角、羚羊角、山羊角、熊胆、玳瑁、地龙、紫贝齿、琥珀。

2. 肝阳化风:天麻、钩藤、羚羊角、山羊角、玳瑁、全蝎、蜈蚣、白僵蚕。

3. 风痰上扰:天南星、白附子、白僵蚕、天竺黄、竹沥、礞石、猴枣。

4. 破伤风:白附子、白僵蚕、天麻、天南星、全蝎、蜈蚣、守宫、蝉蜕。

十九、出　　血

1. 血热:犀角、水牛角、旱莲草、紫珠草、仙鹤草、白茅根、生地、丹皮、赤芍、侧柏叶、花蕊石、大蓟、小蓟、炒栀子、紫草、贯众、羊蹄、大黄、茜草、地榆、槐花、槐角、血余炭、苎麻根、木贼、马勃、黄芩、地骨皮、石韦、桑叶、郁金、代赭石、牛膝。

2. 血瘀:三七、血竭、花蕊石、血余炭、卷柏、蒲黄、茜草、五灵脂、莲房。

3. 血寒:艾叶、炮姜、灶心土。

4. 气虚:人参、党参、黄芪、鹿角胶。

5. 外伤:三七、马勃、孩儿茶 乌贼骨、白及、狗脊、骨碎补。

6. 诸因(收敛止血):藕节、蒲黄、棕榈炭、白及、刺猬皮、仙鹤草、紫珠、乌贼骨、禹余粮。

二十、胁　　痛

1. 气滞:柴胡、香附、郁金、青皮、玄胡、川楝子、橘叶、香橼、佛手、枳壳、八月札、乌药、青木香、玫瑰花、绿萼梅、娑罗子、荔枝核、九香虫。

2. 血瘀: 当归、赤芍、川芎、桃仁、红花、三七、乳香、没药、丹参、三棱、莪术、蒲黄、五灵脂、玄胡、姜黄。

3. 肝胆湿热:茵陈、栀子、柴胡、黄芩、金钱草、虎杖、郁金。

二十一、胸痛(胸痹)

1. 血瘀:玄胡、丹参、姜黄、川芎、郁金、五灵脂、红花、降香、山楂、毛冬青、败酱草、三七、蒲黄、五灵脂、沙棘。

2. 气滞:檀香、沉香、青木香、乌药、枳实、枳壳、姜黄、郁金、降香。

3. 痰阻:瓜蒌、薤白、半夏、厚朴、枳实、陈皮、桂枝、苏合香。

4. 寒凝:附子、干姜、桂枝、高良姜、檀香、荜茇、麝香、冰片、苏合香、玄胡。

5. 气阴两虚:人参、党参、黄芪、甘草、当归、麦冬、五味子、西洋参、太子参。

二十二、胃　　痛

1. 虚痛:党参、黄芪、白术、山药、甘草、饴糖、蜂蜜、大枣。

2. 气痛:广木香、砂仁、陈皮、枳壳、厚朴、乌药、甘松、佛手、香橼。

3. 寒痛: 干姜、高良姜、吴茱萸、附子、肉桂、花椒、胡椒、荜澄茄、荜茇、丁香、甘松、白豆蔻、砂仁、檀香、草果仁。

4. 瘀痛:三棱、莪术、蒲香、五灵脂、玄胡、乳香、没药。

二十三、腹　　痛

1. 气滞:枳实、枳壳、青皮、陈皮、青木香、广木香、槟榔、厚朴、佛手、乌药、砂仁、沉香、檀香。

2. 血瘀:当归、川芎、赤芍、五灵脂、红花、桃仁、刘寄奴、三棱、莪术、苏木、玄胡、山楂、败酱草。

3. 食积:山楂、神曲、麦芽、谷芽、鸡内金、莱菔子、莪术、白术、刘寄奴。

4. 虫积:使君子、苦楝根皮、乌梅、花椒、槟榔、牵牛子。

5. 肠痈:红藤、败酱草、丹皮、桃仁、大黄、赤芍。

二十四、腰　　痛

1. 寒湿:独活、细辛、苍术、川乌、牛膝、川芎、附子、肉桂、干姜、威灵仙。

2. 湿热:黄柏、苍术、防己、薏苡仁、蚕沙、木瓜、秦艽、牛膝、络石藤、白鲜皮。

3. 肾虚:杜仲、续断、狗脊、桑寄生、五加皮、怀牛膝、千年健、石楠叶、淫羊藿、仙茅、巴戟天、骨碎补、补骨脂。

4. 瘀血:当归、川芎、桃仁、红花、玄胡、五灵脂、姜黄、莪术、乳香、没药、土鳖虫、骨碎补、刘寄奴、血竭。

二十五、疝　　痛

乌药、小茴香、吴茱萸、荔枝核、橘核、川楝子、青皮、玄胡、山楂、胡芦巴、荜澄茄、香附、木香、乌头、附子、肉桂。

二十六、痹　　证

1. 风寒湿痹:羌活、独活、防风、桂枝、麻黄、细辛、藁本、海风藤、姜黄、川乌、草乌、附子、肉桂、苍术、鸡血藤、木瓜、松节、当归、川芎、乳香、没药、夏天无、祖师麻、海风藤、千年健、雪莲、臭梧桐、老鹳草、钻地风、寻骨风、威灵仙、徐长卿、伸筋草。

2. 风湿热痹:忍冬藤、络石藤、秦艽、木防已、桑枝、木瓜、黄柏、苍术、牛膝、白鲜皮、地龙、薏苡仁、萆薢、虎杖、豨莶草、臭梧桐、丹皮、赤芍、肿节风。

3. 风湿顽痹:白花蛇、乌梢蛇、全蝎、蜈蚣、地龙、土鳖虫、穿山甲、川乌、草乌、乳香、没药、马钱子、雷公藤、昆明山海棠、青风藤、丁公藤。

4. 肝肾不足:杜仲、续断、桑寄生、怀牛膝、狗脊、五加皮、千年健、石楠叶、鹿衔草、淫羊藿、仙茅、巴戟天、胡芦巴、虎骨、骨碎补。

二十七、呕　　吐

1. 胃寒:生姜、半夏、吴茱萸、砂仁、白豆蔻、木香、丁香、柿蒂、刀豆、藿香、旋覆花、高良姜、荜澄茄、胡椒、花椒。

2. 胃热:竹茹、黄连、芦根、枇杷叶、生石膏、黄芩、栀子、藿香。

二十八、呃　　逆

丁香、柿蒂、沉香、刀豆、代赭石、旋覆花、荜茇、荜澄茄。

二十九、泄　　泻

1. 脾虚:党参、白术、山药、薏苡仁、茯苓、扁豆、甘草、芡实、莲肉、葛根、升麻。

2. 肾虚:益智仁、肉豆蔻、补骨脂、吴茱萸、五味子。

3. 滑泻:诃子、肉豆蔻、乌梅、石榴皮、五倍子、五味子、罂粟壳、赤石脂、禹余粮。

4. 寒湿:白术、苍术、草果、草豆蔻、砂仁、厚朴、茯苓、炮姜。

三十、痢　　疾

1. 湿热痢:黄连、黄柏、黄芩、苦参、秦皮、马齿苋、白头翁、胡黄连、马尾莲、三棵针、穿心莲、地锦草。

2. 疫毒痢:白头翁、秦皮、黄连、黄柏、黄芩、金银花、地榆、丹皮、贯众。

三十一、脱　　肛

黄芪、党参、柴胡、升麻、枳实、枳壳、葛根、五倍子、白矾。

三十二、便　　秘

1. 热结:大黄、芒硝、厚朴、枳实、番泻叶、芦荟。

2. 肠燥:火麻仁、郁李仁、桃仁、杏仁、柏子仁、松子仁、瓜蒌仁、决明子、冬葵子、苏子、蜂蜜、胡桃肉、黑芝麻、桑葚、生首乌。

3. 冷秘:巴豆、硫黄、肉苁蓉、锁阳。

三十三、黄　　疸

1. 阳黄:茵陈、栀子、大黄、黄柏、黄连、虎杖、金钱草、苦参、秦艽、垂盆草、龙胆草、地耳草、蒲公英、郁金、柴胡、黄芩、猪胆汁、熊胆。

2. 阴黄:茵陈、茯苓、苍术、泽泻、猪苓、桂枝、金钱草、附子、干姜。

三十四、水　　肿

1. 肺失宣降:麻黄、杏仁、浮萍、桑白皮、生姜皮、桂枝、葶苈子。

2. 脾虚湿盛:黄芪、党参、白术、薏苡仁、茯苓、猪苓、泽泻、大腹皮、赤小豆、苍术、厚朴、葫芦、玉米须。

3. 脾肾阳虚：附子、肉桂、干姜、黄芪、桂枝、茯苓、白术、泽泻、车前子。

4. 湿热壅遏：车前子、滑石、泽泻、猪苓、木通、通草、防己、萆薢、冬瓜皮、大黄、椒目、桑白皮、葶苈子、白茅根、半边莲、淡竹叶、益母草、栀子、赤小豆、冬葵子、泽漆。

5. 阳实水肿：甘遂、大戟、芫花、葶苈子、商陆、番泻叶、牵牛子、千金子、巴豆、乌柏根皮。

三十五、淋　　证

1. 热淋：车前子、萹蓄、瞿麦、石韦、木通、通草、金钱草、海金沙、滑石、芦根、竹叶、栀子、苦参、冬葵子、琥珀、穿心莲、黄柏、黄芩、土茯苓、泽泻、地肤子 白茅根、鸭跖草、白花蛇舌草、白薇。

2. 血淋：小蓟、大蓟、蒲黄、生地、旱莲草、白茅根、琥珀、侧柏叶、血余炭、茜草、白薇、地锦草、牛膝、阿胶、石韦。

3. 石淋：金钱草、海金沙、琥珀、石韦、鸡内金、冬葵子、王不留行。

三十六、遗　　精

金樱子、山茱萸、沙苑子、五味子、桑螵蛸、覆盆子、菟丝子、韭菜子、芡实 莲肉、莲须、山药、补骨脂、益智仁、五倍子、刺猬皮、龙骨、牡蛎、乌贼骨、冬虫夏草、海马、鸡内金。

三十七、遗　　尿

益智仁、补骨脂、菟丝子、山药、淫羊藿、仙茅、金樱子、桑螵蛸、覆盆子、乌药、山茱萸、鸡内金、白果、龙骨、牡蛎、巴戟天、刺猬皮、海马、鸡内金。

三十八、阳　　痿

鹿茸、海狗肾、黄狗肾、淫羊霍、仙茅、海马、巴戟天、肉苁蓉、锁阳、紫河车、菟丝子、蛇床子、阳起石、附子、肉桂、丁香、人参、枸杞子、冬虫夏草 九香虫、韭子、沙苑子、补骨脂、蛤蚧。

三十九、带　　下

1. 湿热：黄柏、苍术、薏苡仁、苦参、苦豆子、椿根皮、鸡冠花、秦皮、车前子、龙胆草、土茯苓、山药、芡实、莲肉、山茱萸、茯苓、龙骨、牡蛎、银杏、乌贼骨、萆薢。

2. 寒湿：鹿茸、鹿角霜、菟丝子、沙苑子、狗脊、蛇床子、山茱萸、山药、芡实、莲肉、茯苓、乌贼骨、龙骨、牡蛎、韭菜子、艾叶、白芷、金樱子、银杏。

四十、阴　　痒

苦参、龙胆草、蛇床子、白鲜皮、地肤子、白矾、黄柏、苍术、花椒、百部、仙鹤草、萹蓄、萆薢。

四十一、胎动不安

桑寄生、续断、杜仲、菟丝子、人参、黄芪、白术、当归、白芍、阿胶、熟地、黄芩、苎麻根、砂仁、紫苏梗、香附、艾叶。

四十二、产后瘀阻

当归、川芎、赤芍、丹参、益母草、桃仁、红花、泽兰、牛膝、苏木、玄胡、姜黄、五灵脂、蒲黄、刘寄奴、三棱、莪术、土鳖虫、血竭。

四十三、乳汁不通或稀少

穿山甲、王不留行、路路通、漏芦、木通、通草、冬葵子、刺蒺藜、丝瓜络、猪蹄、虾、鲫鱼、花生米。

四十四、乳 癖

1. 肝郁痰凝：柴胡、郁金、香附、青皮、橘叶、川芎、当归、白芍、枳实、土贝母、皂刺、山慈菇、穿山甲、漏芦、三棱、莪术、夏枯草、玄参、丹参、鳖甲、牡蛎、半夏、天南星、丹皮、赤芍、鹿角。

2. 冲任失调：熟地、山药、山茱萸、仙茅、仙灵脾、菟丝子、当归、巴戟天、鹿角胶、夏枯草、玄参、鳖甲、牡蛎。

四十五、瘰疬瘿瘤

夏枯草、玄参、牡蛎、土贝母、大贝母、山慈菇、黄药子、海蛤壳、瓦楞子、海浮石、穿山甲、麝香、乳香、没药、白附子、白僵蚕、全蝎、蜈蚣、守宫、牛黄、拳参、蚤休、海藻、昆布、连翘。

四十六、疮 疡

1. 热毒：黄连、黄柏、黄芩、牛黄、大黄、黄药子、金银花、连翘、蒲公英、紫花地丁、野菊花、败酱草、鱼腥草、土茯苓、大青叶、熊胆、白花蛇舌草、夏枯草、漏芦、白蔹、山慈菇、四季青、穿心莲、虎杖、穿山甲、皂角刺、木芙蓉叶、金荞麦、红藤、蚤休、拳参、天花粉、紫背天葵、白毛夏枯草、半枝莲、蛇莓、龙葵、白英、玄参、丹皮、赤芍、过路黄。

2. 阴疽：白芥子、鹿茸、鹿角、肉桂、麻黄、黄芪、人参、党参、当归、阿胶、白附子、天南星、半夏、乳香、没药、穿山甲、皂角刺、血竭、孩儿茶、珍珠、松香、马钱子、斑蝥、明矾、炉甘石、铅丹、升药、轻粉、砒石、龙骨、煅石膏、乌贼骨、白及。

四十七、皮肤瘙痒

刺蒺藜、防风、荆芥、地肤子、白鲜皮、豨莶草、苦参、蝉蜕、蛇蜕、薄荷、荆芥、徐长卿、生姜皮、蚕沙、露蜂房、白僵蚕、凌霄花、石楠叶、半边莲、浮萍、夜交藤、白芷。

四十八、水火烫伤

大黄、地榆、四季青、白蔹、羊蹄、垂盆草、侧柏叶、紫珠、煅石膏、黄柏、虎杖、紫草油、寒水石、木芙蓉叶、猪胆汁、仙人掌、蛇葡萄根。

四十九、蛇虫咬伤

紫花地丁、半枝莲、半边莲、白花蛇舌草、蚤休、拳参、金荞麦、地锦草、垂盆草、地耳草、鸭跖草、五灵脂、紫背天葵、穿心莲、徐长卿、虎杖、雄黄、青木香、过种黄、黄药子、白附子、南蛇藤。

五十、湿疹

黄柏、黄连、苦参、白鲜皮、地肤子、土茯苓、秦皮、苍术、四季青、地耳草、鸡矢藤、龙胆草、蛇床子、冬葵子、百部、萆薢、白芷、川椒、艾叶、枯矾、仙人掌。

五十一、痔疮

地榆、槐角、槐花、荆芥炭、防风炭、黄芩炭、马兜铃、木贼草、熊胆、白蔹、胡黄连、地锦草、刺猬皮、砒石、芒硝。

五十二、跌打损伤

红花、桃仁、乳香、没药、川芎、当归、赤芍、姜黄、郁金、丹皮、大黄、穿山甲、三七、玄胡、苏木、自然铜、血竭、麝香、续断、孩儿茶 骨碎补、土鳖虫、刘寄奴、五灵脂、凌霄花、牛膝、虎杖、肿节风、接骨木、松节、凌霄花、蒴藋(落得打)、蛇葡萄根、驳骨丹(接骨草)、雪上一枝蒿、泽兰、马钱子、景天三七、菊三七、红毛七(类叶牡丹)、马蹄金。

第二十四章 针灸精要

一、经络针灸概述

1. 经络的诊断应用:经络的循行部位和脏腑络属,可反映所属脏腑的病症;某些疾病过程中常发现在经络循行通路上或在某些腧穴上,有明显的压痛、结节、条索状等反应物以及皮肤温度、电阻改变等,常可采用循经诊察、扪穴诊察和皮肤温度测定、经络电测定等方法,观察经络、腧穴及脏腑的不同变化,作为诊断参考。常见的头痛一证,如痛在前额多与阳明经有关,痛在侧头部多与少阳经有关,痛在后枕、颈项者,多与太阳经有关,痛在巅顶多与厥阴经有关。又如胸胁痛与肝胆经有关;胸痛与心肺经有关等。还有长期消化不良的病人,可在脾俞穴处有异常反应;胃痛者在足三里穴或梁丘处有压痛;胆囊炎患者,可在阳陵泉处有压痛。

2. 经络的治疗应用:针灸治病选穴,除选用局部腧穴外,通常以循经取穴为主,即“经络所通,主治所及”如经筋出现的病变,多表现为拘挛、强直或抽搐、迟缓、疼痛等症,治疗多以局部取穴,即所谓“以痛为输”。而循经取穴,《四总穴歌》说:“肚腹三里留,腰背委中求,头项寻列缺,面口合谷收”。就是最好的例证。根据皮部与经络脏腑的密切关系,用皮肤针叩刺、皮内针埋藏、刺络出血的方法治疗,如目赤肿痛刺太阳出血,咽喉肿痛刺少商,急性腰痛刺委中等。

3. 腧穴的近治作用:腧穴的近治作用是一切腧穴主治作用所具有的共同特点。即“腧穴所在,主治所在”,如眼区的睛明、承泣、四白、瞳子髎、丝竹空、阳白等穴,均能治疗眼病;耳区的听宫、听会、耳门、翳风诸穴,均能治疗耳病;上腹部的中脘、建里、梁门诸穴,皆能治疗胃病等。

4. 腧穴的远治作用：腧穴的远治作用是与经脉的循行密切相关的，主要是十四经腧穴的主治规律。也是“经脉所通，主治所及”的具体应用，以腧穴所归属的经脉确定其主治病症。如合谷穴，不仅能治疗手腕部病症，还能治疗头面、五官病症，以及发热等；足三里穴不仅能治疗下肢病症，而且对调整整个消化系统的功能，甚至对人体的免疫功能都具有显著的调节作用。

5. 腧穴的特殊作用：在特定穴中有若干类具有特殊治疗作用的经穴，不仅具有一般腧穴的主治作用，而且还有独特的主治内容。如背俞穴与原穴主治以五脏疾患为主，募穴与下合穴主治以六腑疾患为主，郄穴多主治急性病痛，五输穴中的井穴主急救，荥穴主热病等。除特殊作用外，某些腧穴还具有相对的特异性，如大椎退热、条口治肩周炎、至阳退黄疸、至阴矫正胎位等，还有一些腧穴对机体的不同状态起着良性的双向调整作用，如腹泻时，针刺天枢能止泻；便秘时，针刺天枢又能通便，当心动过速时针刺内关能减慢心率；而心动过缓时，针刺内关又可提高心率。均是其特殊的治疗作用。

6. 针灸的补虚与泻实：结合患者的体质状况和疾病特点通过对经络穴位的选择、处方恰当地实施针灸补泻，取得较好的疗效，如肾阴亏损，肝阳上亢的眩晕，补太溪、三阴交，泻太冲、风池。

7. 针灸的清热与温寒：外感热邪在表或热闭清窍而致神志昏迷不省人事等证，针刺宜表浅而快速出针，或用三棱针点刺出血，热邪入里，采用毫针深刺而久留针，寒邪入里或寒邪自内而生的病证，治疗应深刺而久留针，可加用艾灸以扶正壮阳，温散寒邪。

8. 针灸的治标与治本：标本先后的运用原则有三：标证不急者，应“缓则治本”；标证急者，则“急则治标”；标本俱缓或俱急者，应标本兼治。

9. 针灸的同病异治：同一疾病，由于证的不同，治法也因之各异。如头痛一证，因肝胆之火上逆，当平肝降逆，取穴以足少阳、足厥阴经为主；痰浊上犯头目，取穴以足阳明、任督脉经为主，血虚不能上荣脑髓，取穴以脾肾经为主。

10. 针灸的异病同治：有些病证病位不同，症状不同，但病机相同，施治立法相同。如肝阳头痛、肝郁胁痛，以及胁肋部位的带状疱疹等病证均可取足厥阴、足少阳经的穴位。

11. 针灸的近部选穴：又称“局部选穴”，是根据腧穴能治疗所在部位的局部和邻近部位的病症而选穴，多用于治疗病位较局限和体表部位反应较为明显的病症。如鼻塞选迎香；口噤选颊车、地仓；胃痛选中脘、梁门；肩痛选肩髎、肩髃；眼病选睛明、瞳子髎；耳病选耳门、听宫等。

12. 针灸的远部选穴：又称“远道选穴”，是根据腧穴具有远治作用的特点提出来的选穴法。

（1）本经选穴：指经脉循行的部位发生疾病，在其经脉上选取腧穴进行治疗。如肺病选太渊、尺泽；脾病选三阴交、太白；胃病选足三里、内庭；心病选内关、大陵；肾病选太溪、阴谷；肝病选太冲、曲泉；腰痛选委中、昆仑等。

（2）异经选穴：指某经或其所属的脏腑器官发生病变，选取其相表里经脉或其他相关经脉上的腧穴进行治疗，其中包括表里经选穴、同名经选穴、相关经选穴等。如胃痛取足三里，或取与胃相表里的脾经穴公孙，与胃有关经脉的腧穴如肝经太冲，心包经的内关等。如外感咳嗽选合谷、列缺，属表里经选穴；胸胁疼痛选支沟、阳陵泉，属同名经选穴。木横克土之呕吐选太冲、足三里，肝肾亏虚选太冲、太溪，属相关经选穴。

13. 针灸的对症选穴：亦称随症选穴，指针对某些全身症状或疾病的病因病机而选取腧穴的方法。是根据中医理论和腧穴主治功能提出的，如发热、失眠、多梦、自汗、盗汗、虚脱、抽风、昏迷等，可按照对症选穴的原则选取适当腧穴。如发热选大椎、曲池、合谷；昏迷选人中、十宣；虚脱选关元、神阙；自汗选足三里、关元；盗汗选阴郄、复溜；气病选膻中；血病选血海；筋病选阳陵泉等。

14. 本经配穴法：指以经络循行分布特点为配穴依据的方法。即某一脏腑、经脉发生病变时，即选取某一脏腑、经脉的腧穴，配成处方。多用于治疗单一的脏腑、经脉病证。如肺病咳嗽选中府、尺泽、太渊等。

15. 表里经配穴法：指以脏腑经络的阴阳表里关系为配穴依据的方法。多用于治疗相表里的脏腑、经络病证。即可单选其表经腧穴，也可单选里经腧穴，或表里两经配合均可。

16. 前后配穴法：又叫腹背阴阳配穴法，前指胸腹，后指腰背，前后腧穴配合使用，多用于治疗脏腑病证。如胃脘痛，前选中脘、建里，后选胃俞、脊中；心胸疾病前取巨阙，后取心俞；肺虚咳嗽前取中府，后取肺俞等。

17. 左右配穴法：指根据经脉循行交叉的道理，左病可以右取，右病可以左取，还可以左右同时并取的方法。多用于治疗头面、四肢、脏腑的病症。如左侧面瘫取右侧合谷，右侧面瘫取左侧合谷；左侧偏头痛取右侧阳陵泉、侠溪，右侧偏头痛取左侧阳陵泉、侠溪；心悸取双侧内关；胃痛取双侧足三里等。

18. 上下配穴法：指上部腧穴与下部腧穴同时配伍组方治疗疾病的方法。上，指上肢和腰部以上的腧穴；下，指下肢和腰部以下的腧穴。可治疗头面、四肢、躯干、脏腑病症。如偏头痛，上肢取外关，下肢取丘墟；头项强痛上取天柱，下取昆仑；胸胁痛上取支沟，下取阳陵泉；偏瘫上取肩髃、曲池合谷，下取环跳、足三里、解溪；胃痛上取内关，下取足三里。

19. 远近配穴法：指以病变部位为依据，在病变的近部和远部同时选穴配伍成方的方法。可治疗头面、四肢、躯干、脏腑病症。如胃病取中脘、足三里、公孙；鼻塞取迎香、合谷；头晕取百会、太冲；腰痛取肾俞、大肠俞、委中；子宫下垂取气海、归来、百会等。

二、临床病证取穴

1. 中风

(1) 中风先兆：眩晕，心悸，指麻，舌强等。

取穴：百会、曲池、合谷、风市、足三里、绝骨。

(2) 中经络：半身不遂，肌肤不仁，舌强语涩，口眼㖞斜等。

半身不遂：上肢：取穴：肩髃、曲池、手三里、外关、合谷、后溪。

下肢:取穴:环跳、阳陵泉、足三里、悬钟、解溪、昆仑。

口眼㖞斜:取穴:地仓、颊车、合谷、内庭、太冲。初起单刺病侧,病久可左右均刺。

(3) 中脏腑:突然昏仆,神志不清,并见半身不遂,舌强语涩,口眼㖞斜等。

闭证:神志昏沉,牙关紧闭,两手紧握,喉中痰鸣,二便闭塞。

取穴:十二井、水沟、太冲、丰隆、劳宫。

脱证:目合口张,手撒遗溺,鼻鼾息微,四肢逆冷。

取穴:关元、神阙(隔盐灸)。

2. 眩晕

(1) 肝阳上亢:眩晕耳鸣,头痛头胀,急躁易怒,少寐多梦,口苦。

取穴:风池、肝俞、行间、侠溪。失眠多梦配神门、三阴交;耳鸣配翳风;头胀痛配太阳。

(2) 痰湿中阻:眩晕,头重如裹,胸闷恶心,神疲多寐。

取穴:阴陵泉、丰隆、中脘、内关、头维。

(3) 肾精不足:眩晕耳鸣,遗精健忘,腰膝酸软,失眠多梦。

取穴:肾俞、太溪、照海、悬钟、百会。遗精配关元、三阴交;五心烦热配内关、三阴交;耳鸣配翳风。

(4) 气血虚弱:眩晕,动则加剧,遇劳则发,神疲乏力,心悸失眠。

取穴:百会、足三里、脾俞、胃俞、气海。心悸失眠配神门;气短自汗配膻中、复溜。

3. 头痛

(1) 外感头痛:发病急,痛连项背,兼风寒者恶风寒,遇风加剧;兼风热者头痛而胀,发热恶风,口渴,便秘,兼风湿者头痛如裹,肢体困倦。

取穴:百会、太阳、风池、合谷、阿是穴。巅顶痛配四神聪、太冲;前头痛配印堂、上星;侧头痛配率谷、外关;后头痛配后顶、天柱。兼风热配曲池、大椎;兼风寒配风门、肺俞;兼风湿配头维、阴陵泉。

(2) 内伤头痛:发病较缓,因肝阳上亢,头痛目眩、心烦易怒、睡眠不宁、面红目赤、口苦。

取穴:百会、风池、悬颅、太冲、太溪、侠溪。目赤配关冲放血,胁痛口苦咽干配阳陵泉。

若肾阴不足(头痛且空,眩晕耳鸣,腰痛酸软,神疲乏力,遗精带下,失眠),取穴:百会、肾俞、太溪、悬钟、三阴交;五心烦热配劳宫、涌泉;少寐配心俞;遗精带下配关元。若气血虚弱(头痛昏重,遇劳则甚,神疲乏力,面色不华),取穴:百会、上星、心俞、脾俞、足三里、三阴交、血海;心悸配内关,纳差配中脘。若瘀血阻络(头痛经久不愈,痛处固定不移,痛如锥刺),取穴:阿是穴、合谷、三阴交;眉棱骨痛配攒竹;侧头痛配太阳;后头痛配天柱;头顶痛配四神聪。

4. 原发性三叉神经痛:疼痛骤发如电击、刀割、针刺、烧灼,可伴有面肌抽搐,面红,结膜充血,流泪,流涎等。因洗脸、刷牙、说话、吃饭等诱发,有时轻微触动面部某点即发作。

取穴:四白、下关、合谷、内庭。眼支疼痛配攒竹、阳白、鱼腰、头维;上颌支疼痛配巨髎、颧髎、迎香;下颌支疼痛配颊车、颊承浆、翳风;风寒配风池;气滞血瘀配三阴交。

5. 面瘫:急性发作,突然一侧面部板滞、麻木、瘫痪,不能皱眉、露齿、鼓腮,口角下垂歪向健侧;额纹、鼻唇沟消失,眼睑闭合不全,部分患者初起有耳后耳下疼痛。

取穴:风池、翳风、颊车、下关、地仓、合谷、太冲。鼻唇沟平坦配迎香、禾髎,鼻中沟歪斜配水沟,唇沟歪斜配承浆,目不合配阳白、攒竹,面部板滞配四白、颧髎。

6. 面肌痉挛:下眼睑肌肉轻微颤搐,逐渐向面下部肌扩展,以口角抽搐明显,眼裂缩小,精神紧张、疲劳时抽搐加重,睡眠时症状消失。

取穴:风池、翳风、四白、太阳、阳白、印堂、攒竹、地仓、合谷。脾胃虚弱配足三里、三阴交,面肌痉挛强烈配申脉、照海。

7. 腰痛

(1) 寒湿腰痛:腰部重痛、酸麻、拘急强直不可俯仰,或痛连骶、臀、股、腘，疼痛时轻时重，遇天寒阴雨发作或加剧。

（2）劳损腰痛：腰痛遇劳而发，腰部强直僵硬，痛处固定不移，转侧俯仰不利，腘中络脉时有瘀血。

（3）肾虚腰痛：起病缓慢，隐隐作痛，或酸多痛少，绵绵不已，腰腿酸软无力劳则更甚。兼神倦、腰冷、滑精、四肢不温为肾阳虚。伴虚烦咽干、手足心热、溲黄，为肾阴虚。

取穴：肾俞、委中、夹脊、阿是穴。寒湿配风府、腰阳关；劳损配膈俞、次髎；肾虚配命门、志室、太溪。

8. 急性腰扭伤：有腰部扭伤史，腰部一侧或两侧剧烈疼痛，活动受限须保持一定强迫姿势，以减轻疼痛。咳嗽喷嚏、大声说话、均可使疼痛加重。腰部僵硬，腰肌紧张，不能自主活动，有明显压痛。

取穴：水沟、后溪、委中、大肠俞、腰阳关、阿是穴、腰痛穴。素体虚弱配肾俞，气滞血瘀配膈俞。

9. 腰椎间盘突出症：腰痛伴坐骨神经痛。多有外伤史，突然发病始为腰部酸痛、钝痛；逐渐由臀部放射至大腿后侧、小腿外侧、足背、足趾及足底外侧，伴有麻木或感觉异常。

取穴：腰阳关、肾俞、大肠俞、关元俞、环跳、殷门、委中、昆仑、后溪。

10. 颈椎综合征

（1）韧带关节囊型：颈项疼痛，发于一侧，类似落枕，因睡姿不当，感受风寒诱发，伴颈部僵硬，活动加重。头部转动可闻声响。

（2）神经根型：神经根性疼痛，颈肩痛或肩枕痛，颈部发僵，活动受限，伴上肢沉重无力，肢冷麻木，持物滑落。

（3）脊髓型：颈脊髓受损，发病缓慢，颈部挫伤诱发，进行性下肢麻木、发冷、疼痛乏力，步态不稳，脚如踩棉。重者卧床不起，呈痉挛性瘫痪。

（4）椎动脉型：椎动脉受累，头痛，由颈部向其他部位放射，头晕、恶心呕吐、耳鸣耳聋、视力减退。

（5）交感神经型：颈椎退变，刺激颈部交感神经时，出现枕部疼痛，头晕或偏头疼，一侧瞳孔散大，视力模糊，患侧上肢感觉异常，心前区不适，心慌胸闷等。

取穴：风池、天柱、病变颈椎夹脊穴、肩中俞、肩外俞、肩井、曲池、外关。风寒外束配风府、大椎、风门，劳伤瘀阻配膈俞、后溪、血海，肝肾不足配肝俞、肾俞、足三里。

11. 肩周炎：肩关节早期阵发性疼痛，常见于单侧，偶见两侧同时受累，因天气变化及劳累而诱发，疼痛向颈部和上臂放射呈弥漫性，逐渐加重，昼轻夜重，肩关节活动受限后期病变组织粘连冻结、萎缩，关节失去功能。

取穴：肩髃、臑俞、肩前、肩贞、阿是穴、条口、阳陵泉。上臂痛配臂臑、臑会、曲池、手三里；肩胛痛配曲垣、天宗、秉风、养老。

12. 坐骨神经痛：一侧腰腿部阵发性或持续性疼痛，臀部、大腿后侧、小腿外侧及足部放射性、烧灼样或针刺样疼痛，弯腰或活动下肢时加重。

(1) 原发性坐骨神经痛：急性或亚急性发作，沿坐骨神经通路上有放射和明显的压痛点，数日后最激烈，数周或数月后逐渐缓解，因感受寒湿而诱发。

(2) 继发性坐骨神经痛：有原发病可查，咳嗽、喷嚏、排便可加重。腰椎旁有压痛及叩击痛，腰部活动障碍，活动下肢有放射痛。

取穴：肾俞、气海俞、大肠俞、腰夹脊、次髎、秩边、环跳、阿是穴。沿太阳经疼痛配殷门、委中、承山；沿少阳经疼痛配阳陵泉、阳交、绝骨。

13. 失眠：就寝难以入睡，睡而易醒，醒后不能再睡，亦有时睡时醒，睡不安稳甚至彻夜不寐。

(1) 心脾两虚：兼见心悸健忘，头晕目眩，面色无华，易汗出。

(2) 心肾不交：兼见头晕耳鸣，腰膝酸软，五心烦热，遗精盗汗。

(3) 心胆虚怯：心悸多梦，善惊多恐，多疑善虑。

(4) 情志抑郁、肝阳上扰：兼见急躁易怒，头晕头痛，胸胁胀闷；若脾胃不和：兼见脘闷，嗳腐吞酸，心烦口苦。

取穴:四神聪、神门、三阴交。心脾两虚配心俞、厥阴俞、脾俞。心肾不交配心俞、肾俞、太溪。心胆虚怯配心俞、胆俞、大陵、丘墟。肝阳上扰配肝俞、太冲。脾胃不和配胃俞、足三里。

14. 心悸

(1) 心血不足:自觉心跳、心慌,时作时息,善惊易恐,坐卧不,多梦易醒,面色苍白,头晕目眩。

(2) 痰火内动:心悸不安,烦躁不宁,恍惚多梦。

(3) 水饮内停:心慌悸动,胸闷气短,脘膈痞满,精神疲乏,或下肢水肿。

取穴:郄门、神门、心俞、巨厥。心血不足配膈俞、脾俞、足三里;痰火内动配尺泽、内关、丰隆;水饮内停配脾俞、胃俞、三焦俞。

15. 呕吐

(1) 寒邪客胃:时吐清水或稀涎,食入乃吐,喜暖畏寒,大便溏薄。

(2) 邪热内蕴:食入即吐,呕吐酸苦热臭,口渴,喜寒恶热,大便燥结。

(3) 痰饮停蓄:胸痞眩晕,呕吐痰涎,或见心悸。

(4) 食积不消:脘腹胀满或疼痛,食入更甚,嗳气厌食,便秘矢气。

(5) 肝气横逆:胁痛呕酸,若脾胃虚弱,兼见呕吐时作,食不甘味,纳少,大便微溏,神疲肢软。

取穴:中脘、胃俞、足三里、内关、公孙。寒邪客胃配上脘、胃俞;热邪内蕴配合谷、金津、玉液;痰饮停蓄配膻中、丰隆;食积不消配下脘、璇玑;肝气横逆配阳陵泉、太冲;脾胃虚弱配脾俞、章门。

16. 呃逆

(1) 脾胃虚寒:呃声低缓短促,胃脘及胸膈不舒,得温热则减,遇寒则甚,食少困倦,口不渴,手足不温。

(2) 气滞痰阻:呃逆连声,上冲膈间,胀闷不舒,因情志加重,纳减,恶心,嗳气。

(3) 胃火上逆:呃声响亮有力,冲膈胀痛,口臭烦渴,喜冷饮,小便短赤,大便秘结。

(4) 胃阴不足:呃声短促不连续,口干渴舌燥,大便干结。

取穴:天突、内关、膈俞、足三里、中脘、胃俞、脾俞。脾胃虚寒主穴加灸或温针;气滞痰阻配丰隆、太冲、期门;胃火上逆加天枢、内庭、公孙;胃阴不足加三阴交、太溪。

17. 胃痛

(1) 寒邪犯胃:胃脘疼痛暴作,畏寒喜暖,口不渴,喜热饮。

取穴:中脘、足三里、内关、公孙。

(2) 肝气犯胃:胃脘胀痛,攻痛连胁,嗳气频频、呕逆酸苦。

取穴:中脘、期门、内关、足三里、阳陵泉。

(3) 脾胃虚寒:胃脘隐痛,泛吐清水,喜暖恶寒,按之痛减,神疲乏力。

取穴:脾俞、胃俞、中脘、章门、内关、足三里、三阴交。

18. 泄泻

(1) 急性泄泻:发病较急,便次增多,如偏于寒湿,则便质清稀,水谷夹杂,肠鸣腹痛,口不渴,身寒喜温;偏于湿热,则大便黄糜热臭,腹痛,肛门灼热,小便短赤。

取穴:中脘、天枢、上巨虚、阴陵泉。

(2) 慢性泄泻:发病势缓,或由急性转变而成,如脾虚则面色萎黄,神疲肢软,不思饮食,喜暖畏寒,大便溏薄;属肝郁乘脾,多有胸胁胀闷,嗳气食少,精神抑郁,泄泻不爽;属肾虚,则黎明之前,腹中微痛,肠鸣即泻,畏寒,腰膝酸软。

取穴:脾俞、章门、中脘、天枢、足三里。肝郁配肝俞、行间,肾虚配肾俞、命门、关元。

19. 便秘

(1) 实秘:便次减少,三、五日一次或更长时间,临厕努责,燥结难下。属热邪壅结,则见身热,烦渴,口臭喜冷。属气机郁滞者,则脘腹胀满或疼痛,嗳气频作,纳食减少。

(2) 虚秘:气血虚者,则面色唇爪㿠白无华,头晕心悸,神疲气怯;属阴寒凝结,则腹中冷痛,喜热畏寒。老年人津液不足,气虚大肠传导无力,便秘数日难通亦属虚秘。

取穴:大肠俞、天枢、支沟、上巨虚。热结加合谷、曲池;气滞加中脘、行间；气血虚弱加脾俞、胃俞；寒秘灸神阙、气海；老年人气津两虚加气海、命门。

20. 脱肛

（1）虚证：发病缓慢，初起便时肛门坠胀，时或脱出，能自行回纳。经久失治则劳累即发，垂脱后收缩无力，须手助回纳，神疲肢软，面色萎黄，头眩心悸。

（2）实证：多见痢疾，痔疮发炎时，肛门坠胀，便意频急，努责不遗余力，迫使直肠下垂、脱出部红肿疼痛，口干，溲赤，腹痛。

取穴：百会、长强、大肠俞、承山。虚证加气海、足三里、脾俞，实证加曲池、阴陵泉。妇女产后气陷者加归来、气海。

21. 癃闭

（1）肾气不足：小便淋漓不爽，排尿无力，面色晄白，神气怯弱，腰膝酸软。

取穴：阴谷、肾俞、三焦俞、气海、关元、委阳。

（2）湿热下注：小便量少热赤，甚则闭塞不通，小腹作胀，口渴。

取穴：三阴交、阴陵泉、膀胱俞、中极。

（3）外伤：小便不利，欲溲不下，小腹胀满，有手术史和外伤史。

取穴：中极、三阴交、血海。

22. 肥胖：轻度肥胖无明显症状，重度肥胖多有疲乏无力，动则气促，行动迟缓；胃肠腑热型：食欲旺盛，消谷善饥，口干喜饮，怕热多汗，大便秘结，小便黄赤；脾胃气虚型：食欲不振，食后腹胀，神疲乏力，嗜睡懒言，大便稀溏；真元不足型：面色晄白，气短而喘，动则汗出，头晕腰酸，口渴饮少，怕冷肢肿，女性月经不调，男子或见阳痿。

取穴：曲池、天枢、阴陵泉、丰隆、太冲、内庭、三阴交。胃肠腑热加合谷、足三里；脾胃气虚加脾俞、胃俞、足三里、太白；真元不足加中脘、关元、肾俞、三焦俞；便秘加支沟、阳陵泉；嗜睡加照海、申脉；口渴多饮加足三里、太溪，下肢水肿加商丘、水分、三焦俞。

23. 遗精

(1) 梦遗:睡眠不深,伴有梦境,阳事易举而泄;久遗频繁者,可有头昏头晕,精神不振,耳鸣腰酸等。

(2) 滑精:滑精不拘昼夜,冲动意念常有精液滑出,形体瘦怯,或有心悸,阳痿等。

取穴:关元、大赫、志室。梦遗配心俞、神门、内关,滑精配肾俞、太溪、足三里。

24. 阳痿

(1) 虚证:阴茎痿弱不举或举而不坚,时时滑精,精薄清冷,伴头晕目眩,精神萎靡,心情不畅,腰膝酸软。

(2) 实证:阴茎勃举不坚,时间短暂,每多早泄,阴囊湿疹,会阴部不适,下肢痠重,小便急或有混浊。

取穴:肾俞、命门、三阴交、关元。湿热者加白环俞、阴陵泉。

25. 男性不育

(1) 肾阳虚弱:婚久不育,性欲减弱,无力射精,精子数少,活动力弱,腰酸腿软,畏寒肢冷,面色晄白,大便稀薄,小便清长。

取穴:肾俞、命门、关元、三阴交。

(2) 肾阴不足:婚久不育,遗精滑精,精少精薄,活动力弱,或精液黏稠不化,头晕耳鸣,手足心热。

取穴:关元、太溪、照海、志室。头晕耳鸣者加风池、太冲。

(3) 肝气郁结:婚久不育,性欲低下,或性交不射精,精少抑郁,胸闷不舒,两胁胀痛,嗳气泛酸,不思饮食。

取穴:关元、曲骨、肝俞、肾俞、内关太冲、三阴交。食欲不振者加足三里、中脘。嗳气泛酸者加阳陵泉。

(4) 湿热下注:婚久不育,精子数少或死精子过多,头晕身重,小腹胀满,小便短赤。

取穴:中极、曲骨、阴陵泉、三阴交、肾俞、次髎。遗精阳痿者加关元。

(5) 气血两虚:婚久不育,性欲减退,精子数少,或精子成活率低、活动力弱,神疲乏力,面色苍白,头晕目眩。

取穴:气海、关元、足三里、肾俞、三阴交。心悸多梦者加神门。

26. 月经不调

(1) 月经先期:周期提前,量或多或少,色淡质稀,神疲肢倦,气短懒言,纳少便溏,腰膝酸软,头晕耳鸣,为脾肾气虚证;月经量少,色红质稠,颧赤唇红手足心热,咽干口燥,为虚热证;月经量多,色紫红,质稠,心胸烦闷,大便燥结,小便短赤,为实热证;月经量多或少,色深红,质稠有块,经前乳房,胸胁,少腹胀痛,烦躁易怒,口苦咽干,为肝经郁热证。

取穴:关元、血海、气海。脾肾气虚配足三里、脾俞、肾俞;虚热配三阴交、太溪;实热配太冲;肝郁热证配行间、期门;心烦配神门;月经量多配隐白。

(2) 月经后期:周期推迟,月经量少,色淡质稀,小腹隐痛,喜热喜按,面色清白,为虚寒证;月经量少,色紫黯有块,小腹冷痛拒按,得热痛减,畏寒肢冷,为实寒证。

取穴:气海、三阴交。虚寒证配关元、归来。实寒证配天枢、地机。

(3) 月经先后无定期:周期提前或推后,月经量少,色淡质稀,头晕耳鸣,腰酸腿软,为肾虚证;月经量多,色淡质稀,神倦乏力,纳呆食少,为脾虚证;月经量或多或少,色黯红有块,经行不畅,胸胁、乳房、少腹胀痛,时欲太息,嗳气食少,为肝郁气滞证。

取穴:关元、三阴交。脾肾虚者配脾俞、肾俞。肝郁气滞者配肝俞、太冲。

27. 痛经

(1) 实证:经行不畅,少腹胀痛,腹痛拒按,经色紫红夹有血块,血块下后疼痛即减为血瘀;胀甚于痛或连两肋,胸闷泛恶为气滞;少腹冷痛拒按,得热痛减,经血量少为寒凝。

取穴:中极、次髎、地机。气滞血瘀配太冲;寒痛配归来。

(2) 虚证:经期或经后小腹隐痛,痛势绵绵不休,喜揉喜按,月经量少,神疲乏力,腰骶酸痛,头晕心悸。

取穴:关元、气海、足三里、三阴交。肾气虚者配肾俞、大赫;脾虚甚者配脾俞、归来。

28. 经闭

(1) 血枯经闭:月经未至,经量渐少终乃闭止,头晕耳鸣,腰膝酸软,口干咽燥,五心烦热,潮热盗汗。

取穴:关元、肾俞、肝俞、脾俞、足三里。

(2) 血滞经闭:月经停止,小腹胀痛拒按,精神抑郁,烦躁易怒,胸胁胀满,嗳气叹息。

取穴:中极、太冲、血海、三阴交、合谷。

29. 缺乳

(1) 虚证:产后乳少,甚或全无,乳汁清稀,乳房柔软无胀痛,食少神倦,面色无华。

取穴:膻中、乳根、少泽、脾俞、足三里。

(2) 实证:产后乳少,乳房胀硬疼痛,情志抑郁,胸胁胀满,食欲不振。

取穴:膻中、乳根、少泽、内关、太冲。

30. 更年期

(1) 肾阴虚:绝经前后,头晕耳鸣,腰酸腿软,烘热汗出,五心烦热,失眠多梦,口干咽燥,皮肤瘙痒,月经周期紊乱,经色鲜红。

取穴:肾俞、心俞、太溪、三阴交、太冲。失眠配神门。

(2) 肾阳虚:绝经前后,头晕耳鸣,腰痛如折,腹冷阴坠,形寒肢冷,带下量多,月经不调,色淡质稀,精神萎靡,面色晦暗。

取穴:关元、肾俞、脾俞、章门、足三里。大便溏薄配天枢,水肿配水分。

31. 子宫下垂

(1) 脾气下陷:子宫下移或脱出阴道口,状如鹅卵,劳则加剧,小腹下坠,少气懒言,四肢无力,带下色白,质稀量多。

(2) 肾气不固:子宫下垂,状如鹅卵,小腹下坠,腰腹酸软,小便频数,夜间尤甚,头晕耳鸣。

取穴:百会、气海、关元、维道、子宫。脾虚配足三里;肾虚配太溪。

32. 遗尿

(1) 肾阳不足：睡中遗尿，醒后方觉，小便清长，神疲乏力，面色苍白，畏寒肢冷，腰膝酸软，小便频数。

(2) 肺脾气虚：睡中遗尿，精神不振，少气懒言，面色无华，纳呆便溏，自汗。

取穴：中极、关元、膀胱俞、三阴交。肾阳不足配太溪、命门；肺脾气虚配肺俞、脾俞、足三里；小便频数配百会、肾俞。

33. 脑瘫

(1) 肝肾不足：发育迟缓，坐立、行走、生齿迟于正常，头项、肢体软弱，智力低下，精神呆滞，神疲乏力，面色少华。

(2) 气滞血瘀：痴呆失语，反应迟钝，手足瘫软，肢体麻木。

取穴：百会、大椎、印堂、四神聪、足三里。肝肾不足配肝俞、肾俞、悬钟；气滞血瘀配合谷、三阴交、血海；语言不利配通里、廉泉；耳聋配耳门、听会；头项倾斜配天柱；上肢瘫配肩髃、曲池；下肢瘫配环跳、阳陵泉。

34. 带状疱疹

(1) 肝经郁火：皮损鲜红，灼热刺痛，伴口苦咽干，烦躁易怒，两目红赤，大便干结，小便短赤。

(2) 脾经湿热：皮损淡红，疱疹渗水糜烂，疼痛较轻，口不渴或渴不欲饮，胸闷纳呆，大便时溏，肢体困倦。

取穴：局部围刺、阳陵泉、支沟、血海、委中、合谷、曲池、病变区相应节段夹脊穴。肝经郁火配行间；脾经湿热配内庭、阴陵泉。

35. 关节扭伤：扭伤部位肿胀疼痛，皮肤青紫，关节功能障碍，伴有局部热痛。红色多皮肉受伤，青色多系筋伤，紫色多系瘀血留滞。

取穴：肩部为肩髃、肩髎、肩贞。肘部为曲池、小海、天井。腕部为阳池、阳溪、阳谷。腰部为肾俞、腰阳关、委中。髋部为环跳、秩边、承扶。膝部为梁丘、膝眼、阳关。踝部为解溪、昆仑、丘墟。

急性腰扭伤先刺水沟或后溪；踝部扭伤先刺对侧外关。

36. 落枕：晨起颈部不适，头歪向一侧，左右转动不便，患侧颈项酸痛影响及肩，局部肌肉痉挛，压痛明显。

取穴：落枕穴、后溪、阿是穴。疼痛牵引颈部加天柱、风池；疼痛牵引项部加大椎；疼痛牵引肩部加肩井。

37. 痤疮

(1) 肺经风热：以丘疹为主，可有脓疱、结节、囊肿等。

(2) 脾胃湿热：颜面皮肤油腻不适，皮疹有脓疱、结节、囊肿等，伴有便秘。

(3) 冲任失调：病情与月经周期有关，伴有月经不调，痛经。

取穴：合谷、曲池、足三里、病位局部穴。肺经风热加大椎、肺俞；脾胃湿热加内庭；冲任不调加血海、关元。

38. 耳鸣和耳聋

(1) 实证：起病迅速，耳聋，耳中流脓，鸣声隆隆，按之不减；兼头痛眩晕，目红面赤，口苦咽干烦躁善怒。

(2) 虚证：起病缓慢，耳聋，耳中如蝉鸣，时作时止，劳累加剧，按之鸣声减弱，兼见头晕，腰膝酸软乏力。

取穴：翳风、听会、侠溪、中渚。肝胆火旺配太冲、丘墟，风邪侵袭配外关、合谷，肾虚气弱配肾俞、太溪。

39. 鼻渊

(1) 肺经风热：发病初期，慢性鼻渊急性发作，鼻塞，涕多色白，头痛，咳嗽，咯痰。

(2) 胆经郁热：急性鼻渊，慢性鼻渊急性发作，鼻塞，头痛甚，涕多色黄，身热口渴，便秘。

(3) 脾胃湿热：急性鼻渊后期，鼻塞流涕，缠绵不愈，头昏，食欲不振，大便溏薄。

取穴：列缺、合谷、迎香、上迎香、印堂。肺经风热配少商、尺泽，胆经郁热配行间、侠溪，脾胃湿热配足三里、阳陵泉，头痛甚者配风池、太阳。

40. 牙痛

(1) 风火牙痛：牙痛剧烈，齿龈肿胀，伴形寒身热。

(2) 实火牙痛：牙痛甚剧，牙龈红肿，伴口臭口渴，便秘。

(3) 虚火牙痛：牙痛隐隐，时作时止，夜间加重，齿根松动，伴头晕耳鸣,腰酸。

取穴:合谷、颊车、下关。风火配外关风池,实火配内庭、足三里,虚火配太溪、行间。

41. 颞颌关节功能紊乱:张口或闭口时,下颌关节区疼痛、酸胀,乏力,强直,弹响,张口受限,下颌运动异常。

取穴:听宫、下关、颊车、合谷、足三里。寒邪侵袭加灸,瘀血阻络配三阴交,肝肾亏虚配太溪、肝俞。

42. 晕厥:初起疲乏无力,眼前昏黑,泛泛欲吐,继则突然昏仆,不省人事,面色苍白,汗出肢冷,血压下降,虚证因体虚,疲劳惊恐而昏然仆倒,不省人事,肢冷冷汗自出。实证因暴怒惊恐、创伤剧痛而突然昏仆,不省人事,牙关紧闭。

取穴:人中、中冲、合谷、足三里。虚证配百会、气海,用灸法;实证配涌泉,针用泻法。

43. 虚脱:突然起病,面色苍白,神志淡漠,甚则昏迷,肢冷汗出,血压下降,亡阳兼见呼吸气微,唇绀紫,亡阴兼见唇舌干红,口渴,烦躁不安。

取穴:素髎、内关。神志昏迷配人中、中冲、涌泉。肢冷脉微配百会、神阙、关元俱灸。

44. 抽搐:四肢抽动,口噤不开,两眼上翻,颈项强直,角弓反张,甚则昏迷。

取穴:印堂、百会、大椎、合谷、太冲、后溪、申脉。热极生风配曲池,痰热化风配内关、丰隆,血虚生风配血海、足三里,神昏者配十宣点刺放血。

45. 中暑

(1) 轻症:身热,头痛,头晕,胸闷,恶心,口渴烦躁,乏力,汗闭。

取穴:大椎、合谷、曲池、内关、足三里。

(2) 重症:高热汗闭,烦躁不宁,头痛头晕、恶心呕吐,继则面色苍白,汗多肢冷,猝然昏迷,四肢抽搐,腓肠肌痉挛。

取穴:人中(刺)、十宣、曲泽、委中、合谷、曲池、大椎。昏厥配百会、涌泉、劳宫;恶心配内关、足三里;惊厥加后溪、阳陵泉;腓肠肌痉挛加承筋、承山、阳陵泉。

推拿选人中、合谷、内关、肩井。

46. 溺水：面部青紫肿胀，球结膜充血，口鼻内充满泡沫，上腹部积水胀大，四肢冰凉，不省人事；严重者呼吸停止，脉搏消失，瞳孔散大。

取穴：会阴、素髎、内关、涌泉、足三里。针用泻法，留针，间歇行针。昏迷较深配人中、后溪、太渊、中冲。配合人工呼吸、心脏按压。

第二十五章　中医调护

一、中医护理的基本特点

1. 整体观念:整体观念是中医学理论体系的主导思想,中医的整体观念主要体现在人体自身的整体性和人与自然环境、社会环境的统一性两个方面。

(1) 人体自身的整体性:人以五脏为中心,通过经络把各脏腑联系成一个有机的整体。人体在结构上不可分割,功能上相互协调、相互为用,病理上相互影响。

(2) 人与外界环境的统一性,即人与自然环境的统一性和人与社会环境的统一性。

(3) 中医的整体观念将人看成是一个有机整体,高度强调人与自然和社会的统一性。其理念与护理学以人为中心的整体护理概念完全相通。

(4) 整体护理,以人为中心,以现代护理观为指导,以护理程序为框架,对护理服务对象实施包括生理、心理、社会、文化、精神等各方面护理的一种护理理念。

2. 辨证施护:证,即证候,是疾病过程中某一阶段或某一类型的病理概括。辨证施护,就是运用中医四诊收集的资料,加以分析、综合、概括、判断,对疾病进行证候定性;然后根据证定位的结果确立相应的护理原则和方法。

(1) 辨证施护分为辨证和施护两部分。

辨证:将四诊所收集的有关疾病的各种现象和体征等加以分析、综合、概括,诊断为某种性质的证候。

施护:根据辨证的结果,遵循辨证的理论确定相应的护理措施。

辨证是施护的前提和依据,施护是护理疾病的方法,也是检验辨证是否正确的手段。

(2) 在“病”、“症”、“证”的认知与处理中,决定疾病治疗和护理原则的主要是证候。

同病异护:同一疾病,根据其病程各个时期所表现的不同证侯给予不同的护理。

异病同护:不同疾病,由于其病机相同而出现了相同的证侯,采取同一种护理方法。

二、中医调护的原则

中医辨证是用望、闻、问、切的方法,采集病人的自觉症状和临床表现来分析、辨别、认识疾病的证候。中医调护的原则是以中医辨证治则指导护理工作的,针对不同病情,应用“扶正祛邪”、“标本缓急”、“同病异护”、“异病同护”、“正护反护”、“因人、因时、因地制宜”及“预防为主”等护理原则来制定相应的调护措施。

1. 扶正祛邪:通过各种护理手段达到扶助正气、祛除病邪的目的,根据不同病情采用扶正为主或祛邪为主等调护措施。

2. “标”与“本”是相对而言,根据病情的主次轻重,调护上遵循“急则护其标,缓则护其本”的原则,在标本并重的情况下,可采用“标本同护”的方法。

3. 同病异护、异病同护:同一种病,在病程发展的不同阶段,出现不同证候时所采取不同的调护措施为同病异护;而不同疾病在病程某一阶段出现相同证候时,采取相同的调护措施为异病同护。

4. 正护与反护:正护与反护是根据临床治则(正治与反治)为依据所采取的调护措施。

5. 因人、因时、因地制宜:根据不同时令、气候、地理环境及病人年龄、性别、体质的不同,采取不同的调护措施。

6. 预防为主:调护中以“未病先防”和“既病防变”为原则,掌握疾病传变途径,防止并发症,在疾病康复期防止病情反复。突出了中医在病因、观察病情、诊断、治疗、调护、预防中的整体观和现代、社会、生物、心理的医学模式特点。

三、中医调护的内容

（一）服药调护

正确指导服药，观察服药后反应和治疗效果，尤其是服用峻烈或有毒性的药物，更须严密观察和记录。

1. 服药时间：根据病情和药物而定，一般宜在进食前后 1 小时服用；开胃药、滋补药，宜进食前服用；消食导滞药、对胃肠道有刺激性药，宜进食后服用；治疗口腔、咽喉病症药须频服或含服。

2. 服药方法：汤剂一般 1 天 1 剂，分两次温服；用寒凉药治热证宜冷服；用温热药治寒证宜热服；凉血、止血药宜冷服；发汗、透疹药宜热服。应辨证服药，得效即止。与西药同服时，应间隔半小时以上。

3. 服药期间注意饮食与药物禁忌，如服人参等补气药忌食萝卜，服荆芥忌食鱼蟹，服蜂蜜忌食葱，服用膏方时，忌食不易消化之食品等。

4. 指导中药的特殊煎法，如先煎、后下、烊化、冲服、浓煎等。

（二）饮食调护

饮食是人类赖以生存的物质条件，又是防治疾病的重要手段。中医认为“药食同源”，其温热寒凉之性，可以调节人体的阴阳平衡。食物的酸苦甘辛咸为五脏所属，对人体脏腑的生理、病理有重要影响。中医饮食调护强调应根据患者的个体差异进行施护。若进食不分寒温，则会加重病情。虚寒体质和有寒性病症的人如畏寒、腹痛、腹泻，易感冒者，应多进食一些温补类食物；而对于热性病人如发热、急性化脓性疾病等，则宜选用清淡之品。

1. 热性食物：具有温里祛寒，益火助阳的功用，适用于阴寒内盛的实寒证；热性食物多辛香燥烈容易助火伤津；凡热症及阴虚者应忌用；如白酒、姜、蒜、花椒、辣椒等。

2. 温性食物:具有温中、补气、通阳、散寒、暖胃等功用,适用于阳气虚弱的虚寒证或实寒证较轻者;这类食物比热性食物平和,但仍有一定的助火,伤津,耗液倾向,凡热证及阴虚有火者应慎用或忌用;如羊肉、狗肉、桂圆肉等。

3. 寒性食物:具有清热、泻火、解毒等功用。适用于发热较高,热毒深重的里实热证;寒性食物易损伤阳气,故阳气不足,脾胃虚弱者慎用,如苦瓜、绿豆、茶叶、莴苣等。

4. 凉性食物:具有清热,养阳功用,适用于发热,痢疾,痛肿以及目赤肿痛,咽喉肿痛等里热证;凉性食物较寒性食物平和,但久服仍能损伤阳气,故阳虚,脾气虚弱者慎用;如李子、芒果、梨、柠檬等。

5. 平性食物:没有明显的寒凉或温热偏性,因而不致积热或生寒,故为人们日常所习用,也是病人饮食调养的基本食物,但因其味有辛、甘、酸、苦、咸之别,因而其功效也有不同,应根据患者的病情和体质灵活选用;如大豆,玉米,豆浆,猪肉,鸡蛋,花生等。

6. 补益类食物:具有益气、养血、壮阳、滋阴的功效,根据其寒凉温热的不同,分为温补,清补和平补三类。

(1) 清补类食物:一般具有寒凉性质,有清热、泻火、解毒的功效。适用于阴虚证或热性病需进行补养和调护者,寒证和素体阳虚者应慎用,如鸭、鹅、豆腐、莲子,冰糖等。

(2) 温补类食物:一般具有温热性质、有温中、助阳、散寒的功效。适用于阳虚证,寒证或久病体弱,禀赋不足者;热证和阴虚火旺者慎用或禁用,如羊肉,狗肉,核桃,桂圆等。

(3) 平补类食物:此类食物没有明显的寒凉和温热偏性,适用于各类病人,尤其常用于疾病的恢复期,也适用于正常人的补益,如鸡蛋、猪肉、鸡肉、银耳等。

7. 发散类食物:易于诱发疾病,尤其是诱发皮肤疾病,或加重新病的食物称为发散类食物,如禽畜类中的猪头、鸡头;蔬菜类的蘑菇、芫荽、香椿,水产品类的虾蟹等。

(三) 生活起居护理

《内经》云:“人以天地之气生,四时之法成。”人是大自然的产物,人类要想获得健康,必须“顺四时调阴阳,避时邪养形神。”生活起居必须适应自然界的变化,才能减少疾病的发生。

1. 顺应自然:中医护理强调从顺应一年四时阴阳变化规律入手,制订出不同的护理方法。如春夏季节要注意保护人的阳气不要消耗过分;秋冬时节则应注意防寒以积蓄阴精。因此,必须根据四时阴阳的变化规律,从顺应自然的角度来进行护理和指导养生。

2. 平衡阴阳:生命活动从根本上来说,只有阴气平和,阳气秘固,即阴阳协调,人的生命活动才能正常。而患病的最根本原因,则是阴阳失去了平衡。因此,护理疾病首要的都是调理阴阳,即确保使机体自身和机体与自然界的阴阳保持动态的平衡。从日常起居、生活习惯、饮食调节、生活和治疗环境等各方面贯彻平衡阴阳的思想,以使人体达到“阴平阳秘,精神乃治”的境地。

3. 起居有常:作息和日常生活的各个方面要合乎自然界以及人体生理的正常规律,以使机体阴阳两方面始终保持在一个平衡的状态。

4. 劳逸结合:应合理地安排各种活动,包括体力活动、脑力活动和性活动。任何活动均应坚持适中有度的原则,不宜太过和不及。人的体力活动包括劳动和运动两个方面。坚持劳动和运动,可以调畅气机、流通血脉、滑利关节,从而增强机体的抗病能力。但如劳累过度,超出了自身的承受能力,也会引起机体损伤,影响健康,如所谓“久卧伤气,久坐伤肉”。人的精神活动也是如此。一定限度内的情志活动包括脑力劳动和娱乐是正常和必要的,但如果超出限度,出现情志活动过于激烈或持续时间过久,则同样会引发各种疾病。

5. 慎避外邪:任何疾病的发生过程都是正气与邪气双方斗争的过程,正气虚弱者易于感受风、寒、暑、湿、燥、火六淫和疫疠之气等外邪的侵袭。因此,“虚邪贼风,避之有时”就是中医护理的一个基本原则。人们应根据季节、气候、地域和生活居住环境等各方面的情况而采取相应措施,以避免外界不良因素的影响。在反常气候或遇到传染病流行时,更要注意避之有时，并及时采取其他措施提高机体防御变化的适应力，以避免外邪的侵袭。

6. 形神共养：人身有“形”有“神”。形是神的物质基础，神是形的外在表现，形神之间有着密切的关系。人不仅应注意形体的保养，而且还应重视精神的摄护，两者不可偏废。要做到形神共养，相辅相成，才能达到形体强健，精力充沛，形神兼备的境地。所谓养形，主要是指对人的五脏六腑、气血津液、四肢百骸、五官九窍等形体的摄养，应以适当的休息和运动，提供良好的医疗、物质条件等来实现；所谓养神，主要是指人的精神调养，应以各种方式调节人的情志活动，在精神上为其提供愉快的氛围，达到怡情快志、心平气和的境地，从而使其能保持最佳的精神状态，有利于疾病的康复和健康的维持。

（四）情志调护

《内经》云：“人有五脏化五气，以生喜怒思悲恐”。正常调和的情志，可使脏腑之气舒畅条达，继而促进脏腑的功能活动；情志异常，就会导致脏腑气血功能紊乱，继而伤及内脏。所谓情志调护是指运用调节情志来治疗脏腑疾病的方法。

1. 热情诚恳、全面照顾：人在患病后，常有恐惧、紧张、苦闷、悲哀等不良情绪，迫切需要亲人或医护人员的关心和照顾。因此，医护人员一定要以诚恳热情的态度去关心体贴、安慰同情病人的病痛。除自己的语言、态度外，还应重视病室环境和病人周围的人和事，全面进行照顾。如主动介绍医院规章制度和同病室的病友；安置优雅舒适的病室等，使病员感到如同家里一样温暖、亲切和舒适，能很快安下心来接受治疗和护理。一些对治疗缺乏信心而终日忧心忡忡的病员，可安置与性格开朗，对治疗充满信心或治疗效果理想的病员在一起，以相互开导、启发和影响，可去忧解烦，增强其信心。

2. 因人而异，有的放矢：病人来自社会各个方面，各人的性格、年龄、爱好、生活习惯、经济情况和病证不同，会产生不同的情绪。因此，护理人员要在全面了解情况的基础上，有的放矢地做好情志护理。

（1）新入院病人，由于环境陌生和生活不习惯，心情多显紧张或有忧虑,担心自己的病、工作或学习,对治疗有恐惧感。护理人员应主动介绍有关情况,帮助解决其疑虑和困难。

(2) 危重病人,病情急、痛苦大,多缺乏思想准备,而产生悲观和忧伤,尤须耐心安慰和开导。讲清情志对疾病治疗的影响和利弊,使其消除顾虑,积极配合治疗。

(3) 慢性病或生活失去自理的病人,精神上压力大,考虑生活、工作和预后。护理人员要主动热情地做好生活护理,实事求是地讲解疾病治疗的难易和规律,也可请治疗效果好的病人进行现身说法。对住院时间长而思念亲人的病人,尽可能请家人多来探视,以解思念之情。有条件亦可开展多种形式的娱乐活动,以丰富生活内容和怡情悦志。

(4) 对易发怒生气的病人,更应耐心,注意态度和语气,待其情绪安定后再慢慢进行劝导和安慰。

3. 正确运用开导法:开导,就是通过正面说理,使病人了解自己病的发生、发展,以及治疗护理的情况,使其引起注意和重视。心理学认为语言的刺激比其他任何刺激要严重得多。尤其是医护人员的语言对病人的影响更是不言而喻的。《内经》中的语言开导法,包括解释、鼓励、安慰、保证等内容。《灵枢·师传》云:“人之情,莫不恶死而乐生,告之以其败,语之以其善,导之以其所便,开之以其所苦,虽有无道之人,恶有不听者乎。”所谓告之以其败,是指向病人指出疾病的危害,使病人重视疾病认真对待之,如不及时治疗,就会贻误病情;所谓语之以其善,是指要求病人与医者很好配合,告诉其疾病的可愈性,只要遵照医嘱用药,病是可以治愈的;所谓导之以其所便,则指告诉病人如何进行治疗和调护的具体措施,懂得自我调养的方法;至于开之以其所苦,是解除病人消极的情绪,给予一定承诺、保证,以减轻病人心理上的压力。通过开导法的运用,可解除病人不良的情绪,从而使病人心境坦然,精神愉快,心情舒畅,气机条达,气血调和,脏腑气血功能旺盛,促使疾病早愈。

4. 中医还有关于“五志过极”,“以其胜治之”的情志治疗方法,即“恐胜喜”、“悲胜怒”、“怒胜思”、“喜胜忧”、“思胜恐”。

（五）运动保健

体育锻炼对保持健康的身体素质及预防疾病有着重要作用，中医早有“导引”与“吐纳”的锻炼方法。所谓“导引”，是指“摇筋骨，动肢节”，通过有规律的呼吸和全身肢体的适量运动，以疏利关节、调和气血，提高抗病能力。五禽戏、太极拳就是在导引术的基础上发展而成的。“吐纳”是一种内养功，通过静心思念、集中精神，与特殊的呼吸方式相配合，以调节体内阴阳平衡。

（六）其他常用调护方法

1. 中药热奄包：通过热奄包的外敷，可加速中药的扩散和渗透作用，使患处达到消肿止疼、活血化瘀、消肿利湿、通经走络的作用。减少疾病的发作次数或减轻发作程度。适用于各种慢性、虚寒性疾病，如各种关节炎症、扭挫伤、颈腰椎疾病及各种痛症。

2. 中药保留灌肠：自肛门灌入药物，保留在直肠或结肠内，通过肠黏膜吸收，达到肠道益气润肠、养血润燥、泄热导泻、理气止痛、活血化瘀、清热散结等作用。适用于各种急、慢性炎症，如结肠炎，肠梗阻，盆腔炎，便秘等。

3. 穴位注射：通过中医辨证理论，采用小剂量中药或西药注入穴位以达到治疗疾病的一种方法。此疗法的应用范围较广，凡是针灸的适应证大部分都可用本法治疗。如痹症、腰腿痛、头痛、不寐、哮喘、梅尼埃病、硬皮病、白塞综合征、胃痛、腹泻、高血压、腹痛、淋证等。

4. 耳穴压豆：中医认为，人的五脏六腑均可以在耳朵上找到相应的位置，通过刺激这些相应的反应点及穴位，可疏通经络，调整脏腑气血功能，促进机体的阴阳平衡，以达到防病治病的目的。适用于胆石症、哮喘、胆囊炎、失眠、腹痛、冠心病、高血压、眩晕、水肿、自汗、尿潴留、泌尿系结石、腰痛、颈椎病、月经不调等。

5. 足浴：中药足浴疗法是根据传统中医理论和现代全息生物学理论，应用托毒透邪、补肾活血养血方药，通过足部药浴，药性通过穴位直达脏腑，疏通经气，调理气血，这样达到托毒透邪、补肾活血养血的功效。除妊娠期月经期妇女、严重出血患者、肾衰患者、心衰患者、急性传染病患者、过度疲劳者、足部有外伤者不宜使用足浴治疗外,一般人均可使用。

6. 艾灸:艾灸疗法是使用艾绒制成的艾炷、艾卷,点燃后,在身体相应的穴位上施行熏灸,以温热性刺激,通过经络腧穴的作用,以达到温阳补气、祛寒止痛、补虚固脱、温经通络、消瘀散结、补中益气的作用。适用于感冒、咳嗽、支气管炎、哮喘、肺结核、胸膜炎、胃肠炎、腹痛、消化性溃疡、肠梗阻、便秘、失眠、贫血、高血压、糖尿病、胆囊炎、肝硬化、尿潴留等。

7. 敷贴:指在一定的穴位上贴敷药物,通过药物和穴位的共同作用以治疗疾病的一种外治方法。适用于感冒、咳嗽、哮喘、自汗盗汗、胸痹、不寐、胃脘痛、泄泻、呕吐、便秘、食积、胁痛、头痛、眩晕、消渴、遗精、阳痿、月经不调、痛经、疮疡肿毒、喉痹、牙痛、口疮、疟疾、关节肿痛、跌打损伤、小儿夜啼、厌食、遗尿、流涎等。

8. 中药涂擦治疗:将中药制成水剂或膏剂或药酒涂擦于患处,以达到活血化瘀、消肿止痛、行气之功效。适用于皮肤完好的各种红、肿、热、痛、静脉炎等。

9. 穴位按摩治疗:以经络腧穴学说为基础,以按摩为主要施治,用来防病治病的一种手段。具有刺激人体特定的穴位,激发人的经络之气,以达到通经活络、调整人体的功能、祛邪扶正的目的。适用于感冒、落枕、消化不良、月经不调、不寐、鼻炎、便秘、贫血等。

第二十六章　常用成药

国家中成药品种繁多,达5000余种。本章收集具有代表性的常用中成药500余种,分为22类以便索查。为节约篇幅,在成药项下分别列出组成及主治;至于用量,得药后可见说明书。

一、解表退热类

1. 感冒软胶囊:羌和、麻黄、桂枝、荆芥穗、防风、白芷、川芎、石菖蒲、葛根、薄荷、苦杏仁、当归、黄芩、桔梗。治外感风寒之感冒。

2. 表实感冒颗粒:紫苏叶、葛根、白芷、麻黄、防风、桔梗、苦杏仁、生姜、桂枝、陈皮、甘草。治外感风寒表实证。

3. 风寒感冒颗粒:麻黄、葛根、紫苏叶、防风、桂枝、白芷、陈皮、苦杏仁、桔梗、干姜、甘草。治外感风寒表实证。

4. 九味羌和颗粒:羌和、防风、苍术、细辛、川芎、白芷、黄芩、地黄、甘草。治外感风寒湿邪,兼有里热。

5. 荆防颗粒:荆芥、防风、羌和、独活、柴胡、前胡、川芎、枳壳、茯苓、桔梗、甘草。治外感风寒,兼有湿邪。

6. 川芎茶调丸:川芎、荆芥、白芷、羌活、细辛、防风、薄荷、甘草。治外感风邪头痛。

7. 银翘解毒片/丸/颗粒:金银花、连翘、荆芥穗、薄荷、淡豆豉、牛蒡子、桔梗、淡竹叶、甘草。治风热感冒。

8. 羚翘解毒片/丸:上方加羚羊角、冰片。治外风热感冒。

9. 夏桑菊颗粒:桑叶、夏枯草、野菊花。治外感风热,头痛目赤咽痛。

10. 桑菊银翘散:桑叶、菊花、金银花、连翘、川贝、桔梗、薄荷、淡竹叶、荆芥、牛蒡子、苦杏仁、芦根、蝉蜕、僵蚕、滑石、绿豆、淡豆豉、甘草。治外感风热,咽痛咳嗽。

11. 感冒退热颗粒:大青叶、板蓝根、连翘、拳参。治上呼吸道感染。

12. 银黄口服液:金银花、黄芩。治上呼吸道感染。

13. 双黄连口服液:金银花、黄芩、连翘。治上呼吸道感染。

14. 板蓝根颗粒:板蓝根。治扁桃体炎、腮腺炎等。

15. 抗病毒颗粒:板蓝根、忍冬藤、山豆根、鱼腥草、重楼、贯众、白芷、青蒿、射干。治病毒性上呼吸道感染。

16. 清热解毒口服液/片:生石膏、金银花、玄参、生地、连翘、栀子、地丁、黄芩、龙胆草、板蓝根、知母、麦冬。治流行性感冒,上呼吸道感染。

17. 清瘟解毒丸/片:葛根、柴胡、羌活、防风、黄芩、连翘、大青叶、牛蒡子、玄参、天花粉、川芎、白芷、桔梗、赤芍、淡竹叶、甘草。治外感时疫。

18. 小儿退热口服液:白薇、板蓝根、柴胡、大青叶、淡竹叶、地龙、黄芩、金银花、连翘、丹皮、栀子、重楼。治小儿感染性发热,如上感、扁桃体炎、腮腺炎等。

二、止咳平喘类

1. 止咳枇杷糖浆/颗粒:白前、百部、薄荷脑、桔梗、枇杷叶、桑白皮。治支气管炎,咳嗽痰多。

2. 小青龙合剂:麻黄、桂枝、白芍、干姜、细辛、甘草、法半夏、五味子。治外感风寒、内有痰饮之咳喘。

3. 止嗽青果丸:藏青果、麻黄、苦杏仁、石膏、甘草、紫苏子、紫苏叶、法半夏、浙贝、桑白皮、白果、黄芩、款冬花、冰片。治风寒束肺之咳喘。

4. 桂龙咳喘宁胶囊:桂枝、龙骨、法半夏、黄连、白芍、生姜、大枣、炙甘草、牡蛎、瓜蒌皮、苦杏仁。治外感风寒、痰湿阻肺之咳嗽。

5. 止咳橘红丸/口服液:陈皮、地黄、法半夏、茯苓、甘草、瓜

蒌皮、化橘红、桔梗、苦杏仁、款冬花、麦冬、石膏、知母、苏子、紫菀。治肺热咳嗽

6. 急支糖浆：鱼腥草、金荞麦、四季青、麻黄、紫菀、前胡、枳壳、甘草。治呼吸道感染之咳嗽。

7. 祛痰止咳颗粒：党参、甘遂、明矾、水半夏、芫花、紫花杜鹃。治慢性支气管炎所致之痰多咳喘。

8. 杏仁止咳糖浆/颗粒：百部流浸膏、陈皮流浸膏、甘草流浸膏、桔梗流浸膏、杏仁水、远志流浸膏。治急、慢性支气管炎之咳嗽痰多。

9. 止咳化痰丸：百部、半夏、陈皮、干姜、桔梗、款冬花、麻黄、射干、葶苈子、五味子、细辛、郁金、猪牙皂、甘草、红枣。治痰盛哮喘。

10. 枇杷止咳颗粒/胶囊：白前、百部、薄荷脑、桔梗、枇杷叶、桑白皮、罂粟壳。治外感风热所致之燥咳。

11. 川贝枇杷糖浆：川贝流浸膏、枇杷叶、薄荷脑、桔梗。治外感风热咳嗽。

12. 川贝止咳露：川贝、枇杷叶、百部、前胡、桔梗、桑白皮、薄荷脑。治风热犯肺之咳嗽。

13. 野马追糖浆：野马追（轮叶泽兰）的提取物。清热，止咳，祛痰，平喘。治咳喘痰多之支气管炎。

14. 蜜炼川贝枇杷膏：川贝、枇杷叶、桔梗、陈皮、水半夏、北沙参、五味子、款冬花、苦杏仁水、薄荷脑。治肺燥或痰热咳嗽。

15. 良园枇杷叶膏：陈皮、干芦根、甘草浸膏、桔梗、枇杷叶、杏仁水、盐酸麻黄碱、紫菀。治风热感冒之咳嗽。

16. 养阴清肺膏/颗粒：白芍、薄荷、川贝、地黄、甘草、麦冬、丹皮、玄参。治燥热伤肺或阴虚肺热之咳嗽。

17. 秋梨润肺膏：百合、川贝、款冬花、梨、麦冬。治阴虚肺热之燥咳。

18. 清肺抑火丸/片：大黄、黄芩、黄柏、桔梗、苦参、前胡、天花粉、浙贝、知母、栀子。治肺热咳嗽。

19. 清肺宁嗽丸：百部、黄芩、桔梗、橘红、苦杏仁、前胡、桑白皮、天花粉、浙贝、麦冬、知母、枳壳、甘草。治肺热咳嗽，痰多

而稠。

20. 清肺化痰丸：胆南星、苦杏仁、法半夏、枳壳、黄芩、川贝、麻黄、桔梗、白苏子、瓜蒌子、陈皮、莱菔子、款冬花、茯苓、甘草。治肺热痰盛咳喘。

21. 蛇胆川贝散：川贝母、蛇胆汁。治热痰壅肺。

22. 复方鲜竹沥液：鲜竹沥、鱼腥草、生半夏、生姜、枇杷叶、桔梗、薄荷油。治痰热蕴肺。

23. 止咳定喘丸：苦杏仁、麻黄、石膏、苏子、厚朴、陈皮、罂粟壳、茶叶、甘草。治久咳气喘。

24. 止喘灵口服液：麻黄、苦杏仁、连翘、洋金花。治支气管哮喘，喘息性支气管炎。

25. 定喘膏：附子、干姜、生川乌、天南星、血余炭、洋葱头。外贴肺俞穴，治寒喘。

26. 海珠喘息定片：胡颓子叶、珍珠层粉、天花粉、蝉蜕、防风、冰片、甘草、盐酸氯喘、盐酸去氯羟嗪。治支气管哮喘。

27. 安喘片：蝉蜕、牡荆油、天仙子、蝉蜕、野马追、马来酸氯苯那敏、盐酸克仑特罗。治咳喘痰多。

28. 哮喘丸（哮喘金丹）：白果仁、槟榔、川贝、瓜蒌、海浮石、诃子肉、橘红、苦杏仁、麻黄、麦冬、前胡、石膏、松花粉、乌梅肉、五味子、罂粟壳、知母、枳壳、竹茹、紫苏叶。治慢性喘咳。

三、清热降火类

1. 黄连上清丸/片：黄连、黄芩、黄柏、栀子、生石膏、连翘、大黄、防风、薄荷、蔓荆子、菊花、荆芥穗、川芎、白芷、桔梗、旋覆花、甘草。治上焦风热所致头晕头痛、牙龈肿痛、口舌生疮、咽喉红肿等症。

2. 牛黄上清丸/片：黄连、黄芩、黄柏、栀子、生石膏、连翘、大黄、薄荷、菊花、荆芥穗、川芎、白芷、桔梗、甘草、牛黄、冰片、赤芍、当归、地黄。效用与黄连上清丸略同，但清热泻火作用较强。

3. 芎菊上清丸/片/颗粒：川芎、菊花、黄芩、栀子、蔓荆子、黄连、薄荷、连翘、荆芥穗、羌活、藁本、桔梗、防风、甘草、白芷。疏散风热,兼清里热,善治外感头痛。

4. 牛黄解毒片/丸:牛黄、雄黄、石膏、大黄、黄芩、桔梗、冰片、甘草。治火热内盛,症见咽喉肿痛、牙龈肿痛、口舌生疮、目赤肿痛。

5. 栀子金花丸:栀子、黄连、黄芩、黄柏、大黄、金银花、知母、天花粉。治三焦实火。

6. 万氏牛黄清心丸/片:牛黄、黄连、黄芩、栀子、郁金、朱砂。清热解毒,镇惊安神。治邪热内闭,烦躁不安,神昏谵语。

7. 久芝清心丸:大黄、黄芩、桔梗、山药、丁香、人工牛黄、麝香、冰片、朱砂、雄黄、薄荷脑。清热,泻火,通便。治内热壅盛。

8. 三黄片:大黄、盐酸黄连素、黄芩总苷。治三焦热盛。

9. 一清胶囊:黄连、黄芩、大黄。治三焦火热。

10. 龙胆泻肝丸/片/颗粒:龙胆、柴胡、黄芩、栀子、泽泻、关木通、车前子、当归、地黄、甘草。治肝胆实火上炎,或肝胆湿热下注。

11. 当归龙荟丸/片:当归、龙胆、芦荟、青黛、栀子、黄连、黄芩、黄柏、大黄、木香、麝香。治肝胆实火。

12. 导赤丸:赤芍、大黄、关木通、滑石、黄连、黄芩、连翘、天花粉、玄参、栀子。清热泻火,利尿通便。治火热内盛。症见口舌生疮,便结溲赤,烦躁不安。

13. 清热安宫丸:黄连、黄芩、黄柏、大黄、胆膏粉、栀子、冰片、木香、石决明、雄黄、郁金、朱砂。用于内热烦躁不安。

14. 清胃黄连丸/片:黄连、黄芩、黄柏、丹皮、栀子、石膏、天花粉、玄参、知母、赤芍、地黄、连翘、桔梗、甘草。治胃火上攻之牙龈肿痛、口舌生疮。

四、清咽润喉类

1. 六神丸:人工牛黄、珍珠、蟾酥、雄香、麝香、冰片。治热毒咽喉肿痛。

2. 喉症丸:人工牛黄、雄黄、硼砂、玄明粉、猪胆汁、青黛、蟾酥、板蓝根、冰片。治咽炎、喉炎、扁桃体炎及一般疮疖。

3. 利咽解毒颗粒:板蓝根、金银花、连翘、薄荷、牛蒡子、山楂、桔梗、大青叶、僵蚕、玄参、黄芩、地黄、天花粉、大黄、浙贝、麦冬。治热毒咽喉肿痛。

4. 喉康散:冰片、薄荷脑、穿心莲叶、甘草、硼砂、青黛、生晒参、天花粉、玄明粉、珍珠层粉。喷射给药。治咽喉炎及口腔溃疡。

5. 西黄清醒丸:藏青果、黄芩、金果榄、栀子、防己、槟榔、木香、甘草、薄荷冰、冰片。治肺胃蕴热所致之咽喉肿痛。

6. 喉疾灵片/胶囊:板蓝根、冰片、广东土牛膝、诃子、桔梗、连翘、了哥王、牛黄、山豆根、天花粉、珍珠层粉、猪牙皂。治咽炎、腮腺炎及扁桃体炎。

7. 喉痛解毒丸:百草霜、冰片、蟾酥、牛黄、青黛、山豆根、雄黄。治喉痹乳蛾,疔疖肿毒及口舌生疮。

8. 银蒲解毒片:金银花、蒲公英、野菊花、紫花地丁、夏枯草。治风热或热毒型急性咽炎。

9. 清咽滴丸:青黛、冰片、薄荷脑、诃子、工人牛黄、甘草、聚乙二醇。治风热型急性咽炎。

10. 冰梅上清丸:冰片、薄荷脑、儿茶、甘草、诃子、浆粉、桔梗、芒硝、硼砂、山豆根、乌梅肉。用于上焦积热,喉肿疼痛,口舌生疮。

11. 冰硼散:冰片、硼砂、玄明粉、朱砂。外用,吹敷患处。治热毒蕴结所致之咽喉疼痛,牙龈肿痛及口舌生疮。

12. 冰硼咽喉散:冰片、硼砂、青黛、生石膏、玄明粉。用法及主治同“冰硼散”。

13. 冬凌草片(娥喉宁片):冬凌草。治急慢性咽喉炎、扁桃体炎及口腔炎,亦用于抗癌。

14. 西瓜霜润喉片:冰片、薄荷脑、薄荷素油、西瓜霜。治咽喉肿痛,口腔溃疡。

15. 金嗓利咽丸:槟榔、蝉蜕、胆南星、豆蔻、法半夏、茯苓、合欢花、厚朴、橘红、木蝴蝶、青皮、砂仁、神曲、生姜、枳实、苏梗。治气滞痰阻型慢性咽喉炎。

16. 金嗓清音丸:薄荷、蝉蜕、赤芍、川贝、丹皮、地黄、甘草、黄芩、僵蚕、麦冬、木蝴蝶、胖大海、石斛、玄参、薏苡仁、泽泻。治阴虚肺热型慢性咽喉炎。

17. 金嗓开音丸:板蓝根、蝉蜕、赤芍、黄芩、僵蚕、金银花、菊花、苦杏仁、连翘、木蝴蝶、牛蒡子、胖大海、前胡、桑叶、玄参、泽泻。治急性、亚急性咽喉炎出现声音嘶哑者。

18. 金嗓散结丸:板蓝根、蝉蜕、丹参、莪术、红花、鸡内金、金银花、马勃、麦冬、木蝴蝶、蒲公英、三棱、桃仁、玄参、泽泻、浙贝。治声带小结、声带息肉、声带黏膜增厚。

19. 健民咽喉片:玄参、麦冬、蝉蜕、诃子、桔梗、板蓝根、胖大海、地黄、西青果、甘草、薄荷素油、薄荷脑。治阴虚火旺型咽喉炎。

20. 复方草珊瑚含片:肿节风浸膏、薄荷脑、薄荷素油。含服,治风热型咽喉炎。

21. 咽炎片:板蓝根、薄荷油、玄参、天冬、麦冬、青果、生地、蝉蜕、款冬花、百部、木蝴蝶、丹皮。治慢性咽喉炎。

22. 咽炎含片:薄荷脑、金银花、菊花、野菊花、忍冬藤、射干、黄芩、桔梗、天冬、麦冬、木通、甘草。含服,治急、慢性咽喉炎。

23. 玄麦甘桔颗粒:玄参、麦冬、甘草、桔梗。治阴虚型咽喉炎。

24. 青果丸:青果、北豆根、黄芩、桔梗、麦冬、玄参、金银花、白芍。治热盛伤津咽痛音哑。

25. 黄氏响声丸:胖大海、酒大黄、蝉衣、川芎、诃子肉、桔梗、甘草、薄荷、儿茶、连翘、贝母、薄荷脑。治热毒咽痛音哑。

26. 铁笛丸:麦冬、玄参、浙贝、茯苓、桔梗、瓜蒌皮、诃子肉、青果、甘草、凤凰衣。治肺热津亏之咽喉干痒声嘶及疼痛。

五、泻下通便类

1. 九制大黄丸:大黄、黄酒。治胃肠滞热之大便秘结。

2. 清宁丸:大黄、车前草、绿豆、法半夏、白术、香附、桑叶、桃枝、牛乳、厚朴、黑豆、麦芽、陈皮、侧柏叶。治胃肠积热之大便秘结。

3. 更衣片/胶囊:芦荟、朱砂。治肝火内炽之大便秘结。

4. 大黄泻火散:薄荷、大黄、甘草、黄芩、连翘、芒硝、栀子。治肠膈烦热,口渴便秘。

5. 麻仁丸:火麻仁、苦杏仁、大黄、枳实、厚朴、白芍。治肠胃燥热之便秘。

6. 麻仁润肠丸:火麻仁、苦杏仁、大黄、木香、陈皮、白芍。治积热肠燥之便秘。

7. 润肠丸:大黄、当归、火麻仁、羌活、桃仁。治热燥便秘。

8. 五仁润肠丸:地黄、桃仁、火麻仁、郁李仁、柏子仁、肉苁蓉、陈皮、大黄、当归、松子仁。治津亏肠燥便秘。

9. 番泻叶颗粒:番泻叶。治热结便秘及习惯性便秘。

10. 苁蓉通便口服液:肉苁蓉、何首乌、枳实、蜂蜜。治老人病后、产后虚性便秘及习惯性便秘。

11. 通便灵胶囊:番泻叶、当归、肉苁蓉。治各种便秘。

12. 木香槟榔丸:木香、槟榔、枳壳、陈皮、青皮、香附、三棱、莪术、黄连、黄柏、大黄、牵牛子、芒硝。治湿热积滞。症见脘腹胀满,大便秘结。

13. 复方芦荟胶囊:芦荟、青黛、朱砂、琥珀。治心肝热盛便秘。

14. 便秘通:白术、肉苁蓉、枳壳。治虚证便秘。

15. 半硫丸:半夏、硫黄。治老人虚寒便秘。

六、消食化滞类

1. 保和丸/颗粒/片:半夏、陈皮、茯苓、莱菔子、连翘、六神曲、麦芽、山楂。治食积停滞。

2. 加味保和丸:白术、陈皮、法半夏、茯苓、厚朴、六神曲、麦芽、山楂、香附、枳壳、枳实。功同保和丸,但增强了行气除胀作用。

3. 香砂养胃丸:白术、半夏、陈皮、豆蔻、茯苓、广藿香、厚朴、木香、砂仁、香附、枳实、生姜、大枣、甘草。治脾虚所致之消化不良。

4. 和中理脾丸:党参、白术、茯苓、甘草、六神曲、麦芽、山楂、莱菔子、苍术、藿香、香附、厚朴、陈皮、白豆蔻、砂仁、木香、枳壳、法半夏。治同“香砂养胃丸”,但健脾补气,消食滞之力强于香砂养胃丸。

5. 大山楂丸/颗粒:山楂、麦芽、六神曲、白糖。治食积停滞。

6. 健脾丸/糖浆:党参、白术、陈皮、山楂、麦芽、枳实。治脾虚食滞。

7. 补脾消食片:明党参、白术、半夏、陈皮、茯苓、甘草、大枣、砂仁、麦芽、六神曲、山楂。治脾虚食滞。

8. 小儿启脾丸:人参、白术、山药、陈皮、茯苓、莲肉、神曲、麦芽、山楂、泽泻。治小儿脾虚食滞。

9. 小儿消食片:槟榔、陈皮、鸡内金、六神曲、麦芽、山楂。治小儿食滞。

10. 小儿喜食片/糖浆:白术、谷芽、麦芽、六神曲、山楂、枳壳。治小儿消化不良。

11. 槟榔四消丸:槟榔、牵牛子、大黄、芒硝、猪牙皂、五灵脂、香附。行气消积。

七、和胃止痛类

1. 胃苏颗粒:紫苏梗、香附、陈皮、香橼、佛手、枳壳。治气滞型胃脘痛。

2. 气滞胃痛颗粒:柴胡、延胡索、枳壳、枳壳、香附、白芍、甘草。治肝胃不和型胃脘痛。

3. 阴虚胃痛颗粒:白芍、北沙参、川楝子、麦冬、石斛、玉竹、甘草。治阴虚型胃脘痛。

4. 虚寒胃痛颗粒:黄芪、党参、桂枝、白芍、高良姜、干姜、甘草、大枣。治虚寒型胃脘痛。

5. 温胃舒颗粒/胶囊:党参、附子、黄芪、肉桂、山药、肉苁蓉、白术、山楂、乌梅、砂仁、陈皮、补骨脂。健脾温胃，消食行气。治漫性萎缩性胃炎。

6. 复方田七胃痛胶囊/片：三七、延胡索、香附、吴茱萸、瓦楞子、枯矾、甘草、白芍、白及、川楝子、氧化镁、碳酸氢钠、颠茄流浸膏。理气活血，制酸止痛。治溃疡病。

7. 海洋胃药：海星、陈皮(炭)、牡蛎(煅)、瓦楞子(锻)、黄芪、白术、枯矾、干姜、胡椒。治脾胃虚寒、胃酸过多之溃疡病。

8. 养胃舒颗粒/胶囊：党参、陈皮、黄精、山药、干姜、菟丝子、白术、玄参、乌梅、山楂、北沙参。补脾健胃、益气养阴。治慢性萎缩性胃炎。

9. 三九胃泰颗粒/胶囊：白芍、地黄、茯苓、黄芩、九里香、两面针、木香、三桠苦。治浅表性胃炎、糜烂性胃炎。

10. 快胃片：海螵蛸、白及、白矾、延胡索、甘草。收敛止血，制酸止痛。治溃疡病及胃炎。

11. 安中片：桂枝、延胡索、牡蛎、小茴香、砂仁、高良姜、甘草。治中寒胃痛。

12. 胃复春片：红参、香茶菜、枳壳。用于胃癌前期病变及胃癌术后辅助治疗。

13. 陈香露白露片：陈皮、川木香、大黄、石菖蒲、甘草、次硝酸铋、碳酸镁、碳酸氢钠、氧化镁。治溃疡病及胃炎。

14. 胃药胶囊：海螵蛸、鸡蛋壳、枯矾、青木香、延胡索、珍珠母。治胃酸过多之胃病。

15. 胃康灵胶囊：白及、白芍、茯苓、甘草、海螵蛸、三七、延胡索、颠茄浸膏。止痛、止血、制酸兼顾。治溃疡病及糜烂性胃炎。

八、治理泻痢类

1. 参苓白术散/丸/颗粒/胶囊：人参、茯苓、白术、山药、白扁豆、莲子肉、薏苡仁、砂仁、桔梗、甘草。治脾虚生湿致泻。

2. 补脾益肠丸：党参、白术、黄芪、防风、干姜、肉桂、当归、白芍、木香、砂仁、补骨脂、赤石脂、荔枝核、延胡索、甘草。补气健脾,温阳止痛,涩肠止泻。治慢性结肠炎。

3. 肠炎宁片/糖浆:地锦草、枫树叶、黄毛耳草、香薷、樟树根。治急性肠炎。

4. 胃肠安丸:木香、沉香、檀香、麝香、枳壳、厚朴、大黄、巴豆霜、川芎、朱砂、大枣。用于食积气滞之泻痢。

5. 枫蓼肠胃康片:牛耳枫、辣蓼。治急性肠炎。

6. 葛根芩连片/微丸:葛根、黄连、黄芩、甘草。用于急性肠炎、泻痢表里俱热者。

7. 香连丸:黄连、木香。治湿热痢。

8. 加味香连丸:黄连、黄芩、黄柏、当归、白芍、木香、槟榔、厚朴、枳壳、吴茱萸、延胡索、甘草。清热燥湿,行气导滞。治湿热痢疾。

9. 泻痢宁片:地锦草、地榆、黄芩、秦皮。治湿热毒盛痢疾。

10. 泻痢消胶囊:黄连、苍术、木香、厚朴、枳壳、陈皮、槟榔、泽泻、茯苓、白芍、甘草、吴茱萸。治湿热痢疾。

11. 痢必灵片:苦参、白芍、木香。治湿热痢疾。

12. 泻痢固肠丸:党参、白术、茯苓、甘草、罂粟壳、肉豆蔻、诃子肉、陈皮、白芍。治脾肾虚寒引起的久泻久痢。

13. 固本益肠丸:黄芪、党参、白术、山药、炙甘草、补骨脂、炮姜、当归、白芍、煨木香、赤石脂、地榆炭、儿茶、延胡索。健脾温肾,涩肠止泻。治脾虚或脾肾阳虚所致之久泻久痢。

14. 幼泻宁颗粒:白术、车前草、炮姜。治小儿脾失健运、消化不良引起之腹泻。

九、护肝利胆类

1. 茵栀黄口服液/注射液:黄芩苷、金银花提取物、茵陈提取物、栀子提取物。有退黄疸和降转氨酶的作用,用治黄疸性肝炎。

2. 茵莲清肝合剂:茵陈、板蓝根、绵马贯众、茯苓、郁金、当归、红花、琥珀、白芍、白花蛇舌草、半枝莲、广藿香、佩兰、砂仁、虎杖、丹参、泽兰、柴胡、重楼。清热解毒,利热退黄。治病毒性肝炎、肝炎病毒携带者及肝功能异常者。

3. 茵山莲颗粒：茵陈、栀子、半枝莲、板蓝根、五味子、甘草。治慢性活动性肝炎。

4. 茵胆平肝胶囊：茵陈、龙胆、黄芩、猪胆膏、栀子、白芍、当归、甘草。治黄疸性肝炎，亦可用于慢性肝炎。

5. 益肝灵片：水飞蓟干燥品中提取的水飞蓟素片。有保护肝细胞、改善肝功能的作用，用治急慢性肝炎。

6. 乙肝清热解毒颗粒：虎杖、白花蛇舌草、土茯苓、茜草、北豆根、拳参、茵陈、淫羊藿、白茅根、蚕砂、野菊花、橘红、甘草。治肝胆湿热型乙型肝炎。

7. 乙肝养阴活血颗粒：白芍、北沙参、当归、地黄、黄芪、麦冬、女贞子、北五味子、何首乌、阿胶珠、黄精、泽兰、牡蛎、橘红、丹参、川楝子。治肝肾阴虚型乙型肝炎。

8. 乙肝益气解郁颗粒：柴胡、白芍、丹参、党参、黄连、黄芪、枳壳、橘叶、桂枝、茯苓、刺五加、瓜蒌、法半夏、决明子、山楂、北五味子。治肝郁脾虚型乙型肝炎。

9. 鸡骨草胶囊：三七、人工牛黄、猪胆汁、牛至、鸡骨草、白芍、大枣、栀子、茵陈、枸杞子。治湿热偏盛之急、慢性肝炎及胆囊炎。

10. 垂盆草颗粒：鲜垂盆草。有降转氨酶作用。治急性肝炎及慢性活动性肝炎。

11. 垂阴茶糖浆：垂盆草、阴行草、矮地茶。治急性黄疸性肝炎。

12. 肝炎康复丸：茵陈、郁金、板蓝根、当归、菊花、金钱草、丹参、滑石、拳参。治急、慢性肝炎。

13. 肝速康胶囊：齐墩果酸、云芝多糖。具有改善肝功能的作用。

14. 肝达康片：北柴胡、白芍、当归、茜草、白术、茯苓、鳖甲、湘曲、党参、白茅根、枳实、青皮、砂仁、地龙、甘草。用于肝脾失调、经络瘀阻之慢性乙型肝炎。

15. 乙肝宁颗粒：黄芪、白花蛇舌草、绵茵陈、金钱草、党参、蒲公英、何首乌、丹皮、丹参、茯苓、白芍、白术、川楝子。治脾不调、湿热内蕴型慢性肝炎。

16. 云芝肝泰颗粒:真菌云芝。治慢性活动性肝炎。

17. 肝复乐片:党参、鳖甲、重楼、白术、黄芪、陈皮、土鳖虫、大黄、桃仁、半枝莲、败酱草、茯苓、薏苡仁、郁金、苏木、牡蛎、茵陈、关木通、香附、沉香、柴胡。用于以肝郁脾虚血瘀为主证的原发性肝癌。

18. 金胆片:金钱草、龙胆、虎杖、猪胆膏。用于湿热内阻型胆囊炎、胆道感染及胆石症。

19. 胰胆炎合剂:柴胡、黄芩、厚朴、大黄、枳实、蒲公英、赤芍、北败酱、法半夏、甘草。治急性胰腺炎及急性胆囊炎。

20. 消炎利胆片:穿心莲、溪黄草、苦木。治湿热内阻型急性胆囊炎、胆管炎。

21. 胆乐胶囊:猪胆汁、陈皮、山楂、郁金、连钱草。理气止痛,利胆排石。治气滞型胆石症及胆道感染。

22. 胆宁片:大黄、金钱草、蒲公英、人工牛黄、水飞蓟素、延胡索、薄荷油、盐酸小檗碱。治湿热内阻型胆系感染及胆石症。

23. 乌军治胆片:乌梅、大黄、佛手、枳实、牛至、栀子、槟榔、威灵仙、姜黄、甘草。治湿热阻滞型胆石症及胆系感染。

24. 胆石通胶囊:蒲公英、水线草、绵茵陈、广金钱草、溪黄草、柴胡、枳壳、大黄、黄芩、鹅胆干膏粉。治胆石症、胆囊炎、胆管炎属肝胆湿热证者。

25. 利胆排石片:金钱草、茵陈、黄芩、木香、郁金、大黄、槟榔、枳实、芒硝、厚朴。治湿热内阻型胆石症及胆系感染。

26. 利胆片:大黄、金银花、金钱草、木香、知母、大青叶、柴胡、白芍、黄芩、芒硝、茵陈。治湿热内阻、气机不畅之胆道疾患。

十、平胆降压类

1. 降压丸:生地、龙胆、夏枯草、槐米、怀牛膝、珍珠母。治阴虚阳亢型高血压病。

2. 降压片:臭梧桐叶、地龙、槲寄生、黄芩、决明子、桑白皮、山楂。治高血压

3. 降压平片:夏枯草、菊花、薄荷脑、葛根、黄芩、珍珠母、地

龙、地黄、淡竹叶、槲寄生、芦丁。治高血压。

4. 脑立清丸/胶囊/片：赭石、怀牛膝、清半夏、冰片、珍珠母、磁石、酒曲、薄荷脑、猪胆汁。清热平肝、降压、清脑。

5. 菊明降压丸：野菊花、草决明。降压兼降脂。

6. 罗布麻降压片：钩藤、菊花、罗布麻、牛膝、山楂、夏枯草、珍珠母、泽泻。平肝降压、兼能降脂。

7. 脉君安片：钩藤、氢氯噻嗪、葛根。治高血压病。

8. 安宫降压丸：牛黄、水牛角浓缩粉、黄连、黄芩、栀子、天麻、珍珠母、郁金、川芎、党参、黄芪、白芍、麦冬、五味子、冰片。清热熄风，平肝降压。治肝阳亢盛之高血压。

9. 牛黄降压丸：牛黄、羚羊角、水牛角、冰片、草决明、珍珠、黄芩、薄荷、郁金、黄芪、党参、白芍、甘松、川芎。治同“安宫降压丸”。

10. 复方羚角降压片：羚羊角、夏枯草、黄芩、槲寄生。清热平肝、熄风降压。治风阳亢盛之高血压。

11. 清脑降压片：磁石、珍珠母、钩藤、黄芩、夏枯草、槐米、决明子、当归、地黄、丹参、牛膝、地龙、水蛭。用于肝阳上亢、血压升高，或瘀血内阻所致之头晕头痛。

12. 镇脑宁胶囊：水牛角浓缩粉、川芎、丹参、细辛、白芷、藁本、猪脑粉。熄风通络，安脑止痛。治高血压及脑血管疾病有头晕、头痛、耳鸣、肢麻等症状者。

13. 天麻钩藤颗粒：天麻、钩藤、石决明、栀子、黄芩、益母草、牛膝、杜仲、桑寄生、夜交藤、茯苓。治肝阳上亢之高血压。

14. 复方罗布麻冲剂：罗布麻叶、菊花、山楂。治肝热阳亢扰神引起的头晕、心悸、失眠等症。

15. 天麻头痛片：天麻、白芷、川芎、荆芥、当归、乳香。治头风头痛。

16. 晕可平颗粒：赭石、夏枯草、法半夏、车前草。治内耳性眩晕。

十一、降脂减肥类

1. 绞股蓝总甙胶囊/片/分散片/软胶囊/口服液：绞股蓝总

苷。用于降血脂及治疗心脑血管病。

2. 降脂灵片:制何首乌、枸杞子、黄精、山楂、决明子。治肝肾不足,血行瘀滞之高脂血症。

3. 通脉降脂片:笔管草、川芎、荷叶、三七、花椒。活血通脉、降脂化浊。治高脂血症,防治动脉粥样硬化。

4. 山楂精降脂片:山楂提取物。行气散瘀,消滞降脂。治高脂血症。

5. 血脂宁丸:制何首乌、荷叶、山楂、决明子。治高脂血症。

6. 降脂宁颗粒:山楂、决明子、荷叶、制何首乌。治高脂血症。

7. 降浊健美茶:陈皮、厚朴、火麻仁、菊花、莱菔子、老范志万应神曲、绿茶叶、麦芽、山楂、枳实。消食降脂。治血脂偏高,体重超标。

8. 降脂减肥片:大黄、丹参、葛根、枸杞子、何首乌、三七、松花粉、菟丝子、茵陈、泽泻。治高脂血症及体型肥胖。

9. 决明降脂片:决明子、何首乌、桑寄生、茵陈、维生素 C、维生素 B_2、烟酸。治高脂血症。

10. 解毒降脂片:虎杖。治高脂血症,及化疗、放疗引起的白细胞降低。

11. 蒲黄片:蒲黄。治高脂血症。

12. 轻身消胖丸:白术、川芎、大黄、当归、防己、茯苓、海藻、荷梗、荷叶、滑石、黄芪、麻黄、罗布麻叶、芒硝、玫瑰花、木香、山楂、薏苡仁、泽泻。益气,利湿,降脂,消胖,治单纯性肥胖症。

13. 脂必妥胶囊:山楂、白术、红曲等。治高脂血症。

14. 月见草油乳:月见草油、维生素 E、豆磷脂。治高脂血症。

15. 脂脉康胶囊:茺蔚子、刺五加、大黄、杜仲、葛根、何首乌、荷叶、槐花、黄精、黄芪、菊花、莱菔子、普洱茶、三七、桑寄生、山楂。治高脂血症、动脉硬化症。

十二、降糖止渴类

1. 玉泉丸:天花粉、葛根、地黄、五味子、麦冬、甘草。养阴益气,生津止渴。用于口渴多饮,体倦乏力者。

2. 消渴丸:葛根、地黄、黄芪、天花粉、玉米须、五味子、山药、格列本脲。(即优降糖)。治气阴两虚型消渴病。

3. 渴乐宁胶囊:黄芪、黄精、太子参、天花粉、地黄。治气阴两虚型消渴病。

4. 消糖灵胶囊:人参、黄连、天花粉、杜仲、黄芪、丹参、枸杞子、沙苑子、白芍、知母、五味子、优降糖。治气阴两虚型糖尿病。

5. 糖尿乐胶囊:黄芪、红参、山药、生地、枸杞、山茱萸、天冬、葛根、天花粉、知母、五味子、鸡内金、茯苓。治气阴两虚型糖尿病。

6. 十味玉泉胶囊:黄芪、生地、人参、麦冬、五味子、天花粉、葛根、乌梅、茯苓、甘草。治气阴两虚之消渴症。

7. 消渴平片:人参、黄芪、天花粉、葛根、黄连、知母、枸杞子、沙苑子、天冬、五味子、五倍子、丹参。治燥热气阴两伤引起之消渴病。

8. 益津降糖口服液:人参、白术、茯苓、仙人掌、甘草。用于气阴两虚型消渴病。

9. 养阴降糖片:黄芪、党参、葛根、枸杞子、玄参、玉竹、地黄、知母、丹皮、川芎、虎杖、五味子。用于气阴两虚型糖尿病。

10. 降糖甲片:地黄、黄精、黄芪、太子参、天花粉。治气阴两虚型消渴病。

11. 降糖胶囊:人参、人参茎叶皂苷、干姜、三颗针、知母、五味子。治消渴病。

12. 降糖宁胶囊:人参、黄芪、山药、山茱萸、麦冬、生地、地骨皮、生石膏、知母、玉米须、天花粉、茯苓、甘草。治气阴两虚型糖尿病。

13. 参芪降糖片:人参皂苷、麦冬、五味子、生地、山药、枸杞子。治气阴两虚型消渴病。

14. 糖尿灵片:生地、麦冬、天花粉、葛粉、五味子、甘草、南瓜粉、糯米。治阴虚型糖尿病。

15. 降糖舒胶囊:人参、黄芪、山药、黄精、枸杞子、刺五加、葛根、生地、熟地、玄参、天花粉、知母、麦冬、生石膏、丹参、五味子、乌药、益智仁、荔枝核、牡蛎、芡实、枳壳。滋阴补肾，止渴缩尿。治疗糖尿病。

16. 消渴降糖片：红参、黄精、桑椹、山药、天花粉、甜叶菊、蔗鸡。用于糖尿病。

17. 消渴灵片：红参、黄芪、地黄、枸杞子、麦冬、丹皮、天花粉、石膏、黄连、茯苓、五味子。用于糖尿病。

18. 降糖丸：红参、黄芪、葛根、黄精、白术、五味子、黄连、大黄、茯苓、甘草。用于糖尿病。

十三、宽胸通痹类

1. 精制冠心片/颗粒：丹参、川芎、降香、红花、赤芍。治血瘀气滞型冠心病心绞痛。

2. 冠心丹参片：丹参、三七、降香油。治血瘀气滞型冠心病。

3. 速效救心丸：川芎、冰片。舌下含化。治冠心病、心绞痛。

4. 速效心痛滴丸：川芎、冰片、丹皮。舌下含化。治冠心病、心绞痛。

5. 复方丹参滴丸：丹参、三七、冰片。口服或舌下含化。治冠心病、心绞痛。

6. 复方丹参片：丹参、三七、冰片。口服。治冠心病。

7. 蟾麝救心丸：蟾酥、麝香、丹参提取物、红参、牛黄、三七、冰片、水角角浓缩粉、赭石、珍珠、猪胆膏。口服。治冠心病，心绞痛。

8. 地奥心血康胶囊/片：黄山药甾体总皂苷。防治冠心病及动脉硬化。

9. 银杏叶口服液/胶囊：银杏叶。有扩张冠状动脉，降低血脂，增加心、脑动脉血流量的作用。

10. 心血宁片：葛根提取物、山楂提取物。扩张冠状动脉，并能降血压，调血脂。

11. 复心片:山楂叶干浸膏等。治心、脑及周围血管病。

12. 冠心苏合丸/胶囊:苏合香、冰片、乳香、檀香、青木香。温通开闭,理气活血。治冠心病心绞痛。

13. 冠脉宁片:丹参、红花、当归、桃仁、鸡血藤、乳香、没药、血竭、延胡索、郁金、冰片、葛根、制何首乌、黄精。治血瘀气滞型冠心病心绞痛。

14. 冠心安口服液:川芎、三七、延胡索、降香、牛膝、半夏、柴胡、冰片、珍珠母、首乌藤、野菊花、桂枝、茯苓、甘草、大枣。治血瘀气滞型冠心病心绞痛。

15. 丹七片:丹参、三七。活血化瘀,通络止痛。治血瘀所致的诸般疼痛。

16. 乐脉颗粒:丹参、川芎、红花、赤芍、山楂。治血瘀性的心、脑血管病。

17. 抗栓保心片:丹参、郁金、山楂、白芍、刺五加。治冠心病、心绞痛。

18. 心可舒片/胶囊:丹参、三七、山楂、葛根、木香。治血瘀气滞型冠心病、心绞痛。

19. 心脉通片:丹参、当归、三七、毛冬青、牛膝、槐花、决明子、夏枯草、钩藤、葛根。活血通脉、平肝降逆。用于冠心病兼高血压者。

20. 通心络胶囊:人参、水蛭、土鳖虫、全蝎、蜈蚣、蝉蜕、赤芍、冰片。治气虚血瘀性心、脑血管病。

21. 舒心口服液:黄芪、党参、红花、当归、川芎、三棱。治气虚血瘀之胸痹。

22. 麝香保心丸:麝香、人参、苏合香、蟾酥。芳香温通,益气活血。治气虚血瘀之胸痹。

23. 益心舒胶囊:人参、黄芪、麦冬、五味子、川芎、丹参、山楂。治气阴两虚型冠心病。

24. 心宝丸:人参、鹿茸、肉桂、附子、三七、麝香、冰片、蟾酥、洋金花。治心肾阳虚、心脉瘀阻型冠心病及慢性心功能不全。

25. 补心气口服液:黄芪、人参、石菖蒲、薤白。治心气不足之胸痹。

26. 滋心阴口服液:麦冬、北沙参、赤芍、三七。治心阴不足之胸痹。

27. 血栓心脉宁胶囊:冰片、蟾酥、丹参、川芎、毛冬青、牛黄、麝香、水蛭、人参茎叶皂苷、槐米。治冠心病、脑血栓。

十四、醒脑通脉类

1. 牛黄清心丸(局方):牛黄、水牛角浓缩粉、羚羊角、朱砂、麝香、冰片、雄黄、山药、人参、茯苓、白术、甘草、干姜、大枣、当归、川芎、白芍、麦冬、阿胶、六神曲、大豆黄卷、黄芩、白蔹、桔梗、苦杏仁、肉桂、蒲黄、柴胡、防风。集清热定惊、豁痰开窍、熄风通络、补益气血诸法于一方,治肝风挟痰上扰之中风,症见神志障碍、痰涎壅盛、半身不遂。

2. 同仁堂清心丸:较牛黄清心丸少朱砂、雄黄。治同牛黄清心丸。

3. 清心丸:由牛黄清心丸减牛黄、羚羊角、麝香,加黄柏、栀子而成。治中风,清热开窍之力弱于上二方。

4. 人参再造丸:天麻、全蝎、僵蚕、地龙、蕲蛇、水牛角、琥珀、胆南星、天竺黄、朱砂、麝香、冰片、血竭、没药、乳香、三七、川芎、赤芍、姜黄、檀香、沉香、青皮、乌药、香附、大黄、黄连、母丁香、豆蔻、草豆蔻、藿香、六神曲、橘红、萆薢、防风、白芷、羌活,葛根、威灵仙、麻黄、细辛、肉桂、附子、人参、黄芪、白术、茯苓、甘草、当归、熟地、豹骨、桑寄生、骨碎补、龟甲、首乌、玄参。祛风化痰,活血通络,补益气血。治中风后遗症。

5. 大活络丸:牛黄、水牛角浓缩粉、麝香、冰片、安息香、天南星、地龙、全蝎、僵蚕、天麻、乌梢蛇、蕲蛇、血竭、乳香、没药、两头尖、威灵仙、松香、乌药、沉香、木香、丁香、豆蔻、广藿香、青皮、香附、制草乌、肉桂、细辛、羌活、防风、麻黄、葛根、骨碎补、贯众、豹骨、龟甲、红参、何首乌、当归、熟地、玄参、赤芍、白术、甘草、大黄、黄连、黄芩。祛风止痛,除湿豁痰,舒筋活络。治中风后遗症。

6. 中风回春片/丸：丹参、当归、鸡血藤、川芎、桃仁、红花、川牛膝、茺蔚子、木瓜、伸筋草、威灵仙、忍冬藤、络石藤、全蝎、金钱白花蛇、土鳖虫、蜈蚣、僵蚕、地龙。活血化瘀，舒筋通络。治中风日久，偏瘫肢麻，但出血急性期慎用。

7. 通脉颗粒：丹参、川芎、葛根。治缺血性心、脑血管疾病。

8. 消栓通颗粒：黄芪、当归、地黄、桃仁、赤芍、川芎、地龙、三七、丹参、红花、牛膝、冰片、枳壳、甘草。益气活血，消栓通脉。用于防治中风。

9. 消栓通络片：黄芪、丹参、川芎、三七、郁金、泽泻、槐花、桂枝、木香、冰片、山楂。治中风后精神呆滞，语言迟缓，行动不利。

10. 脉络通片：丹参、三七、降香、檀香、木香、甘松、黄连、黄芩、钩藤、槐米、珍珠、夏枯草、牛黄、冰片、安息香、石菖蒲、郁金、朱砂、琥珀、人参、麦冬、甘草。清热熄风、活血通脉。用于防治高血压病及脑血管意外。

11. 脑得生片/丸：三七、川芎、红花、葛根、山楂。治脑动脉硬化、缺血性中风及脑出血后遗症。

12. 脑血康胶囊/口服液/片：水蛭。活血化瘀，破血散结。治脑出血后的脑血肿，及脑血栓形成。

13. 脑心通胶囊：黄芪、水蛭、丹参、桃仁、红花、川芎、地龙、牛膝、全蝎、乳香等。治气虚血瘀型中风中经络，及冠心病。

14. 血栓心脉宁胶囊：麝香、水蛭、川芎、槐米、丹参、毛冬青、蟾酥、牛黄、冰片、人参茎叶皂苷。用于脑血栓，冠心病属气滞血瘀证者。

十五、安神健脑类

1. 天王补心丸：生地、玄参、天冬、麦冬、丹参、当归、党参、茯苓、柏子仁、酸枣仁、远志、五味子、石菖蒲、朱砂、桔梗、甘草。滋阴清热、养心安神。治阴虚血少之虚烦失眠。

2. 安神补心丸：丹参、五味子、石菖蒲、安神膏（由旱莲草、女贞子、菟丝子、夜交藤、合欢皮、生地、珍珠母组成）。治神经衰弱属于阴虚阳亢者。

3. 养血安神丸/糖浆/片：熟地、生地、旱莲草、夜交藤、合欢皮、鸡血藤、仙鹤草。治心肾不足之失眠多梦，神疲乏力。

4. 柏子养心丸：柏子仁、酸枣仁、远志、五味子、党参、黄芪、茯苓、甘草、当归、川芎、肉桂、半夏曲、朱砂。补气养血，安神益智。治思虑过度、气血不足之神经衰弱。

5. 朱砂安神丸/片：黄连、朱砂、生地、当归、甘草。治心火亢盛，阴血不足之神经衰弱。

6. 磁朱丸：磁石、朱砂、六神曲。重镇安神。治高血压引起的心悸失眠；亦可治疗轻症精神病。

7. 参芪五味子片：党参、黄芪、酸枣仁、五味子。益气安神。治有气虚表现之神经衰弱。

8. 安眠补脑糖浆：柏子仁、五味子、远志、桑椹、枸杞子、制何首乌、红参、麦冬、大枣、甘草。治体虚失眠及神经官能症。

9. 健脑安神片：黄精、枸杞子、淫羊藿、鹿茸、鹿角胶、鹿角霜、红参、大枣、茯苓、麦冬、龟甲、熟地、酸枣仁、五味子、远志、苍耳子。治肾精不足，髓海空虚之头昏耳鸣，失眠健忘。

10. 脑灵素片/胶囊：黄精、枸杞子、熟地、淫羊藿、鹿茸、鹿角胶、人参、麦冬、龟甲、五味子、酸枣仁、远志、大枣、茯苓、苍耳子。治肾精不足，髓海空虚之头昏耳鸣，失眠健忘。

11. 枣仁安神液/颗粒：酸枣仁、丹参、五味子。治心肝血虚之虚烦失眠。

12. 夜宁糖浆：合欢皮、灵芝、首乌藤、大枣、女贞子、甘草、浮小麦。补益气血，养心安神。治心气血不足之神经衰弱。

13. 脑乐静：甘草浸膏、大枣、小麦。用于精神忧郁、心神不宁、易惊失眠。

14. 益脑糖浆：人参、党参、麦冬、五味子、灵芝、龟甲胶、龙骨、远志、石菖蒲、茯苓。治神经衰弱属于心肾不足气阴两虚者。

15. 益心宁神片：人参茎叶总皂苷、合欢皮、五味子、灵芝。治表现心悸气短、失眠健忘之神经衰弱。

16. 五味子糖浆/颗粒：五味子。治神经衰弱。

17. 解郁安神颗粒：柴胡、郁金、酸枣仁、龙齿、远志、石菖蒲、百合、浮小麦、当归、栀子、胆南星、白术、茯苓、半夏、甘草、大枣。疏肝解郁、安神定志。治更年期综合征、神经官能症。

18. 泻肝安神丸：龙胆、黄芩、栀子、珍珠母、牡蛎、龙骨、柏子仁、酸枣仁、远志、当归、地黄、麦冬、蒺藜、茯苓、车前子、泽泻、甘草。清热泻肝、养阴安神。治肝火扰心所致心烦气躁，失眠多梦。

19. 抗脑衰胶囊：人参、制何首乌、党参、黄芪、熟地、山药、丹参、枸杞子、白芍、远志、茯神、石菖蒲、葛根、酸枣仁、龙骨、香附、菊花、卵磷脂、维生素 C、黄芩、麦冬。治肾精不足、气血亏虚所致的神疲乏力、头晕目眩、失眠多梦、记忆减退。

20. 补肾益脑片：鹿茸、红参、山药、茯苓、熟地、当归、川芎、补骨脂、牛膝、枸杞子、玄参、麦冬、五味子、酸枣仁、远志、朱砂。补肾生精益脑，补气养血安神。用于素体虚弱之神经衰弱。

21. 稳心颗粒：党参、黄精、三七、琥珀、甘松。治快速性心律失常。

22. 七叶神安片：三七叶。用于失眠心悸及胸痹心痛。

十六、蠲痹止痛类

1. 风湿片：苍术、马钱子膏、桑寄生、威灵仙、豨莶草。祛风除湿。治风湿性关节及腰腿痛。

2. 风湿灵片：防风、防己、桂枝、老鹳草、威灵仙、牛膝、续断、制草乌、制川乌。祛风散寒，舒筋活络。治风寒湿痹。

3. 风湿寒痛片：羌活、秦艽、威灵仙、青风藤、独活、寄生、牛膝、当归、赤芍、延胡索、附子、肉苁、黄芪、党参、白术、薏苡仁、茯苓、枸杞、木香、黄芩。祛风散寒，除湿通络，兼补肝肾。治虚实夹杂之风寒湿痹。

4. 追风透骨丸/片：羌活、防风、白芷、秦艽、制川乌、制草乌、天南星、天麻、麻黄、桂枝、当归、赤芍、川芎、细辛、乳香、没药、地龙、甘松、香附、赤小豆、白术、茯苓、甘草、朱砂。祛风除湿，散寒止痛，通经活络。治风寒湿痹。

5. 骨痛丸：羌活、独活、防风、麻黄、地枫皮、千年健、桂枝、白蒺藜、当归、怀牛膝、红花、乳香、没药、三七、木瓜、豹骨、杜仲炭、鹿角胶、川贝母、浙贝母、甘草。祛风散寒湿，活血通经络。治风寒湿瘀痹。

6. 寒湿痹颗粒/片：制附子、制川乌、黄芪、桂枝、麻黄、白术、当归、白芍、威灵仙、木瓜、细辛、甘草。治寒湿痹。

7. 湿热痹颗粒/片：苍术、忍冬藤、地龙、连翘、黄柏、薏苡仁、防风、川牛膝、粉萆薢、桑枝、防己、威灵仙。治湿热痹。

8. 瘀血痹颗粒/胶囊：乳香、没药、红花、丹参、威灵仙、川牛膝、川芎、当归、姜黄、香附、黄芪。治瘀血阻络痹。

9. 尪痹颗粒/片：生地、熟地、续断、制附子、独活、骨碎补、淫羊藿、桂枝、防风、威灵仙、狗脊、伸筋草、红花、皂刺、羊骨、知母、白芍。补肝肾，强筋骨，祛风湿，通经络。治久痹体虚，关节变形的顽痹。

10. 益肾蠲痹丸：骨碎补、熟地、当归、延胡索、寻骨风、葎草、仙灵脾、鹿衔草、肉苁蓉、蜂房、蜈蚣、蕲蛇、广地龙、鸡血藤、地鳖虫、僵蚕、蜣螂、炮山甲、全蝎、甘草。治类风湿关节炎及强直性脊柱炎等顽痹。

11. 玄七通痹胶囊：蚂蚁、黄芪、重楼、老鹳草、千年健、三七。治虚实夹杂痹及顽痹。

12. 正甭风痛宁片/缓释片：盐酸青藤碱。治类风湿关节炎、强直性脊柱炎等。

13. 雷公藤片：雷公藤提取物。治类风湿关节炎及结缔组织病。

14. 雷公藤多苷片：雷公藤多苷。治类风湿关节炎及结缔组织病。

15. 昆明山海棠片：昆明山海棠。治类风湿关节炎及结缔组织病。

16. 火把花根片：昆明山海棠。治类风湿关节炎及结缔组织病。

17. 祖师麻片：祖师麻。治各种风湿痹痛。

18. 雪上一枝蒿片：雪上一枝蒿。治风湿痹病及跌打损伤。

19. 野木瓜片/颗粒:野木瓜。治三叉神经痛、坐骨神经痛、风湿关节痛。

20. 夏天无片:夏天无。治风湿关节痛、坐骨神经痛、跌仆损伤、中风所致偏瘫。

21. 壮骨关节丸:独活、狗脊、续断、淫羊藿、骨碎补、补骨脂、桑寄生、鸡血藤、乳香、没药、木香、熟地。治骨关节炎所致的慢性腰膝痛。

22. 腰腿痛丸:人参、鹿茸、豹骨、牛膝、杜仲、马钱子、千年健、羌活、独活、地枫皮、麻黄、桂枝、防风、木瓜、乳香、没药、甘草。治有肾虚之风寒湿痹。

23. 健步强身丸:人参、黄芪、白术、茯苓、当归、白芍、熟地、枸杞子、龟甲、杜仲炭、续断、补骨脂、锁阳、菟丝子、牛膝、木瓜、豹骨、制附子、羌活、独活、秦艽、防风、黄柏、知母。治老年腰膝酸软、步行无力之痹病。

24. 颈复康颗粒:羌活、威灵仙、秦艽、葛根、丹参、川芎、桃仁、红花、花蕊石、乳香、没药、王不留行、土鳖虫、地龙、苍术、黄柏、石决明、黄芪、党参、白芍、生地。治正气不足,风寒湿痹引起之颈椎病。症见头痛头晕,颈项强痛,肩背酸痛,手臂麻木等。

25. 风湿关节酒(万灵筋骨酒):乌梢蛇、制草乌、羌活、独活、铁丝威灵仙、老鹳草、穿山龙、香加皮、鸡血藤、牛膝、木瓜、苍术、防风、桂枝、粉萆薢、松节油、当归、川芎、白芍、人参、佛手、红曲、甘草。通治各种痹病。

26. 三蛇药酒:乌梢蛇、眼镜蛇、银环蛇、川乌、草乌、大血藤、南蛇藤、石南藤、威灵仙、寻骨风、香加皮、白芷、桂枝、当归、川芎、独活、桑寄生、杜仲、锁阳、牛膝、伸筋草、乌药、黄精、南沙参、山木通、当归、川木香、陈皮、甘草、大枣。治寒邪痹阻经络,肾虚久痹之证。

27. 骨刺消痛液:草乌、川乌、当归、川芎、红花、麻黄、桂枝、独活、木瓜、牛膝、铁丝威灵仙、乌梅。治骨关节炎及其他风湿病。

28. 骨筋丸:三七、血竭、延胡索、马钱子、乳香、没药、红花、秦艽、桂枝、独活、牛膝、郁金、白芍、木香。治骨关节炎及其他。

29. 抗骨增生胶囊/丸：骨碎补、鸡血藤、淫羊藿、狗脊、牛膝、肉苁蓉、女贞子、熟地、莱菔子。治骨关节炎及其他。

十七、疗伤理损类

1. 跌打丸：乳香、没药、血竭、自然铜、土鳖虫、当归、三七、赤芍、白芍、桃仁、红花、北刘寄奴、骨碎补、续断、苏木、丹皮、姜黄、三棱、防风、甜瓜子、枳实、桔梗、甘草、关木通。为治跌打损伤的常用成药。

2. 跌打活血散：乳香、没药、三七、红花、血竭、儿茶、土鳖虫、骨碎补、续断、当归、大黄、冰片。治跌打损伤。

3. 七厘散：乳香、没药、血竭、红花、儿茶、麝香、冰片、朱砂。治跌仆损伤，外伤出血。

4. 八厘散：乳香、没药、血竭、红花、儿茶、自然铜、土鳖虫、骨碎补、续断、大黄、当归、硼砂、朱砂。治跌打损伤（内服），外伤出血（外用）。

5. 加味七厘散：七厘散加三七、土鳖虫。治跌打损伤，外伤出血。

6. 舒筋活血定痛散：乳香、没药、血竭、红花、当归、自然铜、延胡索、骨碎补、香附。治跌打损伤。

7. 接骨七厘片：乳香、没药、当归、土鳖虫、骨碎补、血竭、自然铜、大黄、硼砂。治跌打损伤。

8. 接骨丸：土鳖虫、骨碎补、续断、自然铜、甜瓜子、马钱子粉、地龙、郁金、桂枝。治跌仆损伤、伤筋折骨。

9. 三花接骨散：三七、西红花、当归、川芎、血竭、桂枝、大黄、地龙、马钱子粉、自然铜、土鳖虫、续断、骨碎补、牛膝、木香、沉香、冰片、白芷。治跌打损伤，骨折筋伤。

10. 伤科接骨片：土鳖虫、自然铜、鸡骨、乳香、没药、三七、红花、制马钱子、冰片、朱砂、海星、甜瓜子，用于跌打损伤，亦用于骨折复位后促进骨折愈合。

11. 云南白药（分散剂及胶囊剂）：略。治跌打损伤，瘀血肿痛，内外出血。

12. 云南红药胶囊：大麻药、滑叶跌打、金铁锁、三七、石菖蒲、西南黄芩、玉葡萄根、制黄草乌、重楼、紫金龙。止血镇痛，活血散瘀，祛风除湿。治各种出血、跌打损伤及风湿痹痛。

13. 龙血竭胶囊：山铁树树脂的提炼物。活血化瘀，止血敛疮，消炎镇痛。治跌打损伤、伤口愈合不良，各种出血。

14. 伤科跌打丸/片：三棱、莪术、红花、丹皮、延胡索、五灵脂、三七、蒲黄、大黄、制川乌、郁金、乌药、香附、青皮、枳壳、木香、防风、柴胡、当归、白芍、地黄、续断。治跌打损伤、伤筋折骨。

15. 三七伤药片：三七、草乌、雪上一枝蒿、骨碎补、接骨木、红花、赤芍、冰片。治跌打损伤、瘀血痹痛。

16. 沈阳红药：三七、土鳖虫、川芎、延胡索、红花、当归、白芷。治跌打损伤，瘀血肿痛；亦用于瘀血阻络的风湿痹痛、肌肉麻木。

17. 壮骨关节丸：独活、狗脊、续断、桑寄生、淫羊藿、骨碎补、补骨脂、鸡血藤、乳香、没药、熟地、木香。治肝肾不足，邪瘀痹阻之慢性腰腿痛。

18. 强骨胶囊：骨碎补总黄酮。治骨质疏松。

19. 骨松宝颗粒：淫羊藿、续断、赤芍、川芎、知母、莪术、三棱、地黄、牡蛎。用于防治骨质疏松，特别是更年期骨质疏松。

20. 仙灵骨葆胶囊：淫羊藿、补骨脂、续断、地黄、知母、丹参。治骨质疏松。

21. 骨疏康颗粒：骨碎补、淫羊藿、黄芪、丹参、熟地、木耳、黄瓜籽。治骨质疏松。

22. 跌打万花油：红花、桃仁、川芎、赤芍、三棱、丹皮、泽兰、大黄、徐长卿、土田七、马钱子、卷柏、苏木、骨碎补、伸筋草、威灵仙、羌活、独活、白芷、松节油、樟脑油、桉油、丁香罗勒油、薄荷油、冰片、白胶香、九节茶、两面针、野菊花、生天南星、干姜、白胡椒、肉豆蔻、荜茇、茴香油、桂皮油、蒲黄、侧柏叶、墨旱莲、柴草等86味药。外用治跌打损伤、刀伤出血、烫伤。

23. 东方活血膏：生川乌、生草乌、红花、川芎、乳香、没药、羌活、独活、穿山甲、当归、血竭、全蝎、自然铜、天麻、狗骨、木鳖子、黑木耳、雄黄、白矾、檀香、冰片、金银花、石膏、蘑菇、金针菇、儿茶、细辛。外用治风寒湿痹、软组织损伤、骨关节炎。

24. 复方南星止痛膏：生天南星、生川乌、丁香、肉桂、白芷、细辛、川芎、徐长卿、乳香、没药、樟脑、冰片。外用治寒湿瘀阻型痹病及骨关节炎。

十八、利水通淋类

1. 八正合剂：瞿麦、萹蓄、车前子、川木通、栀子、大黄、滑石、灯心草、甘草。治湿热下注型泌尿系感染及结石。

2. 清淋颗粒：瞿麦、萹蓄、关木通、车前子、栀子、滑石、大黄、甘草。治湿热下注型泌尿系感染及结石。

3. 三金片：金樱根、积雪草、菝葜、金沙藤、羊开口。治湿热下注型泌尿系感染。

4. 癃清片：金银花、黄柏、白花蛇草、丹皮、泽泻、黄连、仙鹤草、车前子、败酱草、赤芍。治泌尿系感染。

5. 排石颗粒：连钱草、车前子、关木通、徐长卿、石苇、瞿麦、忍冬藤、滑石、苘麻子、甘草。治湿热下注型泌尿系结石。

6. 复方金钱草颗粒：广金钱草、车前草、石韦、玉米须。治湿热下注型泌尿系结石及感染。

7. 石淋通片：广金钱草浸膏。治泌尿系结石，胆系结石。

8. 结石通片：广金钱草、玉米须、石韦、鸡骨草、茯苓、车前草、海金沙草、白茅根。治湿热下注型泌尿系结石及感染。

9. 肾石通颗粒：金钱草、王不留行、萹蓄、瞿麦、延胡索、鸡内金、丹参、木香、海金沙、牛膝。治泌尿系结石。

10. 前列舒丸：熟地、山茱萸、山药、桂枝、附子、韭菜子、淫羊藿、茯苓、泽泻、冬瓜子、苍术、薏苡仁、桃仁、丹皮、甘草。治前列腺炎、前列腺增生。

11. 前列舒乐颗粒：车前草、川牛膝、黄芪、蒲黄、淫羊藿。治前列腺炎、前列腺增生。

12. 前列泰片：益母草、萹蓄、红花、油菜蜂花粉、知母、黄柏。治前列腺炎。

13. 前列通胶囊:桃仁、红花、没药、丹参、赤芍、泽兰、王不留行、皂角刺、败酱草、蒲公英、川楝子、白芷、石韦、枸杞子。治前列腺炎、前列腺增生。

14. 前列回春胶囊:白花蛇舌草、虎杖、黄柏、王不留行、穿山甲、地龙、蜈蚣、黄芪、鹿茸、菟丝子、淫羊藿、五味子、枸杞子、萹蓄、车前子、莱菔子、茯苓、关木通、甘草。治前列腺炎兼有阳痿者。

15. 男康片:白花蛇舌草、蒲公英、紫花地丁、野菊花、败酱草、黄柏、鱼腥草、红花、熟地、肉苁蓉、淫羊藿、菟丝子、覆盆子、鹿衔草、黄芪、白术、当归、赤芍、甘草。清热利湿,活血化瘀,补肾益精。治慢性前列腺炎。

16. 肾炎消肿片:苍术、陈皮、大腹皮、冬瓜皮、茯苓、桂枝、黄柏、姜皮、椒目、香加皮、益母草、泽泻。健脾渗湿,通阳利水。治肾炎性水肿。

17. 肾炎温阳片:人参、黄芪、附子、肉桂、党参、白术、茯苓、大黄、木香、葶苈子、香加皮。温肾健脾,化气行水。治脾肾阳虚型慢性肾炎。

18. 肾炎回味片:黄芪、北京石韦、黄芩、细梗胡枝子。用于慢性肾炎。

19. 肾炎康复片:人参、西洋参、山药、地黄、杜仲、丹参、泽泻、益母草、白茅根、白花蛇舌草、土茯苓、黑豆、桔梗。治气阴两虚,余毒未清之慢性肾炎。

20. 强肾片:熟地、山茱萸、山药、泽泻、茯苓、丹皮、枸杞子、桑椹、补骨脂、杜仲、鹿茸、人参茎叶总皂苷、丹参、益母草。用于肾虚水肿、腰痛、遗精、阳痿、早泄等症,亦可用于属肾虚证的慢性肾炎或久治不愈的慢性肾盂肾炎。

21. 肾康宁片:黄芪、丹参、茯苓、泽泻、益母草、淡附片、锁阳、山药。治慢性肾炎。

22. 尿毒清颗粒:大黄、黄芪、党参、白术、茯苓、车前草、半夏、桑白皮、菊花、柴胡、白芍、苦参、丹参、川芎、制何首乌、甘草。通腑降浊,健脾利湿,活血化瘀。治慢性肾功能衰竭。

十九、消疮散结类

1. 清血内消丸:金银花、连翘、蒲公英、拳参、玄参、桔梗、甘草、薄荷、乳香、没药、赤芍、黄柏、黄芩、栀子、雄黄、木通、瞿麦、大黄、玄明粉。清热解毒,散结消肿。治疮疡初起。

2. 大败毒胶囊:金银花、蒲公英、天花粉、木鳖子、甘草、白芷、黄柏、乳香、当归、赤芍、陈皮、蛇蜕、干蟾、蜈蚣、全蝎、大黄、芒硝。清血败毒,消肿止痛。治热毒内蕴、血毒不清之疮疡肿毒。

3. 小败毒膏:金银花、蒲公英、木鳖子、天花粉、白芷、当归、赤芍、乳香、黄柏、大黄、陈皮、甘草。清热解毒,消肿止痛。治湿热蕴结,热毒壅盛之疮疡初起。

4. 连翘败毒片/丸:金银花、蒲公英、连翘、紫花地丁、天花粉、黄芩、栀子、防风、白芷、蝉蜕、白鲜皮、桔梗、赤芍、大黄、玄参、浙贝、木通、甘草。清热解毒,散风消肿。用于风湿湿毒之疮疡初起。症见疮疖溃烂,灼热流脓,及丹毒疱疹,风湿疹块。

5. 抗骨髓炎片:白花蛇舌草、半枝莲、地丁、金银花、蒲公英、白头翁。治骨髓炎及附骨疽属热毒血瘀者。

6. 仙方活命片:金银花、当归、赤芍、乳香、没药、陈皮、穿山甲、皂角刺、天花粉、浙贝、白芷、防风、甘草。清热解毒,散瘀消肿。治痈疡肿毒初起脓未成或脓成未溃。

7. 西黄丸:乳香、没药、牛黄、麝香。清热解毒,散痈化结。用于痈疽疔毒、恶疮肿瘤、痰核瘰疬。

8. 醒消丸:雄黄、麝香、乳香、没药。活血消肿,散结止痛。治坚硬疼痛之痈疽肿毒。

9. 牛黄醒清丸:牛黄、麝香、雄黄、乳香、没药。治同“醒消丸”,但增清热解毒之力。

10. 新癀片:三七、人工牛黄、肿节风、珍珠层粉、水牛角、肖梵天花、猪胆汁膏、红曲、吲哚美辛。清热解毒,活血化瘀,消肿止痛。治各种炎症、无名肿毒及痛症。

11. 阳和解凝膏:生川乌、生草乌、生附子、肉桂、桂枝、牛蒡草、苏合香、麝香、当归、赤芍、川芎、五灵脂、乳香、没药、大黄、白凤仙花梗、白芷、白蔹、白及、续断、地龙、僵蚕、香橼、陈皮、木香、荆芥、防风。温阳化湿，消肿散结。外贴患处，治阴疽流注、瘰疬痰核、疔毒恶疮、坚硬肿痛。

12. 散结灵片：乳香、没药、五灵脂、地龙、木鳖子、当归、石菖蒲、草乌、枫香脂、香墨。散结消肿，活血止痛。治阴疽初起、症见肿硬作痛、皮色不变。

13. 活血解毒丸：乳香、没药、蜈蚣、雄黄粉、石菖蒲清膏、黄米。活血止痛，解毒消肿。治痈疡初起，疔毒恶疮，无名肿毒。

14. 牛黄化毒片：天南星、金银花、连翘、牛黄、乳香、没药、白芷、甘草。解毒消肿，散结止痛。治热毒疮疡、乳痈。

15. 乳核散结片：海藻、昆布、山慈菇、柴胡、郁金、黄芪、当归、漏芦、淫羊藿、鹿衔草。治乳腺增生病。

16. 乳块消片：橘叶、丹参、皂角刺、王不留行、川楝子、地龙。治乳腺增生病。

17. 乳癖消片：昆布、海藻、夏枯草、丹皮、赤芍、蒲公英、玄参、漏芦、天花粉、红花、鸡血藤、三七、鹿角、木香、连翘。治乳腺增生病及乳腺炎初起。

18. 五海瘿瘤丸：海带、海螺、海藻、海螵蛸、蛤壳、昆布、夏枯草、白芷、川芎、木香。治瘿瘤。

19. 内消瘰疬丸/片：夏枯草、天花粉、连翘、白蔹、浙贝、生地、玄参、海藻、生蛤壳、大青盐、当归、枳壳、桔梗、薄荷脑、玄明粉、熟大黄、甘草。治瘰疬。

20. 槐角丸：炒槐角、地榆炭、黄芩、枳壳、当归、防风。清肠疏风，凉血止血。治肠风便血、痔疮肿痛。

21. 地榆槐角丸：地榆、槐花、槐角、黄芩、大黄、防风、荆芥穗、当归、赤芍、红花、生地、枳壳。疏风清热、凉血止血。治肠风便血、痔瘘肿痛。

22. 化痔栓：没食子酸、苦参、黄柏、洋金花、冰片。治大肠湿热型内痔、外痔、混合痔。

23. 麝香痔疮栓：麝香酮、人工牛黄、珍珠、冰片、三七、五倍子、炉甘石、颠茄流浸膏。治大肠湿热型痔疮和肛裂。

24. 马应龙麝香痔疮膏：麝香、牛黄、珍珠、琥珀、硼砂、冰片、炉甘石。治痔疮、肛裂、肛门周围湿疹属于大肠热盛者。

25. 脉络舒通颗粒:黄芪、金银花、黄柏、苍术、薏苡仁、玄参、当归、白芍、水蛭、蜈蚣、全蝎、甘草。清热解毒,化瘀通络,祛湿消肿。治湿热瘀阻型血栓性浅静脉炎。

26. 脉管复康片:丹参、鸡血藤、郁金、乳香、没药。治血栓闭塞性脉管炎、硬皮病等。

27. 烫伤油:紫草、地榆、马尾连、黄芩、大黄、冰片。外用治烫伤。

28. 獾油:獾油、冰片。外用治烫伤、烧伤。

29. 京万红:乳香、没药、穿山甲、白芷、土鳖虫、血竭、紫草、地榆、棕榈、血余炭、槐米、金银花、半边莲、黄连、黄芩、黄柏、栀子、苦参、胡黄连、大黄、苍术、当归、地黄、赤芍、川芎、桃仁、红花、木鳖子、罂粟壳、冰片、木瓜、白蔹、乌梅、五倍子。活血消肿、清热解毒、生肌止痛。外用治烧伤、烫伤。

30. 华蟾素口服液/片:干蟾皮经加工制成的浸膏。用于中晚期肝癌,胃癌,食管癌,以及慢性肝炎属于热毒而有瘀血者。

31. 消癥益肝片:蜚蠊。用于中、晚期肝癌。

32. 参莲胶囊:苦参、山豆根、半枝莲、防己、三棱、莪术、丹参、补骨脂、苦杏仁、乌梅、白扁豆。治中、晚期胃癌及肺癌。

33. 抗癌平丸:白花蛇舌草、半枝莲、藤梨根、石上柏、蛇莓、肿节风、蟾酥、兰香草、香茶菜、珍珠菜。治消化道癌。

34. 鸦胆子油口服乳液:鸦胆子油、豆磷脂。用于肺癌、消化道癌及肝癌的辅助治疗。

35. 复方斑蝥胶囊:斑蝥、半枝莲、莪术、三棱、人参、黄芪、刺五加、山茱萸、女贞子、甘草、熊胆粉。治肝癌、肺癌、直肠癌、恶性淋巴瘤、妇科恶性肿瘤。

36. 复方天仙胶囊:白花蛇舌草、龙葵、胆南星、蛇蜕、天花粉、猪苓、人工牛黄、麝香、没药、乳香、威灵仙、珍珠、冰片、人参、黄芪等。治食管癌。

37. 消癌平片/糖浆:乌骨藤。用于抗多种癌及白血病,并用于治慢性支气管炎及支气管哮喘。

38. 提毒散:冰片、红丹、红粉、炉甘石、轻粉、石膏。化腐解毒、生肌止痛。外用治疮汤溃后不敛。

39. 提脓散:冰片、红粉、轻粉。拔毒提脓、去腐生肌。外用治疮疡溃后久不收口。

40. 拔脓净:穿山甲、红粉、没药、乳香。拔毒祛腐、生肌止痛。外用治疮汤溃后,褥疮不敛。

41. 生肌散:冰片、赤石脂、儿茶、龙骨、象皮、血竭、没药、乳香。外用治疮疡溃后久不收口。

42. 生肌八宝散:冰片、赤石脂、蜂蜡、龙骨、炉甘石、轻粉、石膏、血竭。外用治疮疡溃后不敛。

43. 拔毒膏:金银花、连翘、大黄、黄连、黄芩、黄柏、栀子、白蔹、穿山甲、当归、赤芍、川芎、乳香、没药、血竭、木鳖子、樟脑、蜈蚣、生地、玄参、蓖麻子、红粉、儿茶、轻粉、章丹、白芷、苍术、芝麻油。膏药,外贴患处,治疮疡痈疖初期或化脓期。

44. 季德胜蛇药片:蟾蜍皮、地锦草、七叶一枝花、蜈蚣。治毒蛇、毒虫咬伤。

45. 广东蛇药片:蛇王藤、柚叶。治毒蛇咬伤。

46. 云南蛇药:白花蛇舌草、半边莲、杠板归、臭牡丹、虎杖、紫金龙、龙胆、茜草、夏枯草、鱼腥草、白茅根。内服及外用,治毒蛇、毒虫咬伤。

47. 湛江蛇药:巴豆叶、半边莲、半边旗、独脚莲、枫香叶、黑面神、鸡骨香、了哥王、两面针、老鸦胆叶、龙胆草、七星剑、山芝麻、田基黄、细辛、威灵仙、柚叶、重楼、朱砂根、东风桔、薄荷、侧柏叶。治毒蛇、蜈蚣咬伤。

48. 上海蛇药片:穿心莲、墨旱莲。治毒蛇咬伤。

49. 蛇咬丸:半边莲、半边旗、两面针、南蛇胆叶、白芷、细辛、羌活、秦艽、防风、桔梗、前胡、全蝎、三七、石菖蒲、威灵仙、吴茱萸、五倍子、五灵脂、夜明砂、雄黄、枯矾、硼砂、半夏、牛蒡子、白芍、木通、木香。治毒蛇、毒虫咬伤。

二十、调治皮肤类

1. 金花消痤丸:金银花、栀子、黄芩、黄连、黄柏、大黄、薄荷、桔梗、甘草。治肺胃热盛型痤疮。

2. 清热暗疮片：牛黄、金银花、蒲公英、穿心莲、山豆根、珍珠层粉、栀子、大黄、甘草。治热毒血热型痤疮及疖肿。

3. 复方珍珠暗疮片：暗疮干浸膏粉（由金银花、蒲公英、木通、当归尾、地黄、黄芩、玄参、黄柏、酒大黄、猪胆汁等制成）、珍珠层粉、羚羊角粉、水牛角粉、北沙参、赤芍、黄芩。治痤疮、湿疹、皮炎属热毒血瘀者。

4. 当归苦参丸（归参丸）：当归、苦参。治湿热兼见瘀血之头面生疮、粉刺疙瘩，湿疹刺痒，酒渣鼻等。

5. 消痤丸：金银花、蒲公英、野菊花、大青叶、紫草、生石膏、夏枯草、黄芩、玄参、龙胆草、柴胡、升麻、淡竹叶、麦冬、石斛、竹茹。治热盛型痤疮。

6. 湿毒清胶囊：地黄、当归、苦参、白鲜皮、黄芩、土茯苓、蝉蜕、丹参、甘草。养血润燥，清热除湿。治血虚兼有湿热之皮肤瘙痒症。

7. 肤痒颗粒：苍耳子、地肤子、白英、川芎、红花。治湿疹、荨麻疹等瘙痒性皮肤病。

8. 乌蛇止痒丸：乌梢蛇、蛇床子、苦参、黄柏、防风、苍术、人工牛黄、蛇胆汁、人参须、丹皮、当归。清热燥湿，祛风止痒。治皮肤瘙痒，荨麻疹，皮炎等。

9. 皮肤病血毒丸：生地、赤芍、丹皮、紫草、金银花、连翘、苦地丁、忍冬藤、白茅根、天葵子、大黄、黄柏、土茯苓、赤茯苓、土贝母、荆芥穗、防风、蛇蜕、蝉蜕、牛蒡子、苍耳子、白芷、浮萍、地肤子、白鲜皮、茜草、紫荆皮、桃仁、红花、当归、益母草、川芎、鸡血藤、皂角刺、熟地、白芍、桔梗、苦杏仁、甘草。治湿热血燥引起的风疹、湿疹、皮炎等瘙痒性皮肤病。

10. 癣湿药水：土荆皮、蛇床子、大风子仁、百部、防风、当归、凤仙透骨草、侧柏叶、吴茱萸、花椒、蝉蜕、斑蝥。外用治手癣、足癣、灰指甲。

11. 癣灵药水：土槿皮、黄柏、白鲜皮、徐长卿、苦参、石榴皮、洋金花、南天仙子、地肤子、樟脑。外用治足癣、手癣、体癣、股癣。

12. 复方土槿皮酊：土槿皮、苯甲酸、水杨酸。外用治各种皮肤癣。

13. 顽癣净：紫荆皮酊、苯甲酸、水杨酸。外用治各种皮肤癣。

14. 冰黄肤乐软膏：大黄、姜黄、硫黄、黄芩、冰片、薄荷脑。外用治瘙痒性皮肤病，如神经性皮炎、湿疹、银屑病、足癣。

15. 克银丸：土茯苓、白鲜皮、北豆根、拳参。治热毒血燥型银屑病。

16. 银屑灵：土茯苓、金银花、连翘、苦参、黄柏、白鲜皮、防风、蝉蜕、当归、赤芍、生地、甘草。治热毒型银屑病。

17. 消银片/胶囊：白鲜皮、苦参、大青叶、金银花、蝉蜕、防风、牛蒡子、红花、丹皮、赤芍、当归、生地、玄参。治血热风燥型和血虚风燥型银屑病。

18. 白癜风丸/胶囊：黄芪、红花、川芎、当归、桃仁、丹参、紫草、香附、山药、补骨脂、乌梢尾、白鲜皮、蒺藜、龙胆、干姜。治白癜风。

19. 白蚀丸：何首乌、补骨脂、灵芝、红花、丹参、降香、丹皮、黄药子、紫草、苍术、蒺藜、龙胆、海螵蛸、甘草。治白癜风。

20. 复方青黛丸：青黛、土茯苓、蒲公英、贯众、丹参、紫草、马齿苋、白鲜皮、白芷、萆薢、山楂、建曲、乌梅、五味子。治血分热毒型银屑病、玫瑰糠疹及药疹等。

21. 黄水疮散：白芷、红丹、黄柏、枯矾、轻粉、五倍子、槐米。除湿拔干、解毒止痒。用香油调敷患处治各种湿疮，黄水疮。

22. 丹皮酚软膏(丹皮酚霜)：丹皮酚、丁香油。消炎止痒。用于湿疹、皮炎、皮肤瘙痒，蚊虫叮咬等。

23. 荨麻疹丸：白芷、薄荷、菊花、升麻、防风、荆芥、蒺藜、白鲜皮、苦参、土茯苓、黄芩、三棵针、当归、赤芍、红花、川芎、威灵仙、亚麻子、何首乌。清热祛风，除湿止痒。治荨麻疹、湿疹，皮肤瘙痒症。

24. 斑秃丸：当归、白芍、生地、熟地、制何首乌、丹参、五味子、木瓜、羌活。治斑秃。

25. 生尔发糖浆：黄芪、当归、赤芍、制何首乌、熟地、女贞子、桑椹子、菟丝子、旱莲草、五味子。治脱发。

26. 生发片:何首乌、桑椹子、女贞子、旱莲草、生地、麦冬、丹皮、山药、茯苓、泽泻、黑豆、黑枣。治脱发。

27. 生发丸:补骨脂、制何首乌、枸杞子、女贞子、桑椹、黄精、当归、生地、熟地、骨碎补、沙苑子、五味子、旱莲草、菟丝子、桑寄生、紫河车、蛇床子、黄芪、灵芝、核桃仁、黑芝麻、侧柏叶、苦参、茯苓、牛膝、山楂。治脱发。

28. 养血生发胶囊:制何首乌、当归、白芍、熟地、菟丝子、川芎、木瓜、羌活、天麻。治脱发。

29. 生发酊:补骨脂、闹羊花、生姜。外用,涂擦患处。治脱发。

二十一、扶正补虚类

1. 补中益气丸/片:黄芪、党参、白术、甘草、陈皮、柴胡、升麻、当归。补中益气,升阳举陷。治气虚下陷证。

2. 生脉颗粒/片/糖浆/饮:党参、麦冬、五味子。益气复脉,养阴生津。治气阴两伤。

3. 玉屏风颗粒:黄芪、白术、防风。益气固表止汗。治表虚自汗。

4. 屏风生脉胶囊:黄芪、白术、防风、人参、麦冬、五味子、附子。益气固表,敛阴止汗。治阳气不足,汗出伤津。

5. 复芪止汗颗粒:黄芪、党参、白术、麻黄根、牡蛎(煅)、五味子。益气固表止汗。治气虚自汗。

6. 参芪糖浆:党参、黄芪。治脾肺气虚。

7. 北芪五加片:黄芪干浸膏、刺五加浸膏。补气健脾兼能安神。治体倦乏力、食欲不振及夜寐不安。

8. 补肾益寿胶囊:红参、制何首乌、枸杞子、黄精、淫羊霍、珍珠、灵芝、丹参、甘草。补肾益气,抗老防衰。

9. 益气止血颗粒:党参、黄芪、白术、茯苓、白及、功劳叶、地黄、防风。治气不摄血之出血,兼固表御邪。

10. 生血丸:鹿茸、紫河车、山药、白术、白扁豆、黄柏、谷芽、桑枝。治血虚证,亦可用治放疗、化疗后白细胞减少及再生障碍性贫血。

11. 新血宝胶囊:鸡血藤、当归、黄芪、白术、大枣、陈皮、硫酸亚铁。治缺铁性贫血。

12. 升血灵颗粒:皂矾、黄芪、山楂、新阿胶、大枣。治缺铁性贫血。

13. 复方皂矾丸:皂矾、西洋参、海马、肉桂、大枣、核桃仁。治再生障碍性贫血,放疗化疗后血细胞减少。

14. 生白口服液:淫羊藿、补骨脂、鸡血藤、附子、黄芪、当归、枸杞子、麦冬、茜草、芦根、甘草。治化疗放疗后白细胞减少。

15. 叶绿素铜钠片:蚕砂提取物。治再生障碍性贫血,各种原因引起的白细胞减少,及肝功能不良。

16. 复方阿胶浆口服液/颗粒/胶囊:阿胶、党参、人参、山楂、熟地。治气血两虚。

17. 健脾补血颗粒/片:党参、白术、陈皮、茯苓、甘草、黑豆、神曲茶、皂矾。治脾虚血少型贫血。

18. 益血生胶囊:阿胶、龟甲胶、鹿角胶、鹿血、牛髓、紫河车、鹿茸、黄芪、党参、当归、白芍、熟地、白术、茯苓、制何首乌、大枣、山楂、麦芽、鸡内金、知母、大黄、花生衣。治贫血、血小板减少、再生障碍性贫血。

19. 养血饮口服液:当归、黄芪、鹿角胶、阿胶、大枣。治气血两虚。亦用于贫血和化疗放疗后血细胞减少。

20. 贞芪扶正颗粒/胶囊:黄芪、女贞子。有提高免疫和保护骨髓的功能。治疗虚损,及放疗化疗时的血细胞减少。

21. 八珍颗粒/胶囊/丸:党参、白术、茯苓、甘草、当归、白芍、熟地、川芎。治气血两虚。

22. 人参归脾丸:人参、黄芪、白术、茯苓、甘草、当归、龙眼肉、酸枣仁、远志、木香。气血双补,心脾同治。治心脾气血两虚。

23. 十全大补丸/片:人参、白术、茯苓、甘草、熟地、白芍、当归、川芎、黄芪、肉桂。温补气血。治气血不足。

24. 人参养荣丸：人参、白术、茯苓、甘草、熟地、白芍、当归、五味子、远志、陈皮、黄芪、肉桂。补气益血，养心安神。治气血不足，心神不安。

25. 驴胶补血颗粒：阿胶、黄芪、党参、熟地、白术、当归。治久病血虚气亏，及妇女血虚经少。

26. 活力苏口服液：黄芪、淫羊藿、制何首乌、枸杞子、黄精、丹参。益气补血，滋养肝肾。治气血不足，肝肾亏虚。

27. 活力源口服液：附片、黄芪、人参茎叶总皂苷、麦冬、五味子。益气养阴，强心补肾。治气阴两虚，心肾两亏。

28. 振源片/胶囊：人参果实提取物。抗疲劳，抗应激，抗衰老。治早衰、神经衰弱、过度疲劳、内分泌失调等。

29. 灵芝颗粒/胶囊/片：灵芝。宁心安神，止咳平喘。具有免疫调节、降血糖、降血脂、抗氧化、抗衰老及抗肿瘤作用，治神经衰弱、慢性支气管炎及辅助治疗肿瘤、冠心病、肝炎等。

30. 六味地黄丸：熟地、山茱萸、山药、丹皮、茯苓、泽泻。滋补肝肾。治肝肾阴虚。

31. 知柏地黄丸：知母、黄柏、熟地、山茱萸、山药、丹皮、茯苓、泽泻。滋阴降火。治阴虚火旺。

32. 杞菊地黄丸：枸杞子、菊花、熟地、山茱萸、山药、丹皮、茯苓、泽泻。治肝肾阴虚之目疾。

33. 大补阴丸：熟地、龟甲、黄柏、知母、猪脊髓。滋阴降火。治阴虚火旺证。

34. 左归丸：熟地、枸杞子、山茱萸、山药、怀牛膝、鹿角胶、龟甲胶、菟丝子。滋补肝肾，填精益髓。治真阴不足，精髓亏虚之证。

35. 五子衍宗丸/片：菟丝子、五味子、枸杞子、覆盆子、车前子。滋肾助阳，固精止遗。治遗精早泄，阳痿不举，精冷不育。

36. 人参固本丸：人参、生地、熟地、山茱萸、山药、茯苓、丹皮、泽泻、天冬、麦冬。治肺肾阴虚气亏之虚劳咳嗽。

37. 古汉养生精口服液/颗粒/片：人参、黄芪、黄精、枸杞子、女贞子、菟丝子、淫羊藿、白芍、金樱子、炒麦芽、甘草。滋肾健脾，补脑安神。治脾肾不足，气虚精亏。亦用于治脑动脉硬化、冠心病、前列腺增生、更年期综合征、病后虚弱见脾肾不足者。

38. 锁精丸:生地、山茱萸、山药、茯神、丹皮、泽泻、人参、黄芪、肉桂、柏子仁、酸枣仁、远志、煅龙骨、煅牡蛎、五味子。肾阴不足,心气虚弱所致之遗精早泄,心悸失眠。

39. 金锁固精丸:沙苑子、芡实、莲须、煅龙骨、煅牡蛎、莲子。治肾虚不固,遗精滑泄。

40. 益肾灵颗粒:淫羊藿、补骨脂、金樱子、覆盆子、韭菜子、沙苑子、五味子、附子、芡实、枸杞子、女贞子、桑椹子、车前子。治肾虚阳痿、早泄、遗精、少精、死精。

41. 桂附地黄丸:肉桂、附子、熟地、山茱萸、山药、丹皮、茯苓、泽泻。温补肾阳。治肾阳虚。

42. 济生肾气丸:熟地、山茱萸、山药、丹皮、茯苓、泽泻、肉桂、附子、牛膝、车前子。温补肾阳,利水消肿。治阳虚水肿。

43. 右归丸:熟地、枸杞子、山茱萸、山药、菟丝子、鹿角胶、当归、杜仲炭、肉桂、附子。温补肾阳,填充精血。治肾阳不足,命门火衰。

44. 强阳保肾丸:淫羊藿、补骨脂、肉苁蓉、沙苑子、韭菜子、胡芦巴、小茴香、阳起石、五味子、芡实、肉桂、茯苓、覆盆子、蛇床子、远志。主治阳痿。

45. 益肾兴阳胶囊:鹿茸、驴肾、狗肾、淫羊藿、菟丝子、肉苁蓉、蚕蛾、人参、黄芪。主治阳痿。

46. 男宝胶囊:驴肾、狗肾、鹿茸、海马、淫羊藿、仙茅、附子、肉桂、肉苁蓉、补骨脂、巴戟天、胡芦巴、锁阳、杜仲、续断、覆盆子、枸杞子、菟丝子、当归、熟地、阿胶、牛膝、山茱萸、黄芪、人参、白术、茯苓、甘草、丹皮、玄参、麦冬。治肾阳不足、肾精亦亏之阳痿、遗精。

二十二、妇科用药类

1. 乌鸡白凤丸/片:人参、黄芪、山药、当归、白芍、熟地、川芎、乌鸡、鹿角胶、生地、天冬、鳖甲、银柴胡、丹参、鹿角霜、桑螵蛸、煅牡蛎、芡实、香附、甘草。补气养血,固摄冲任。治气血两虚所致月经先期、崩漏带下,常用于功能性子宫出血。

2. 血安胶囊:棕榈干燥成熟果实的提取物。收敛止血。治月经先期,经血过多。

3. 安坤颗粒:丹皮、栀子、当归、白术、白芍、茯苓、女贞子、旱莲草、益母草。滋阴清热,养血调经。治阴虚血瘀化热而致的月经先期或月经不调,常用于节育放环术后引起的出血。

4. 宫血宁胶囊:重楼提取物。凉血止血。治月经过多,用于产后宫缩不良出血,及子宫功能性出血。

5. 断血流片/颗粒:断血流。凉血止血。治血热型月经过多或崩漏。

6. 妇科止血灵:杜仲、续断、槲寄生、山药、白芍、熟地、五味子、蒲黄、地榆、海螵蛸、牡蛎。补肾敛阴、固冲止血。治功能性子宫出血。

7. 止血灵胶囊:扶芳藤、蒲公英、黄芪、地榆。凉血止血。治血热型崩漏,常用于子宫肌瘤,及节育放环术后子宫出血。

8. 固经丸:黄柏、黄芩、椿根皮、香附、白芍、龟甲。滋阴清热,固经止带。治阴虚血热型崩漏。

9. 春血安胶囊:熟地、附子、肉桂、三七、五味子、茯苓、山药、牛膝、丹皮、柴胡、泽泻、黄连、车前子。补肾固冲,调经止血。治肝肾不足,冲任不固之月经过多。

10. 益妇止血丸:黄芪、党参、白术、制何首乌、白芍、牡蛎、地榆、茜草、益母草。益气健脾,固冲止血。治脾气虚损,冲任不固之月经过多。

11. 阿归养血颗粒/糖浆:阿胶、当归、白芍、熟地、川芎、党参、黄芪、茯苓、甘草。益气补血。治气血亏虚之月经不调。

12. 四制香附丸:香附、泽兰、当归、白芍、熟地、川芎、白术、陈皮、甘草。治血虚气滞之月经后期或行经不畅。

13. 妇女痛经丸:五灵脂、丹参、蒲黄炭、延胡索。活血化瘀,调经止痛。治气血瘀滞的痛经及经闭。

14. 痛经宝颗粒:当归、丹参、红花、肉桂、三棱、莪术、五灵脂、延胡索、木香。理气活血,温经止痛。治血瘀气滞之痛经。

15. 田七痛经胶囊：三七、五灵脂、蒲黄、延胡索、川芎、木香、小茴、冰片。行气活血，调经止痛。治气滞血瘀之痛经。

16. 痛经口服液：当归、川芎、白芍、香附、乌药。行气活血，调经止痛。治气滞血瘀之痛经。

17. 妇康宁片：当归、白芍、麦冬、党参、益母草、香附、三七、艾叶。养血益气，活血行气，调经止痛。治气血两亏之月经后期及经行腹痛。

18. 活血丸：当归、红花、大黄、猪牙皂、牵牛子。活血通经。治血瘀经闭，或经行腹痛。

19. 桂枝茯苓丸/胶囊：桂枝、茯苓、赤芍、丹皮、桃仁。活血化瘀，缓消癥块。治宿有徽块，或血瘀闭经，或行经腹痛。

20. 妇科通经丸：三棱、莪术、红花、干漆、硇砂、穿山甲、鳖甲、沉香、香附、木香、郁金、艾叶、巴豆、大黄、黄芩。破瘀通经，活血止痛。治血瘀气滞之闭经。

21. 少腹逐瘀颗粒/丸：当归、赤芍、川芎、五灵脂、延胡索、蒲黄、没药、肉桂、炮姜、小茴香。活血祛瘀，温经止痛。治血瘀有寒引起的月经不调及痛经。

22. 乌金丸/片：三棱、莪术、延胡索、益母草、蒲黄、小茴香、吴茱萸、补骨脂、艾叶炭、香附、木香、当归、白芍、川芎、熟地、百草霜。化瘀通经，散寒止痛。治气血瘀阻，寒邪凝滞之痛经或闭经。

23. 更年安片/胶囊：生地、熟地、制何首乌、首乌藤、茯苓、泽泻、丹皮、五味子、浮小麦、磁石、珍珠母、钩藤、仙茅、玄参、麦冬。治更年期综合征。症见潮热汗出，失眠多梦，烦躁不安，血压不稳。

24. 坤宝丸：何首乌、生地、枸杞子、女贞子、旱莲草、南沙参、麦冬、石槲、龟甲、覆盆子、菟丝子、黄芩、知母、地骨皮、白薇、当归、白芍、赤芍、鸡血藤、酸枣仁、珍珠母、桑叶、菊花。治更年期综合征表现阴虚阳亢者。

25. 更年宁：柴胡、香附、薄荷、当归、白芍、人参、党参、白术、茯苓、丹参、川芎、王不留行、郁金、丹皮、玄参、旱莲草、女贞子、黄芩、半夏、干姜、陈皮、石菖蒲。疏肝柔肝，活血调经，益气健脾,养血安神。治肝郁气血两虚型更年期综合征。

26. 龙凤宝胶囊:淫羊藿、肉苁蓉、白附片、党参、黄芪、丹皮、玉竹、山楂、冰片。治阳气不足之更年期综合征。

27. 治带片:苍术、金樱子、苦参、墓头回、知母。治湿热下注之带下。

28. 妇炎净胶囊:玄参、地胆草、两面针、当归、鸡血藤。以清热燥湿止带为主,兼养血调经止痛。治湿热蕴结所致的附件炎、盆腔炎、子宫内膜炎及月经不调、痛经。

29. 白带丸:椿皮、黄柏、香附、白芍、当归。治湿热下注之带下。

30. 妇科千金片:千斤拔、单面针、金樱根、穿心莲、功劳木、党参、鸡血藤、当归。治湿热下注、气血不足之带下。

31. 除湿白带丸:党参、山药、白术、苍术、陈皮、黄柏、车前子、当归、白芍、海螵蛸、白果仁、芡实、牡蛎、茜草、柴胡、荆芥。治脾虚湿盛之带下。

32. 妇科白带膏/片:白术、苍术、党参、山药、陈皮、甘草、荆芥、车前子、柴胡、白芍。治脾虚湿盛之带下。

33. 金鸡颗粒/片/胶囊:鸡血藤、千斤拔、金樱根、两面针、穿心莲、十大功劳。清热解毒、健脾除湿,通络活血。治湿热下注引起的附件炎、子宫内膜炎、盆腔炎。

34. 金刚藤糖浆:金刚藤。清热解毒,消肿散结。治附件炎、附件炎性包块及妇科多种炎症。

35. 妇炎康片:赤芍、三棱、莪术、延胡索、当地、丹参、土茯苓、黄柏、苦参、芡实、山药、川楝子、香附。活血化瘀,清热解毒,消炎止痛。治附件炎、盆腔炎、阴道炎、膀胱炎属瘀热者。

36. 妇乐颗粒:忍冬藤、蒲公英、大血藤、大青叶、丹皮、赤芍、延胡索、大黄、川楝子、甘草。治热毒炽盛之急性盆腔炎、急性附件炎、急性子宫颈炎。

37. 妇宝颗粒:杜仲、续断、生地、白芍、麦冬、侧柏叶、莲房炭、红藤、忍冬藤、延胡索、川楝子、甘草。益肾和血,理气止痛。治慢性盆腔炎、附件炎引起的小腹胀痛,腰痛,带下,经漏。

38. 妇炎康复片/颗粒:败酱草、黄芩、薏苡仁、柴胡、川楝子、赤芍、陈皮。清热利湿,化瘀止痛。治湿热瘀阻所致慢性盆腔炎及带下。

39. 孕康口服液:黄芪、党参、山药、白术、茯苓、阿胶、地黄、当归、白芍、桑寄生、杜仲、菟丝子、狗脊、山茱萸、枸杞子、益智仁、续断、补骨脂、苎麻根、艾叶、乌梅、黄芩、砂仁。健脾补肾,养血安胎。治胎动不安及胎漏。

40. 妇康宝口服液:当归、熟地、白芍、川芎、阿胶、当归、甘草。补血调经,止血安胎。治血虚崩漏,妊娠胎漏。

41. 产复康颗粒:人参、黄芪、白术、当归、何首乌、熟地、黑木耳、益母草、桃仁、蒲黄、香附、昆布。补气养血,祛瘀生新。治产后出血过多,身体虚弱。

42. 生化丸:当归、川芎、桃仁、炮姜、甘草。治产后瘀血内停。症见恶露不行,小腹冷痛。

43. 新生化颗粒:当归、川芎、桃仁、炮姜、甘草、益母草、红花。治产后瘀血内停。症见恶露不行,小腹冷痛。

44. 生乳片:党参、山药、熟地、猪鞭、冬瓜子、白芷、穿山甲、路路通、王不留行、漏芦、丝瓜络、关木通。治产后乳少、乳汁不通。

45. 乳泉颗粒:王不留行、穿山甲、天花粉、当归、漏芦、甘草。治产后血脉不利之乳少。

46. 通乳颗粒:黄芪、熟地、党参、鹿角霜、当归、白芍、川芎、穿山甲、王不留行、瞿麦、通草、路路通、漏芦、柴胡、天花粉。治产后乳少、乳汁不通。

第二十七章 中药备查

词条的编排按药名首字的笔画(由少至多)及笔形(一丨丿丶フ)顺序排列。词条的内容,按以下格式排列:

药名 •药用部位 •性味 •归经 •常用量 •功效——主治

二画

二丑(见牵牛子)

十大功劳叶(功劳叶):•叶 •苦,寒 •肝、肾、肺、胃、大肠 •10~20g;外用适量

•1. 清热燥湿——泻痢,黄疸,疮疖,湿疹,目赤肿痛。

2. 凉血退蒸——骨蒸潮热,肺结核咳嗽,咳血吐血。

丁香(即公丁香,成熟果实名母丁香,效同公丁香而力较弱):•花蕾 •辛,温 •脾、胃、肾 •2~5g

•1. 降气止呃——呃逆,呕吐。

2. 温中止痛——脘腹冷痛。

3. 温肾助阳——阳痿,腰膝酸冷。

丁公藤:•藤茎 •辛,温,小毒 •肝、脾、胃 •3~6g

•1. 祛风除湿,舒筋活络——风湿痹痛,四肢麻木。

2. 消肿止痛——跌打损伤。

七叶一枝花(见蚤休)

八月札:•果实 •苦,平 •肝、胃 •6~12g

•1. 疏肝理气——肝郁气滞所致的胁痛,肝胃气痛及疝气痛。

2. 散结——瘰疬,近用治乳腺癌及消化道癌肿。

八角茴香:•果实 •辛甘,温 •肝、肾、脾 •3~8g

•1. 散寒,暖肝,温肾,止痛——寒疝腹痛,睾丸偏坠,肾虚

腰痛。

2. 理气开胃——脘腹冷痛,呕吐食少。

人参:• 根 • 甘、微苦,微温 • 脾、肺 • 5～10g,宜文火另煎

• 1. 大补元气——气虚欲脱。

2. 补脾益肺——脾肺气虚。

3. 益气生津——热病气津两伤。

4. 安神益智——气虚血亏所致之心神不安。

儿茶(见孩儿茶)

九节茶(见肿节风)

九香虫:• 全虫 • 咸,温 • 脾、肝、肾 • 3～5g

• 1. 行气止痛——肝胃气痛,脘腹冷痛。

2. 温肾助阳——肾阳虚。

刀豆:• 种子 • 甘,温 • 胃、肾 • 10～15g

• 降气止呃——虚寒呃逆及呕吐。

三画

三七:• 根 • 甘、微苦,温 • 肝、胃 • 研粉服 1～1.5g/次,3～6g/日

• 1. 化瘀止血——各部位出血。

2. 活血止痛——跌打损伤,瘀血性疼痛。

三棱:• 块茎 • 苦,平 • 肝、脾 • 3～10g

• 1. 破血祛瘀——经闭腹痛。

2. 行气止痛——癥瘕结块。

三棵针:• 全株或根皮、茎皮 • 苦,寒 • 肝、胃、大肠 • 10～15g

• 1. 清热燥湿——湿热痢,黄疸,湿疹。

2. 泻火解毒——痈肿疮毒,咽喉肿痛,目赤肿痛。

干姜:• 根茎 • 辛,温 • 脾、胃、心、肺 • 3～10g

• 1. 温中散寒——脾胃寒证。

2. 温肺化饮——寒饮咳喘。

3. 助附子回阳。

干漆：● 树脂的干燥品 ● 辛、苦，温，小毒 ● 肝、胃 ● 入丸、散用，每次服 0.06～0.1g

● 1. 破血祛瘀通经——血瘀经闭，癥瘕结块。

2. 杀虫——虫积腹痛。

土荆皮（土槿皮）：● 根皮或近根树皮 ● 辛，温，有毒 ● 肺、脾 ● 只供外用

● 1. 治癣——体癣、手足癣、头癣等多种癣病。

2. 止痒——湿疹，皮炎，皮肤瘙痒。

土茯苓：● 块茎 ● 甘、淡，平 ● 肝、胃 ● 15～60g

● 1. 清热解毒——热毒痈疖。

2. 清热祛湿——湿疹，热淋。

土贝母（假贝母）

● 块茎 ● 苦，微寒 ● 肝、心、胃 ● 10～30g

● 散结毒，消痈肿——乳痈，瘰疬痰核，疮疡肿毒。

土鳖虫（见䗪虫）

大豆黄卷：● 大豆加工品 ● 甘、淡，平 ● 脾、胃 ● 10～15g

● 解表祛暑，清利湿热——暑湿，湿温初起。

大枣：● 果实 ● 甘，温 ● 脾胃 ● 3～12g 枚，或 10～30g

● 1. 补中益气——中气不足。

2. 养血安神——血虚萎黄，妇女脏躁。

3. 缓和药性——与峻烈药同用以缓和药性。

大黄：● 根和根茎 ● 苦，寒 ● 脾、胃、大肠、肝、心 ● 3～12g

● 1. 泻下攻积——肠道积滞，大便秘结。

2. 清热泻火——火邪上攻所致的目赤，咽痛，牙龈肿痛、吐血、衄血。

3. 清热解毒——热毒疮疡，烧伤。

4. 活血化瘀——积聚，瘀血经闭，跌打损伤。

5. 清泄湿热——黄疸，痢疾，热淋。

大戟：● 根 ● 苦、辛，寒 ● 脾、肾、大肠 ● 1.5～3g，散剂 1g/次

● 1. 泻下逐水——水肿，腹水，胸水。

2. 清热散结——痈肿疮毒,瘰疬痰核。

大蒜:•鳞茎　•辛,温　•脾、胃、肺、大肠　•内服3～5枚

•1. 解毒——痈疖疮肿(外用)。

2. 止痢——腹泻,痢疾。

3. 杀虫——钩虫病,蛲虫病。

大蓟:•地上部分及根　•甘、苦,凉　•心、肝　•10～15g

•1. 凉血止血——血热妄行所致之出血。

2. 散瘀消痈——疮疡肿痛。

大青叶:•叶　•苦,大寒　•心、肺、胃　•10～15g

•1. 清热解毒——疮疡肿痛,丹毒,咽喉肿痛,口舌生疮。

2. 凉血消斑——温热病热入血分。

大茴香(见八角茴香)

大血藤(见红藤)

大腹皮:•槟榔的果皮　•辛,微温　•脾、胃、大肠、小肠　•3～10g

•1. 下气宽中——腹胀。

2. 利水消肿——水肿。

山药:•块根　•甘,平　•脾、肺、肾　•10～30g

•1. 补益脾肺,益气养阴——脾虚泄泻,肺虚久咳。

2. 补肾固涩——肾虚之遗精,尿频、带下。

山楂:•果实　•酸、甘,微温　•脾、胃、肝　•10～30g

•1. 消食化积——食滞不化,脘腹胀痛或泄泻。

2. 活血散瘀——产后瘀阻腹痛或恶露不尽,疝气。

山豆根:•根及根茎　•苦,寒　•心、肺、大肠　•6～10g

•清热解毒利咽——咽喉肿痛,痈肿,癌肿。

山茱萸(枣皮):•果实　•酸,微温　•肝、肾　•5～10g

•1. 补益肝肾(既补阴,又助阳)——头目眩晕,腰膝酸软,阳痿。

2. 收敛固涩——滑精,遗尿,虚汗,崩漏。

山慈菇:•假球茎　•辛,寒,小毒　•肝、胃　•内服3～6g,外用适量

•清热解毒,消痈散结——痈疽发背,疔肿恶疮,瘰疬结核。

山羊角:•角 •咸,寒 •肝 •10~15g,煎服

•平降肝阳,清热镇惊——肝阳上亢,惊风抽搐。

千年健:•根茎 •苦、辛,温 •肝、肾 •5~10g

•祛风湿,健筋骨——风湿痹痛,腰膝冷痛,拘挛麻木。

千金子(续随子):•种子 •辛,温,有毒 •肝、肾、大肠 •1~2g,制霜入丸散用

•1. 泻下逐水——腹水、水肿。

2. 破血消癥——积聚,瘀滞经闭。

3. 杀虫,攻毒——顽癣,毒蛇咬伤,痈肿。

千里光:•地上部分 •苦,寒,小毒 •肺、大肠 •10~30g

•1. 清肝明目——目赤肿痛。

2. 清热解毒——疮疡肿痛,湿疹,泻痢,肠痈。

川贝母:•地下鳞茎 •苦、甘,微寒 •肺、心 •煎服 3~10g;研末服 1~1.5/次

•1. 清泄肺热,润养肺燥——燥热痰嗽,肺虚久咳。

2. 清热散结,力逊于浙贝母。

川乌(见乌头)

川芎:•根茎 •辛,温 •肝、胆、心包 •3~10g

•1. 活血行气——经闭、痛经、产后瘀阻腹痛,胸胁痛,跌打损伤。

2. 祛风止痛——头痛,风湿痹痛。

川楝子:•果实 •苦,寒,小毒 •肝、胃、小肠、膀胱 •3~10g

•1. 行气止痛——肝气郁结或肝胃不和证,疝气疼痛。

2. 杀虫疗癣——虫积腹痛,头癣(外用)。

女贞子:•果实 •甘、苦,凉 •肝、肾 •10~15g

•1. 补益肝肾——肝肾阴虚。

2. 清肝明目——阴虚所致之视力减退。

小麦:•种子 •甘,凉 •心 •30~60g

•养心除烦——妇女脏躁。

小蓟：● 全草及地下茎　● 甘，凉　● 心、肝　● 10 ~ 15g，鲜品可用 30 ~ 60g

● 1. 凉血止血——血热妄行所致之出血。

2. 解毒消痈——热毒疮痈。

小茴香：● 果实　● 辛，温　● 肝、肾、脾、胃　● 3 ~ 8g

● 1. 祛寒止痛，暖肝温肾——寒疝腹痛，睾丸偏坠，肾虚腰痛。

2. 理气和胃——脘腹胀痛，胃寒呕吐食少。

马勃：● 子实体　● 辛，平　● 肺　● 3 ~ 6g 包煎；外用适量

● 1. 清热解毒，利咽——咽喉肿痛，咳嗽失音。

2. 收敛止血——外伤出血（外用），血热吐血及衄血。

马齿苋：● 全草　● 酸，寒　● 大肠、肝　● 30 ~ 60g，鲜品加倍

● 1. 清热解毒凉血——湿热泻痢，热毒痈疖，赤白带下。

2. 止血通淋——崩漏，血淋，热淋。

马前子（番木鳖）：● 种子　● 苦，寒，大毒　● 肝、脾　● 0.3 ~ 1g，作丸散服

● 1. 消肿止痛——疮疡肿痛，跌仆伤痛。

2. 通络散结——风湿痹痛，拘挛麻木。

马兜铃：● 果实　● 苦、微辛、寒　● 肺、大肠　● 3 ~ 10g

● 1. 清肺化痰，止咳平喘——热咳痰多，肺虚久咳。

2. 清泄大肠——痔疮肿痛或出血。

马鞭草：● 地上部分　● 苦，微寒　● 肝、脾　● 15 ~ 30g

● 1. 活血祛瘀——血瘀经闭，痛经，积聚，风湿痹痛，跌仆伤痛。

2. 清热解毒——热毒疮痈，牙龈肿痛，咽喉肿痛，湿热下痢。

3. 利水消肿——热淋，水肿，腹水。

马尾连：● 根茎及根　● 苦，寒　● 心、肺、肝、胆、大肠　● 6 ~ 12g

● 1. 清热燥湿——湿热痢，黄疸。

2. 泻火解毒——痈肿疮毒,肺热咳嗽,目赤肿痛。

四画

王不留行:•种子 •苦,平 •肝、胃 •6~10g

•1. 活血通经——痛经,经闭。

2. 下乳——乳汁不通,乳痈。

天冬(天门冬):•块根 •甘、苦,大寒 •肺、肾 •6~15g

•1. 清肺降火——燥热咳嗽,虚劳咳嗽,咽喉肿痛。

2. 滋阴润燥——热病伤阴,内热消渴,肠燥便秘。

天葵子(见紫背天葵子)

天花粉:•根 •苦、微甘、寒 •肺、胃 •10~15g

•1. 清热生津——热邪伤津,肺热燥咳。

2. 消肿排脓——痈肿疮疡。

天竺黄:•杆内块状物 •甘,寒 •心、肝、胆 •煎服3~6g;研末吞服0.6~1g

•清热化痰,清心定悸——痰热惊搐,中风痰壅,小儿急惊风等。

天南星:•块茎 •苦、辛,温,有毒 •肺、肝、脾 •制南星5~10g;生南星多入丸散用,0.3~1g/次

•1. 燥湿化痰——湿痰壅滞或痰热咳嗽。

2. 祛风止痉——风痰眩晕,中风痰壅,破伤风,癫痫。

3. 散结止痛——痈疽痰核。

天麻:•块茎 •甘,平 •肝 •煎服3~10g;研末吞服1~1.5g

•1. 平肝潜阳——肝阳上亢所致之眩晕头痛。

2. 熄风止痉——肝风内动,惊痫抽搐。

天仙藤:•马兜铃地上部分 •苦,温 •肝、脾 •5~10g

•1. 理气——胃脘痛,疝气痛,产后腹痛。

2. 祛湿——妊娠水肿。

3. 活血止痛——风湿痹痛,癥瘕积聚。

木瓜:•果实 •酸,温 •肝、脾 •6~12g

•1. 舒筋活络——风湿痹病,筋脉拘挛,脚气肿痛。

2. 化湿和胃——吐泻转筋。

木香：•根 •辛、苦，温 •脾、胃、大肠、胆 •3～10g

•行气止痛——肠胃气滞，积滞，泻痢。

木贼：•地上部分 •甘、苦，平 •肺、肝、胆 •3～10g

•1. 疏散风热，明目退翳——外感风热所致之目赤多泪。

2. 止血——便血，痔疮出血。

木蝴蝶：•成熟种子 •苦、甘，凉 •肺、肝、胃 •1.5～3g

•1. 清肺利咽——喉痹声哑，肺热咳嗽。

2. 疏肝和胃——肝胃气痛。

木鳖子(土木鳖)：•成熟种子 •苦、微甘，温，有毒 •肝、脾、胃 •入丸散内服，0.9～1.2g

•1. 攻毒疗疮——疮疡肿痛，瘰疬，乳痈，痔疮肿痛(外用)。

2. 消肿散结——痹痛，瘫痪，筋脉拘挛。

木馒头(辟荔果)：•花序托及果实 •甘、涩，平 •肾、胃、大肠 •10～15g

•1. 补肾固精——阳痿遗精。

2. 通乳——乳汁不能。

3. 止血——肠风便血，痔血。

木通：•藤茎 •苦，寒 •心、小肠、膀胱 •3～6g

•1. 清热利水通淋——小便短赤，淋漓涩痛。

2. 清泻心火——心火上炎。

3. 通乳——乳汁稀少。

4. 利痹——湿热痹痛。

(有关木通与川木通之分；现代研究表明关木通有致肾衰和肾肿瘤的毒性作用。)

五加皮(南五加皮)：•根皮 •辛、苦，温 •肝、肾 •5～10g

•1. 祛风湿，强筋骨——风湿痹痛，腰膝软弱。

2. 利水——水肿，小便不利。

五灵脂：•鼯鼠的粪便 •苦、甘，温 •肝 •3～10g，包煎

•1. 活血止痛——痛经,经闭,产后瘀痛,胸腹痛。

2. 化瘀止血——瘀滞出血。

五味子:•果实 •酸,温 •肺、肾、心 •煎服2~6g;研末服1~3g/次

•1. 敛肺滋肾——虚喘久咳。

2. 生津敛汗——津伤口渴,自汗盗汗。

3. 涩精止泻——遗精滑精,久泻不止。

4. 宁心安神——心悸失眠多梦。

五倍子:•虫瘿 •酸、涩,寒 •肺、大肠、肾 •入丸散剂用1.5~6g

•1. 敛肺降火——肺虚久咳。

2. 涩肠——久泻久痢,脱肛。

3. 固精——遗精滑精。

4. 敛汗——自汗盗汗。

5. 止血——崩漏下血。

太子参:•块根 •甘、微苦,平 •脾、肺 •10~30g

•补气生津——气阴不足,肺虚咳嗽。

瓦楞子:•贝壳 •咸,平 •肺、胃、肝 •10~30g,久煎

•1. 消痰化瘀,软坚散结——瘰疬,瘿瘤,癥积痞块,顽痰久咳。

2. 煅用制酸止痛——胃痛吐酸。

车前子:•种子 •甘,寒 •肾、肝、肺 •5~10g,包煎

•1. 利水,清湿热——水肿,淋病。

2. 渗湿止泻——湿胜泄泻。

3. 清肝明目——目赤肿痛。

4. 清肺化痰——肺热咳嗽。

车前草:•全草 •甘,寒 •肾、肝、肺 •10~15g,鲜品加倍

•1. 同车前子。

2. 清热解毒——疮疡肿痛。

贝母(见川贝母、浙贝母)

牛黄:•胆囊结石 •苦,凉 •肝、心 •入丸散用

0. 2 ~ 0. 5g

• 1. 清热解毒——咽喉肿痛，口舌生疮，痈疽疔毒。

2. 熄风止痉——温病热入心包，小儿惊风。

3. 豁痰开窍——中风昏迷。

牛膝：• 根 • 苦、酸，平 • 肝、肾 • 6 ~ 15g

• 1. 活血祛瘀——痛经，经闭，产后腹痛，跌打损伤。

2. 补肝肾强筋骨——腰膝酸痛无力。

3. 利水通淋——小便淋痛，尿血。

4. 导热下降，引血下行——上部火热证及出血证。

（补肝肾强筋骨，多用怀牛膝；活血祛瘀，利尿通淋，引血下行，多用川牛膝。）

牛蒡子：• 种子 • 辛、苦，寒 • 肺、胃 • 3 ~ 10g

• 1. 疏风清热——外感风热，咽喉肿痛。

2. 解毒透疹——麻疹初期，风热痒疹。

3. 利咽散肿——热毒疮肿，痄腮。

毛茛：• 全草及根，鲜用 • 辛，温，有毒 • 仅外用发泡，不能内服

• 治黄疸，哮喘，偏头痛，牙痛，风湿痹痛等。

毛冬青：• 根或枝叶 • 苦，微寒 • 心、肝、肺 • 30 ~ 60g

• 1. 活血通脉——缺血性心、脑及周围血管病。

2. 清热解毒——咽喉肿痛，肺热咳嗽。

升药：• 水银、火硝、白矾升华制成 • 辛，热，大毒 • 肺、脾 • 外用适量，不能内服

• 拔毒、去腐——疮疡溃后，脓出不畅或腐肉不去。

升麻：• 根茎 • 辛、甘，微寒 • 肺、脾、大肠、胃 • 3 ~ 10g

• 1. 发表透疹——外感风热所致头痛，麻疹透发不畅。

2. 清热解毒——咽喉肿痛，牙龈肿痛，热毒疮疡等。

3. 升阳举陷——气虚下陷。

化橘红：• 果皮 • 苦、辛，温 • 脾、肺 • 3 ~ 10g

• 1. 理气宽中——脘腹胀满，食积。

2. 燥温化痰——咳嗽痰多。

公丁香（见丁香）

月季花：•花蕾或初开的花 •甘，温 •肝 •3～6g

•1. 活血调经——肝郁所致之经行不畅，痛经，闭经。

2. 消肿散结——瘰疬。

丹参：•根及根茎 •苦，微寒 •心、心包、肝 •5～15g

•1. 活血祛瘀——血瘀经闭，心腹疼痛，癥瘕积聚，跌打损伤。

2. 凉血散瘀——疮痈肿痛。

3. 养血安神——心悸，失眠。

凤仙花：•花 •甘，温 •肝 •3～6g

•1. 活血散瘀——经闭，痛经，产后瘀滞腹痛，跌仆损伤。

2. 祛风胜湿——风温痹痛。

凤凰衣：•鸡孵出后留下的蛋壳内膜 •甘，平 •肺 •煎服2～5g；研末服1.5～3g

•润肺止咳——肺虚久咳，久咳失音。

新鲜品，外贴疮面，治口疮及溃疡。

丹皮（牡丹皮）：•根皮 •苦、辛，微寒 •心、肝、肾 •6～12g

•1. 清热凉血——血热发斑，吐衄。

2. 活血散瘀——血瘀经闭，痛经，积块，跌仆损伤。

3. 兼能清退虚热及消痈肿。

乌头：•块根 •辛、苦，热，大毒 •心、肝、脾 •1.5～4.5g

•1. 散寒止痛，祛风湿——寒湿痹痛，心腹冷痛，头风痛，跌打损伤痛。

2. 消肿溃坚，祛腐——阴疽（外用）。

（乌头分川乌与草乌两种，效用相同，惟草乌毒性更强。）

乌药：•根 •辛，温 •肺、脾、肾、膀胱 •3～10g

•1. 行气止痛——寒凝气滞。

2. 温肾散寒——肾阳虚所致之小便频数及遗尿。

乌梅：•果实 •酸，平 •肝、脾、肺、大肠 •3～10g，可大至30g

•1. 敛肺——肺虚久咳。

2. 涩肠——久泻久痢。

3. 生津——虚热口渴。

4. 安蛔——蛔厥腹痛。

乌贼骨(海螵蛸):•内贝壳 •咸、涩,微温 •肝、肾 •6～12g,研末服1.5～3g/次

•1. 收敛止血——肺胃出血,崩漏等。

2. 固精止带——遗精,带下。

3. 制酸止痛——胃痛吐酸。

4. 收湿敛疮——湿疹湿疮,溃疡多脓。

乌梢蛇:•去内脏的蛇体 •甘,平,无毒 •肝 •煎服5～10g;研末服2～3g/次

•1. 祛风通络——风湿痹痛,麻木不遂,皮肤瘙痒。

2. 定惊止痉——破伤风,惊风抽搐。

(功效与白花蛇相近,而药力较弱。)

火麻仁:•种仁 •甘,平 •脾、大肠 •10～30g

•润肠通便——肠燥便秘。

巴豆:•种子 •辛,热,大毒 •胃、大肠、肺 •多制成巴豆霜入丸散用,0.1g/次

•1. 泻下寒积——寒邪食积阻结肠道。

2. 逐水退肿——大腹水肿。

3. 祛痰利咽——痰涎壅塞气道。

巴戟天:•根 •辛、甘,微温 •肾 •10～15g

•1. 补肾助阳——阳痿,宫冷不孕。

2. 祛风除湿——风寒湿痹。

水蛭:•虫体 •咸、苦,平,小毒 •肝 •3～6g;焙干研末服0.3～0.5g/次

•破血逐瘀——经闭,积块,跌打损伤。

水牛角:•角 •咸寒 •肝 •煎服30～60g;锉末服1～3g

•清热凉血、解毒——壮热神昏,血热出血,斑疹。

水红花子:•果实 •咸,微寒 •肝、胃 •10～30g

•1. 祛瘀消癥——癥瘕结块。

2. 消积止痛——食积停滞，脘腹胀痛。

五画

玉竹：•根茎　•甘，平　•肺、胃　•10～15g

•1. 滋阴润肺——燥咳，劳嗽。

2. 生津养胃——胃阴虚，消渴。

艾叶：•叶　•苦、辛，温　•肝、脾、肾　•3～10g

•1. 温经止血——虚寒性出血，尤其崩漏。

2. 散寒止痛——下焦虚寒，腹中冷痛，宫冷不孕。

3. 除湿止痒（外用）——皮肤湿疹瘙痒。

甘松：•根茎及根　•辛、甘，温　•脾、胃　•3～6g

•行气止痛，开郁醒脾——胸腹闷胀，纳呆。

甘草：•根及根茎　•甘，平　•心、肺、脾、胃　•3～10g

•1. 补脾益气——脾胃虚弱。

2. 润肺止咳——诸咳喘症。

3. 缓急止痛——脘腹或四肢挛急作痛。

4. 清热解毒——疮疡肿痛，咽喉肿痛，药物中毒。

（补中缓急宜炙用，清热解毒宜生用。）

甘遂：•块根　•苦、甘，寒，有毒　•肺、肾、大肠　•有效成分不溶于水，宜入丸散，每次0.5～1g

•1. 泻下逐水——水肿，腹水，胸水。

2. 逐痰——风痰，癫痫。

石胡荽（鹅不食草）：•全草　•辛，温　•肺、肝　•3～10g

•1. 祛风通鼻窍——风寒表证，鼻塞流涕。

2. 祛痰止咳——咳嗽痰多，百日咳。

3. 解毒消肿——疮疡肿痛，跌打损伤，蛇咬伤。

石楠叶：•叶　•辛、苦，平，小毒　•肝、肾　•10～15g

•1. 祛风湿，通经络——风湿痹痛，头风头痛，风疹瘙痒。

2. 兼能补肾——风湿日久兼有肾虚、腰痛、腿软。

石韦：•叶　•苦、甘，微寒　•肺、膀胱　•5～10g

•1. 利水通淋——淋病、水肿。

2. 化痰止咳——肺热咳嗽。

3. 止血——崩漏,吐血,衄血。

石上柏:• 全草 • 甘、辛,平 • 肺、肝 • 15 ~ 30g,鲜品可至 60g

• 1. 清热解毒——肺热咳嗽,咽喉肿痛,疮疖肿毒,湿热黄疸。

2. 活血祛瘀,抗肿瘤——绒癌、肺癌、鼻咽癌及消化道癌等。

石见穿(紫参):• 全草 • 苦、辛,平 • 肝 • 10 ~ 15g,可大至 30g

• 活血止痛——筋骨痛,痈肿,癌症。

石榴皮:• 果皮 • 酸、涩,温 • 胃、大肠 • 3 ~ 10g

• 1. 涩肠止泻——久泻久痢,脱肛。

2. 杀虫——蛔虫病,绦虫病。

石菖蒲:• 根茎 • 辛,温 • 心、胃 • 5 ~ 10g,鲜品加倍

• 1. 化痰浊,开窍——痰浊蒙蔽之神志昏乱。

2. 化湿和胃——湿阻痞满。

石斛:• 茎 • 甘,微寒 • 胃、肾 • 6 ~ 15g,鲜用 15 ~ 30g,入汤剂宜先煎

• 1. 养胃生津——热病伤津,胃阴虚证。

2. 滋阴除热——阴虚发热。

3. 滋肾明目——肝肾亏虚之视物昏花。

石膏:• 矿石 • 辛、甘,大寒 • 肺、胃 • 15 ~ 60g,生用,先煎

• 1. 清热泻火——温病邪在气分。

2. 清泄肺热——肺热咳喘。

3. 收敛生肌(煅,外用)——疮疡溃而不敛,湿疹,烫伤。

石决明:• 贝壳 • 咸,寒 • 肝 • 15 ~ 30g,先煎

• 1. 平肝潜阳——肝阳上亢,头目眩晕。

2. 清肝明目——肝火上炎,风热目疾。

龙齿:• 化石 • 甘、涩,凉 • 心、肝 • 15 ~ 30g,先煎

• 镇惊安神——惊痫,心悸,失眠。

龙葵：•全草　•微苦，寒，小毒　•肺、肝、膀胱　•15～20g

•1. 清热解毒——咽喉肿痛，痈肿疮毒，疮疹瘙痒。

2. 利尿通淋——热淋，水肿。

3. 抗肿瘤——多种癌症。

龙骨：•化石　•甘、涩、微寒　•心、肝　•15～30g，先煎

•1. 平肝潜阳——肝阳上亢。

2. 镇惊安神——心悸失眠，烦躁不安。

3. 收敛固涩——遗精，带下，虚汗，崩漏。

龙胆草：•根　•苦，寒　•肝、胆、胃　•3～6g

•1. 清热燥湿——湿热黄疸，阴肿阴痒，带下，湿疹。

2. 泻肝定惊——肝火上炎，热极生风。

龙眼肉：•果肉　•甘，温　•心、脾　•15～15g，可大至30g

•1. 补心脾——心脾虚损所致之失眠健忘，心悸怔忡。

2. 益气血——心血不足。

平地木(见矮地茶)

田基黄(见地耳草)

甲鱼：•鳖肉　•甘，平　•肝、肾

•滋阴退热——肝肾阴虚所致之骨蒸劳热、遗精盗汗。

四季青(冬青叶)：•叶　•苦、涩，寒　•肺、心　•15～30g；外用适量

•清热解毒，凉血止血，敛疮——烧烫伤，下肢溃疡，热毒疮疡，湿疹，外伤出血。

生姜：•根茎　•辛，微温　•肺、脾　•3～10g，煎服或捣汁吞服

•1. 发汗解表——外感风寒表证。

2. 温中止呕——胃寒呕吐。

3. 温肺止咳——风寒咳嗽痰多。

(生姜皮有利水作用，主要用于水肿。)

生地(生地黄)：•根　•甘、苦，寒　•心、肝、肾　•10～30g

•1. 清热凉血——温热病热入营血，血热妄行。

2. 养阴生津——热病伤津,消渴,肠燥便秘。

代赭石:• 矿石 • 苦,寒 • 肝、心 • 10 ~ 30g,打碎先煎

• 1. 平肝潜阳——肝阳上亢所致之头痛眩晕。

2. 降逆止呕定喘——嗳气、呃逆、呕吐、气喘。

3. 凉血止血——血热妄行所致之出血。

代代花:• 花蕾 • 甘、微苦,平 • 脾、胃、胆 • 1 ~ 3g

• 理气宽胸,开胃止呕——胸闷不舒,不思饮食,呕恶。

仙茅:• 根茎 • 辛,热,小毒 • 肾 • 3 ~ 10g

• 1. 温肾壮阳——阳痿遗精,小便频数。

2. 祛寒除湿——腰膝寒湿痹痛。

仙人掌:• 全株 • 苦,寒 • 心、肺、胃 • 内服或外用

• 1. 清热解毒——痈疖肿毒,腮腺炎,乳腺炎,烫伤。

2. 行气活血——胃气痛,肠风下血。

仙灵脾(见淫羊藿)

仙鹤草:• 全草 • 苦、涩,平 • 肺、肝、脾 • 10 ~ 15g,可大至 50g

• 1. 收敛止血——多种出血病证。

2. 止痢——腹泻。

3. 补虚——脱力劳伤。

4. 杀灭滴虫——滴虫性阴道炎。

白矾(见明矾)

白芨(白及):• 地下块茎 • 苦、甘、涩,微寒 • 肺、肝、胃 • 煎服 3 ~ 10g;研末服 1.5 ~ 3g/次

• 1. 收敛止血——肺胃出血。

2. 消肿生肌——疮疡已溃,久不收口(外用)。

白术:• 根茎 • 苦、甘,温 • 脾、胃 • 5 ~ 15g

• 1. 补气健脾——脾气虚证。

2. 燥湿利水——脾虚所致之水肿、痰饮。

3. 固表止汗——表虚自汗。

4. 安胎——脾虚气弱所致之胎动不安。

白芍:• 根 • 苦、酸,微寒 • 肝、脾 • 5 ~ 15g,大剂量

15～30g

•1. 养血敛阴——肝血虚，月经不调。

2. 柔肝止痛——胁肋脘腹痛，下肢拘挛痛。

3. 平抑肝阳——肝阳上亢。

白芷：•根　•辛，温　•肺、胃　•3～10g

•1. 散风寒，止头痛，通鼻窍——外感风寒，头痛，鼻塞。

2. 祛风燥湿——风湿痹痛。

3. 消肿排脓——疮疡肿痛。

4. 燥湿止带——寒湿带下。

白英（蜀羊泉）：•全草　•苦，微寒　•肝、胆　•10～25g

•1. 清热解毒——痈肿疮疡，癌症。

2. 祛风利湿——风湿痹痛，湿热黄疸，湿热带下。

白果（银杏）：•种子　•甘、苦、涩，平，小毒　•肺　•6～10g

•1. 敛肺平喘——喘咳气逆。

2. 除湿收敛——带下，白浊。

白前：•根茎及根　•辛、甘，平　•肺　•3～10g

•止咳祛痰降气——痰多咳喘。

白蔹：•块根　•苦、辛，微寒　•心、胃、肝　•5～10g

•1. 清热解毒——疮痈肿毒。

2. 敛疮生肌——烧烫伤（外用）。

白薇：•块根　•苦、辛，微寒　•心、胃、肝　•5～10g

•1. 退虚热——阴虚发热，温病后期余热不退。

2. 清实热——肺热咳嗽。

3. 利尿通淋——热淋，血淋。

白头翁：•根　•苦，寒　•大肠　•6～15g

•清热解毒，治痢——热毒痢疾，湿热痢疾。

白豆蔻（去壳又名白蔻仁）：•果实　•辛，温　•肺、脾、胃　•3～6g，入汤剂宜后下

•1. 化湿行气——湿阻脾胃。

2. 温中止呕——恶心、呕吐。

白花蛇：•蛇体　•甘、咸，温，有毒　•肝　•煎服3～

10g;研末吞 1～2g

•1. 祛风通络——风湿痹痛,筋腿拘急,半身不遂。

2. 定惊止痉——惊风抽搐,破伤风。

白花蛇舌草:•全草 •微苦、甘,寒 •胃、大肠、小肠 •10～60g

•1. 清热解毒,消痈抗癌一痈肿疮毒,肠痈,咽喉肿痛,毒蛇咬伤,癌症。

2. 清热利湿一湿热淋病。

白芥子:•种子 •辛,温 •肺 •3～10g

•1. 温肺祛痰,止咳平喘——寒痰壅肺,痰饮气逆。

2. 利气散结,通络止痛——痰湿阻滞经络,阴疽流注,瘰疬痰核。

白附子:•块茎 •辛、甘,温,有毒 •脾、胃 •3～5g

•1. 燥湿化痰——风痰壅盛。

2. 祛风止痉——破伤风,偏头痛。

3. 解毒散结——瘰疬痰核,毒蛇咬伤(外用)。

白茅根:•根茎 •甘,寒 •肺、胃、膀胱 •15～30g,鲜品加倍

•1. 凉血止血——血热妄行之出血。

2. 清热利尿——热淋,水肿,湿热黄疸。

3. 清肺胃热——热病烦渴,胃热呕哕,肺热咳嗽。

白蒺藜(见刺蒺藜)

白鲜皮:•根茎 •苦,寒 •脾、胃 •6～10g

•1. 除湿止痒——湿热疮疹,皮肤瘙痒。

2. 清热解毒——湿热黄疸,湿热痹症。

白僵蚕:•僵化虫体 •咸、辛,平 •肝、肺 •煎服 3～10g;散剂 1～1.5g/次

•1. 熄风止痉——痰热惊风,惊痫抽搐,中风面瘫。

2. 疏散风热——风热头痛,目赤。

3. 解毒利咽——咽喉肿痛。

4. 祛风止痒——风疹瘙痒。

5. 化痰散结——瘰疬痰核。

白毛夏枯草：• 全株　• 苦，寒　• 肺、肝、心　• 10～30g

• 1. 清热解毒——咽喉肿痛，痈肿疮疖，肺痈，肠痈。
  2. 祛痰止咳——肺热咳嗽。
  3. 凉血止血——血热咳血及衄血，外伤出血。

瓜蒂：• 甜瓜的果蒂　• 苦，寒，有毒　• 胃　• 煎服 2.5～5g；入丸散 0.3～1g

• 内服涌吐热痰宿食；外用研末吹鼻，治湿热黄疸。

瓜蒌：• 果实　• 甘，寒　• 肺、胃、大肠　• 全瓜蒌 10～20g；瓜蒌皮 6～12g；瓜蒌仁 10～15g

• 1. 瓜蒌皮：清肺化痰，利气宽胸——肺热咳嗽，胸痹，结胸。
  2. 瓜蒌仁：清肺化痰，润肠通便——肺热咳嗽，痰稠难出，肠燥便秘。
  3. 全瓜蒌：兼具以上功效——兼治以上各证。

冬瓜皮：• 果皮　• 甘，微寒　• 肺、小肠　• 15～30g

• 利水消肿，兼能清热——湿热水肿。

冬瓜子：• 种子　• 甘，寒　• 肺、大肠　• 10～15g

• 清肺化痰，排脓——肺热咳嗽，肺痈，肠痈。

冬葵子：• 种子　• 甘，寒　• 大肠、小肠、膀胱　• 10～15g

• 1. 利水通淋——淋病，水肿。
  2. 下乳——乳汁不行，乳房胀痛。
  3. 润肠通便——大便燥结。

冬虫夏草：• 幼虫尸体及子座　• 甘，温　• 肾、肺　• 5～10g

• 1. 补肾阳——阳痿遗精，腰膝酸痛。
  2. 益肺阴——肺阴虚之久咳喘及劳嗽痰血。

冬凌草：• 全草　• 苦、甘，寒　• 肺、肝　• 30～60g

• 1. 清热解毒——咽喉肿痛，肺热咳嗽。
  2. 抗肿瘤——食管癌、肝癌等。

玄参：• 根　• 苦、甘、咸，寒　• 肺、胃、肾　• 10～15g

• 1. 清热养阴——热入营血，邪热伤阴。
  2. 解毒散结——咽喉肿痛，痈肿疮毒，热病发斑。

玄明粉（见芒硝）：• 为芒硝经风化，失去结晶水后形成的白色粉末,功效与芒硝相似。

玄胡(见延胡索)

半夏:• 块茎 • 辛,温,有毒 • 脾、胃、肺 • 5 ~ 10g

• 1. 燥湿化痰——湿痰,寒痰,痰浊胸痹。
2. 降逆止呕——多种病所致之呕吐。
3. 消痞散结——结胸证,梅核气,瘿瘤痰核,痈疽肿毒。

半边莲:• 全草 • 辛,寒 • 心、小肠、肺 • 10 ~ 15g,鲜品 30 ~ 60g

• 1. 清热解毒——毒蛇咬伤,蜂蝎刺螫,痈肿疔毒。
2. 利水消肿——大腹水肿,面足水肿。

半枝莲:• 全草 • 辛、微苦,苦 • 肝、肺、胃 • 10 ~ 30g,鲜品加倍

• 1. 清热解毒——癌肿,痈肿疮毒,肺痈,毒蛇咬伤。
2. 利尿消肿——水肿,小便不利。

丝瓜络:• 成熟果实中的维管束 • 甘,平 • 肝、肺 • 1 ~ 15g

• 1. 通络祛风——风湿痹痛,筋脉拘挛,胸胁疼痛,乳汁不通。
2. 化痰止嗽——痰多咳嗽
3. 解毒消肿——痈疽疮肿。

六画

地龙(蚯蚓):• 干燥虫体 • 咸,寒 • 肝、脾、膀胱 • 5 ~ 15g,鲜品 10 ~ 20g

• 1. 清热熄风——惊痫抽搐,壮热狂躁。
2. 平喘——肺热喘咳,哮喘,百日咳。
3. 通络——风湿热痹,风寒湿痹,中风半身不遂,骨折肿痛。
4. 利尿——热结膀胱,砂石淋证。

地耳草(田基黄):• 全草 • 甘、苦,凉 • 肝、胆 • 15 ~ 30g,鲜品加倍

• 1. 清热解毒——疮疡痈肿,毒蛇咬伤。

2. 利湿退黄——湿热黄疸。

3. 活血消肿——跌打损伤。

地肤子：•果实　•苦，寒　•膀胱　•10～15g

•1. 清利湿热——湿热淋病。

2. 利湿止痒——湿疮瘙痒。

地骨皮：•根皮　•甘、淡，寒　•肺、肾　•6～15g

•1. 凉血退蒸——阴虚发热。

2. 清泄肺热——肺热咳喘。

3. 凉血止血——血热出血。

地锦草：•全草　•苦、辛，平　•肝、胃、大肠　•15～30g

•1. 清热解毒——热毒泻痢，痈肿，毒蛇咬伤。

2. 止血，化瘀——便血，尿血，崩漏，外伤出血。

3. 利湿退黄——湿热黄疸，湿热淋病。

地榆：•根　•苦、酸，微寒　•肝、胃、大肠　•10～15g

•1. 凉血止血——诸种出血，尤宜于便血，痔血，血痢，崩漏。

2. 解毒敛疮——烫伤，湿疹，皮肤溃烂。

地鳖虫（见䗪虫）

老鹳草：•地上部分　•辛、苦，平　•肝、大肠　•10～20g，可大至30g

•1. 祛风除湿——风湿痹痛。

2. 止泻——湿热泻痢，慢性腹泻。

西瓜：•果瓤　•甘，寒　•心、胃、膀胱　•100～200g

•清热解暑，止渴利尿——暑热烦渴，热病伤津，小便不利。

西瓜皮：•果皮　•甘、淡，寒　•心、胃、膀胱　•10～30g

•清暑止渴之力弱于西瓜，而利尿之力略强于西瓜。

西瓜翠衣：•西瓜皮之最外层　•甘、淡，寒　•心、胃　•10～15g

•功专清热解暑。

西河柳（见柽柳）

西洋参：•根　•苦、微甘，寒　•心、肺、肾　•3～6g，

另煎

•1. 补气养阴——气阴两虚,肺肾阴虚。

2. 清火生津——肺虚咳嗽,热病伤津。

芒硝:•结晶体 •咸、苦,寒 •胃、大肠 •10～15g,冲服

•1. 泻热通便,润燥软坚——实热积滞,大便燥结。

2. 外用清热,消肿止痛——乳痈,咽痛,口疮。

百合:•肉质鳞茎 •甘,微寒 •肺、心 •10～30g

•1. 清肺润燥——肺虚有热,干咳少痰或咯血。

2. 清心安神——虚烦惊悸,失眠多梦。

百部:•块根 •甘、苦,平 •肺 •5～10g

•1. 润肺止咳——伤风咳嗽,百日咳,肺痨咳嗽。

2. 灭虱杀虫——头虱,体虱(外用),蛲虫病(保留灌肠)。

过路黄(习称大金钱草,药材用作金钱草,见金钱草)

当归:•根 •甘、辛,温 •肝、心、脾 •5～15g

•1. 补血——心、肝血虚。

2. 活血止痛——月经不调,痛经,经闭,跌打损伤,痹痛麻木。

3. 润肠通便——肠燥便秘。

(补血用当归身,破血用当归尾,和血即补血活血用全当归。)

肉桂:•树皮 •辛、甘,热 •肾、心肝 •煎服2～5g;研末服1～1.5g/次

•1. 温肾助阳——肾阳虚衰。

2. 温里散寒——脾胃虚寒之脘腹冷痛。

3. 温通经脉——寒凝痛经,经闭,寒凝血瘀诸证。

4. 温煦气血——阴疽,痈疡脓成不溃,或溃久不敛。

肉豆蔻:•种仁 •辛,温 •脾、胃、大肠 •3～10g;散剂1.5～3g

•1. 温中行气——脘腹冷痛胀满。

2. 涩肠止泻——久泻不止。

肉苁蓉：• 带鳞叶的肉质茎 • 甘、咸，温 • 肾、大肠 • 10～20g

• 1. 补肾助阳——阳痿，不孕，腰膝冷痛。
  2. 润肠通便——肠燥便秘。

竹叶：• 叶 • 甘、淡、寒 • 心、肺、胃 • 6～15g

• 清热除烦利尿——热病烦热口渴，口舌生疮，小便短赤。

竹沥：• 竹加工沥出的汁 • 甘，寒 • 心、肺、胃 • 30～50g，冲服

• 清热化痰——肺热痰壅，痰热惊痫，中风痰迷。

竹茹：• 茎的中间层 • 甘，微寒 • 肺、胃、胆 • 6～10g

• 1. 清化热痰——肺热咳嗽，痰火内扰。
  2. 除烦止呕——胃热呕吐，妊娠呕吐。

朱砂：• 矿石 • 甘，微涩，小毒 • 心 • 0.3～1g 研末冲服，多入丸散剂，或拌染他药同煎。

• 1. 镇心安神——心火亢盛所致之心神不安及惊悸，癫痫。
  2. 清热解毒——疮疡肿毒，咽喉肿痛，口舌生疮。

伏龙肝（见灶心土）

华山参：• 根 • 甘、微苦，温，有毒 • 肺 • 0.3～0.9 克，煎服

• 温肺祛痰，止咳平喘——虚寒痰喘。

延胡索（玄胡）：• 块茎 • 辛、苦，温 • 心、肝、脾 • 煎服 5～10g；研末服 1.5～3g/次

• 活血行气止痛——气血凝滞所致之心腹及肢体疼痛。

自然铜：• 矿石 • 辛，平 • 肝 • 煎服 10～15g；煅研末入散剂 0.3g/次

• 散瘀止痛，接骨疗伤——跌打损伤之瘀阻肿痛。

血竭：• 树脂 • 甘、咸，平 • 心、肝 • 外用适量研末敷；内服 1～1.5g/次，入丸散

• 1. 止血生肌敛疮（外用）——外伤出血，溃疡不敛，痔瘘肿痛。
  2. 活血化瘀止痛（内服）——瘀血肿痛，经闭，痛经。

血余炭：• 人发的煅制品　• 苦，平　• 肝、胃　• 6～10g；研末服 1.5～3g/次

• 收敛止血，兼可散瘀——各种出血。

全虫（见全蝎）

全蝎：• 虫体　• 辛、平，有毒　• 肝　• 研末吞服，每次 0.6～1g，每日 1～3g

• 1. 熄风止痛——急、慢惊风，破伤风。
2. 解毒散结——疮疡肿毒，瘰疬溃烂。
3. 通络止痛——头痛，风湿痹痛。

合欢皮：• 树皮　• 甘，平　• 心、肝　• 10～15g

• 1. 安神解郁——忧郁失眠。
2. 活血消肿——跌打损伤。

合欢花：• 花　• 甘，平　• 心、胃　• 5～10g

• 1. 安神解郁——忧郁失眠。
2. 理气和胃——郁闷纳差。

刘寄奴：• 地上部分　• 苦，温　• 心、脾　• 3～10g

• 1. 破血通经——血瘀经闭，产后瘀阻腹痛。
2. 散瘀止痛——跌打损伤，创伤出血。
3. 消食化积——食积停滞。

灯心草：• 茎髓　• 甘、淡，微寒　• 心、肺、小肠　• 10～15g

• 1. 利水通淋——热淋，水肿。
2. 清心除烦——心热烦躁。

决明子：• 种子　• 甘、苦，微寒　• 肝、大肠　• 10～15g

• 1. 清肝明目——肝火或风热所致之目赤肿痛。
2. 平抑肝阳——肝阳上亢所致之头目眩晕。
3. 润肠通便——肠燥便秘。

冰片：• 树脂或化学合成　• 辛、苦，微寒　• 心、脾、肺　• 0.03～0.1g，入丸散，不宜入煎剂

• 1. 开窍醒神——神志昏迷。
2. 清热消肿止痛——咽喉肿痛，口疮，目赤肿痛，疮疡肿毒。

守宫（壁虎）：• 全体　• 咸、寒，小毒　• 肝　• 煎汤 2～

5g；研末服1～1.5g/次

•1. 攻毒散结——瘰疬，疮疡，癌肿。
2. 熄风定惊——惊痫抽搐，破伤风。
3. 祛风止痛——风湿痹痛。

羊蹄（羊蹄根，土大黄）：•根　•苦、涩，寒　•心、肝、大肠　•10～15g

•1. 凉血止血——各部位出血。
2. 杀虫疗癣——疥疮，顽癣。
3. 缓泻通便——大便秘结。

寻骨风：•根茎或全草　•辛、苦，平　•肝　•10～15g

•祛风湿，通络，止痛——风湿痹痛，跌打损伤。

防己（药材分汉防己、木防己两种）：•根　•苦、辛，寒　•膀胱、肾、脾　•5～10g

•1. 祛风除湿——风湿痹痛。
2. 利水消肿——水肿，腹水。
（汉防己利水消肿作用较强，木防己祛风止痛作用较好。）

防风：•根　•辛、甘，微温　•膀胱、肝、脾　•5～10g

•1. 祛风解表——风寒表证或风热表证。
2. 祛风除湿——风湿痹痛。
3. 解痉——抽搐痉挛，破伤风。

红花：•花　•辛，温　•心、肝　•3～10g

•活血祛瘀，通经——肿块，跌打损伤，痛经，闭经，产后瘀痛，以及各种瘀血病证。

红藤（大血藤）：•藤茎　•苦，平　•大肠、肝　•15～30g

•1. 清热解毒，消痈——肠痈。
2. 活血通络——风湿痹痛，痛经，闭经，跌仆损伤。

红景天：•根茎　•甘，寒　•脾、肺　•6～12g

•1. 健脾益气——脾气虚衰。
2. 清肺止咳——肺热咳嗽，阴虚咳嗽。
3. 活血化瘀——跌打损伤等瘀血证。

七画

麦冬(麦门冬):• 须根上的小块根　• 甘、微苦,微寒　• 肺、心、胃　• 10 ~ 15g

• 1. 润肺养阴——燥邪伤肺,阴虚劳嗽。
2. 益胃生津——胃阴不足。
3. 清心除烦——心烦失眠。
4. 兼能润肠——肠燥便秘。

麦芽:• 大麦发芽的干燥品　• 甘,平　• 脾、胃、肝　• 10 ~ 15g,大剂量 30 ~ 120g

• 1. 消食化积——消化不良,食积停滞。
2. 回乳——断乳,乳汁郁积。

远志:• 根　• 辛、苦,微温　• 肺、心　• 3 ~ 10g

• 1. 宁心安神——失眠,惊悸。
2. 祛痰开窍——咳嗽痰多咯出不爽,痰迷神昏。
3. 消散痈肿——痈肿初起,乳房胀痛(内服加外敷)。

杜仲:• 树皮　• 甘,温　• 肝、肾　• 10 ~ 15g

• 1. 补肝肾,强筋骨——肝肾不足所致腰膝酸痛或痿软无力。
2. 安胎——胎动不安,胎漏,胎坠。

芫荽(见胡荽)

芫花:• 花蕾　• 辛、苦,温、有毒　• 肺、肾、大肠　• 煎服 1.5 ~ 3g;散剂 0.6g/次

• 1. 泻下逐水——水肿,腹水,胸水。
2. 祛痰止咳——寒痰咳喘。
3. 外用杀虫疗疮——头疮,顽癣。

芜荑:• 果实的加工品　• 辛、苦,温　• 脾、胃　• 3 ~ 10g

• 杀虫消积——虫积腹痛,小儿疳积泄泻。

花椒(川椒):• 果皮　• 辛,热,小毒　• 脾、胃、肾　• 2 ~ 5g

• 1. 温中散寒——脘腹冷痛,寒湿泄泻。
2. 驱蛔——蛔虫腹痛。

花蕊石:• 岩石　• 酸、涩,平　• 肝　• 煎服 10 ~ 15g;研

末服1~1.5g/次

•涩敛止血,兼能化瘀——各种出血。

花生仁(花生米):•种子 •甘,平 •脾,肺 •30~90g,煎或炖服

•1. 健脾消肿——脾虚水肿。

2. 通下乳汁——产后乳汁缺乏。

花生衣:•种皮 •甘、微苦、涩,平 •宜生服

•收敛止血——各种出血。

苍术:•根茎 •辛、苦,温 •肺、胃 •5~10g

•1. 燥湿健脾——湿阻中焦。

2. 祛风除湿——风湿痹痛。

芹菜:•全草 •甘,寒 •肝 •100~200g,水烫后服,或捣烂取汁饮服

•清肝降压——高血压病。

苍耳子:•果实 •辛、苦,温,小毒 •肺 •3~10g

•1. 通鼻窍——外感病鼻塞,鼻渊。

2. 祛风湿——风寒头痛,风湿痹痛。

芡实:•种仁 •甘、涩,平 •脾、肾 •10~15g

•1. 健脾止泻止带——脾虚久泻,带下。

2. 补肾固精缩尿——滑精,遗尿,尿频。

苎麻根:•根 •甘,寒 •心、肺 •10~30g

•1. 凉血止血——血热所致之各部位出血。

2. 清热安胎——妊娠蕴热所致之胎动不妄及胎漏下血。

3. 清热利尿——湿热下注所致之小便淋漓不爽。

芦荟:•叶汁干燥品 •苦,寒 •肝、大肠 •1~2g,宜入丸剂,不入汤剂

•1. 清热通便——热结便秘。

2. 清泄肝火——肝经实火证。

3. 驱杀蛔虫——虫积腹痛。

芦根:•地下茎 •甘,寒 •肺、胃 •15~30g,鲜品加倍或更高量

•1. 清热生津——热病伤津。

2. 清胃止呕——胃热呕逆。

3. 清泄肺热——肺热咳嗽。

4. 清热利尿——小便短赤。

苏木：• 木材　• 甘、微辛，平　• 心、肝，脾　• 3 ~ 10g

• 活血通经，祛瘀止痛——血瘀经闭，产后瘀阻腹痛，跌打损伤。

苏子：• 果实 • 辛，温 • 肺、大肠　• 5 ~ 10g

• 1. 止咳平喘——痰壅气逆，咳嗽气喘。

2. 润肠通便——肠燥便秘。

苏梗：• 茎　• 辛、甘，微温　• 肺、脾、胃　• 10 ~ 15g，不宜久煎

• 1. 行气宽中——脾胃气滞所致之痞闷呕恶。

2. 安胎——胎动不安。

苏叶(见紫苏)

苏合香：• 树脂精制品　• 辛，温　• 心、脾　• 内服每次 0.3 ~ 1g，宜作丸剂，不入煎剂

• 1. 开窍醒神——神志昏迷。

2. 开郁止痛——胸痹疼痛。

赤芍：• 根　• 苦，微寒　• 肝　• 3 ~ 15g

• 1. 清热凉血——血热发斑疹及吐衄，热淋，血淋。

2. 活血化瘀——血瘀经闭，痛经，跌打损伤。

赤小豆：• 种子　• 甘，酸，平　• 心、小肠　• 10 ~ 30g

• 1. 利水消肿——水肿腹满，脚气水肿。

2. 解毒排脓(外用)——痄腮，乳痈，丹毒，烂疮。

赤石脂：• 矿石　• 甘、酸、涩，温　• 大肠、胃　• 10 ~ 20g

• 1. 涩肠止泻——久泻久痢。

2. 收敛止血——妇女崩漏，带下赤白。

3. 收湿，生肌、敛疮(外用)——溃疡不敛。

杏仁：• 种子　• 苦，微温，小毒　• 肺、大肠　• 3 ~ 10g，宜后下

• 1. 止咳平喘——多种咳喘证。

2. 润肠通便——肠燥便秘。

连翘：•果实 •苦，微寒，小毒 •肺、心、胆 •6～15g

•1. 清热解毒——外感风热或温病初起。

2. 消痈散结——外疡内痈，瘰疬结核。

连钱草（药材用作金钱草，见金钱草）

吴茱萸：•果实 •辛、苦，热，小毒 •肝、脾、胃 •1.5～5g

•1. 温中散寒——脘腹冷痛。

2. 降逆止呕——呕逆吞酸。

3. 疏肝止痛——厥阴头痛，胁痛，疝痛，经行腹痛。

旱莲草：•全草 •甘、酸，寒 •肝、肾 •10～15g，鲜品加倍

•1. 滋阴补肾——肝肾阴虚证。

2. 凉血止血——血热所致之出血。

牡蛎：•贝壳 •咸，微寒 •肝、肾 •10～30g，先煎

•1. 平肝潜阳——肝阳上亢，虚风内动。

2. 重镇安神——心悸失眠，烦躁不安。

3. 软坚散结——瘰疬，瘿瘤，痰核肿块，肝脾肿大。

4. 收敛固涩（煅用）——虚汗，遗精，带下，崩漏等滑脱症。

牡丹皮（见丹皮）

何首乌：•块根 •苦、甘、涩，微温 •肝、肾 •10～30g

•1. 补肺肾，益精血（制用）——精血亏虚诸证。

2. 润肠通便（生用）——肠燥便秘。

佛手：•果实 •辛、苦，温 •肝、脾、胃、肺 •3～10g

•1. 疏肝理气——肝气郁结，肝气乘脾犯胃诸证。

2. 化痰宽胸——痰湿壅滞及咳嗽痰多。

佛手花：•花朵及花蕾 •性味功用与佛手相近，药力较佛手为缓和 •3～6g

伸筋草：•全草 •苦、辛，温 •肝 •6～15g

•祛风除湿，舒筋活络——风湿痹痛，筋脉拘急。

皂矾：•矿石 •酸，凉 •肝、脾 •0.3～0.5g/次，煅用，入丸散

•1. 补血——缺铁性贫血。

2. 收湿止痒(外用)——湿疹,疥癣。

皂荚:• 果实 • 辛,温,小毒 • 肺、心、大肠 • 煎服 3 ~ 5g,焙焦研末服 0.6 ~ 1.5g/次

• 1. 祛痰——胸中痰盛,咳喘上气。

2. 开窍——卒然昏厥,癫痫痰盛。

皂角刺:• 棘刺 • 辛,温 • 肝、胃 • 3 ~ 10g

• 托毒排脓,活血消肿——痈疽疮毒初起或脓成不溃,可内服亦可外用。

谷芽:• 谷发芽的干燥品 • 甘,平 • 脾、胃 • 10 ~ 15g,可大至 30g

• 1. 消食和中——食积停滞。

2. 健脾开胃——脾虚食少。

谷精草:• 带花茎的头状花序 • 甘,平 • 肝、胃 • 6 ~ 15g

• 疏散内热,明目通翳——目赤肿痛,目生翳膜。

龟板:• 腹甲 • 甘、咸,寒 • 肝、肾、心 • 10 ~ 30g,先煎

• 1. 滋阴潜阳——阴虚阳亢,虚风内动,阴虚发热。

2. 益肾健骨——肾虚骨软。

3. 养血补心——心虚惊悸,失眠健忘。

4. 养血止血——血热崩漏。

辛夷:• 花蕾 • 辛,温 • 肺、胃 • 3 ~ 10g

• 1. 散风寒——风寒表证。

2. 通鼻窍——鼻塞,鼻渊。

灶心土(伏龙肝):• 灶内焦黄土 • 辛,微温 • 脾、胃 • 15 ~ 30g 布袋包先煎,或 60 ~ 120g 煎汤代水

• 1. 温中止血——脾虚不能统血之出血。

2. 止呕——中焦虚寒之呕吐。

3. 止泻——脾虚久泻。

沙棘:• 果实 • 甘、酸,温 • 脾、胃、肺、心 • 3 ~ 9g,煎服

• 1. 健脾消食——脾虚食少。

2. 止咳祛痰——咳嗽痰多。

3. 活血祛痰——各种瘀血证。

沙参：• 根 • 甘，微温 • 肺、胃 • 10 ~ 15g，鲜品 15 ~ 30g

• 1. 清肺养阴——阴虚燥咳或劳嗽咯血。

2. 益胃生津——热病伤津或胃阴虚。

（沙参分南北两种，南沙参偏于清肺养阴，北沙参偏于养胃生津。）

沙苑子（沙苑蒺藜）：• 种子 • 甘，温 • 肝、肾 • 10 ~ 20g

• 1. 补肾固精——肾虚腰痛，阳痿遗精，遗尿尿频，白带过多。

2. 养肝明目——肝肾不足所致之眼目昏花。

没药：• 树脂 • 苦，平 • 心、肝、脾 • 3 ~ 10g

• 1. 活血止痛——各种瘀血阻滞作痛。

2. 消肿生肌（外用）——疮疡肿痛，或溃不收口。

沉香：• 含有树脂的本材 • 辛、苦，温 • 脾、肾、胃 • 研末冲服，1 ~ 1.5g

• 1. 行气止痛——寒凝气滞所致之胸腹胀痛。

2. 降气止呕——脾胃虚寒所致之呕吐呃逆。

3. 温肾纳气——肾不纳气之虚喘。

羌活：• 根茎及根 • 辛、苦，温 • 膀胱、肾 • 3 ~ 10g

• 1. 解表散寒——外感风寒或挟湿之头痛身痛。

2. 祛风胜湿，止痛——风寒湿痹痛。

诃子：• 果实 • 苦、酸、涩，平 • 肺、大肠 • 3 ~ 10g

• 1. 敛肺止咳（生用）——肺虚咳喘。

2. 开音利咽（生用）——久嗽失音。

3. 涩肠止泻（煨用）——久泻久痢。

补骨脂（破故纸）：• 果实 • 苦、辛，大温 • 肾、脾 • 5 ~ 10g

• 1. 补肾壮阳，固精缩尿——肾阳虚所致之阳痿、遗精，尿频，遗尿。

2. 温脾止泻——脾虚泄泻。

灵芝：• 全株 • 甘，平 • 心、肝、肺 • 研末服 1.5 ~ 3g/次

•1. 养心安神——心神不安。
2. 止咳平喘——咳嗽哮喘。
3. 补气养血——气血不足。

阿魏：• 树脂 • 苦辛、温 • 肝、脾、胃 • 内服 1 ~ 1.5g，多入丸散

•1. 化癥散痞——腹中痞块，妇女血积瘀痛。
2. 消食化滞——肉食积滞。

阿胶：• 驴皮熬制胶块 • 甘，平 • 肺、肝、肾 • 5 ~ 10g 烊化冲服

•1. 补血，止血——血虚，各部位出血。
2. 滋阴润肺——阴虚燥咳，虚劳喘咳。

陈皮（橘皮）：• 果皮 • 辛、苦，温 • 脾，肺 • 3 ~ 10g

•1. 理气调中——脾胃气滞所致之脘腹胀满。
2. 燥湿化痰——湿浊中阻所致之纳呆便溏，咳嗽痰多。

附子：• 子根的加工品 • 辛，热，有毒 • 心、肾、脾 • 3 ~ 15g 入汤剂，应先煎 30 ~ 60 分钟以减弱其毒性

•1. 回阳救逆——亡阳证。
2. 补火助阳——阳虚证。
3. 温经散寒——寒痹。
4. 散寒通络——阴疽。

忍冬藤（银花藤）：• 茎叶 • 甘，寒 • 肺，胃、肝、大肠 • 15 ~ 30g

•1. 清热解毒——热毒疮疡。
2. 通络除痹——风湿热痹。

鸡内金：• 鸡的砂囊内膜 • 甘，平 • 脾、胃、小肠，膀胱 • 研末服，1.5 ~ 3g

•1. 运脾消食——消化不良，食积不化。
2. 固精止遗——遗尿，遗精。

鸡骨草：• 带根全草 • 甘，凉 • 肝、胆 • 6 ~ 15g

•1. 清热解毒——湿热黄疸。
2. 活血散瘀——跌打损伤，风湿痹痛。

鸡矢藤（鸡屎藤）：• 地上部分及根 • 甘、苦，微寒

•脾、胃、肝、肺　•15～60g

•1. 消食健胃——饮食积滞，小儿疳积。

2. 化痰止咳——热痰咳嗽。

3. 清热解毒——热毒泻痢，咽喉肿痛，痈疮疖肿。

4. 活血止痛——多种痛证。

鸡血藤：•藤茎　•苦、微甘，温　•肝　•10～15g，可大至30g

•1. 既活血，又补血——月经不调，痛经，经闭。

2. 舒筋活络——风湿痹痛，肢体麻木。

八画

玫瑰花：•花蕾　•甘、微苦，温　•肝、脾　•3～6g

•1. 疏肝理气——肝气郁结，肝胃不和。

2. 和血散瘀——月经不调，经前乳房胀痛，损伤瘀痛。

青蒿：•全草　•苦、辛，寒　•肝、胆、肾　•3～10g

•1. 退虚热——阴虚发热。

2. 清暑热——暑季发热。

3. 清胆截疟——疟疾寒热。

青果(见橄榄)

青皮：•果皮　•苦、辛，温　•肝、胆、胃　•3～10g

•1. 疏肝破气——肝气郁结。

2. 散结消滞——食积气滞。

青黛：•大青叶的加工制品　•咸，寒　•肝、肺、胃　•作散剂冲服1.5～3g

•1. 清泄肝火——肝火犯肺之咳嗽咯血，小儿发热惊风。

2. 解毒消肿——痄腮肿痛，热毒痈疮(内服或外用)。

青木香：•根　•辛、苦，微寒　•肝、胃　•3～10g；散剂1.5～2g；处用适量

•1. 行气止痛——肝胃气滞所致之胸胁胀痛。

2. 解毒消肿——痧胀腹痛，毒蛇咬伤。

青葙子：•种子　•苦，微寒　•肝　•3～15g

•1. 清肝泻火——肝火上炎。

2. 明目退翳——目赤肿痛，目生翳膜。

青叶胆：• 全草 • 苦，寒 • 肝、胆 • 9 ~ 15g

• 1. 利湿退黄——湿热黄疸。

2. 清热解毒——痢疾，热淋。

青风藤：• 藤茎 • 苦，平 • 肝 • 6 ~ 12g

• 祛风通络止痛——风湿痹痛，拘挛疼痛。

枣皮（见山茱萸）

枇杷叶：• 叶 • 苦，平 • 肺、胃 • 10 ~ 15g

• 1. 化痰止咳——肺热咳嗽，燥热咳喘。

2. 和胃降逆——胃热呕哕。

板蓝根：• 根 • 苦，寒 • 心、胃 • 10 ~ 15g

• 1. 清热解毒——痈肿疮疡，咽喉肿痛，痄腮。

2. 清热凉血——温热病气血两燔，热毒斑疹。

松节：• 枝干的结节 • 苦，温 • 肝 • 10 ~ 15g

• 祛风燥湿，止痛——风湿痹痛，跌打损伤。

松子仁：• 种仁 • 甘，温 • 肺、肝、大肠 • 煎服 5 ~ 10g；或入膏丸

• 1. 润肠通便——肠燥便秘。

2. 润肺止咳——肺燥干咳。

刺猬皮：• 皮 • 苦，平 • 胃，大肠、肾 • 煎服 3 ~ 10g；研末服 1.5 ~ 3g/次

• 1. 收敛止血——便血，痔血。

2. 固精缩尿——遗精，遗尿。

刺蒺藜（白蒺藜）：• 果实 • 苦、辛，平 • 肝 • 6 ~ 10g

• 1. 平肝潜阳——肝阳上亢。

2. 疏肝解郁——肝气郁结。

3. 祛风明目——风热目赤多泪。

4. 祛风止痒——风疹，湿疹。

苦参：• 根 • 苦，寒 • 心、肝、胃、大肠、膀胱 • 3 ~ 10g

• 1. 清热燥湿——黄疸，泻痢，带下，阴痒。

2. 祛风杀虫——皮肤瘙痒，脓疱疮，疥癣。

3. 清热利尿——湿热淋病。

苦楝根皮：•根皮　•苦，寒，有毒　•脾、胃、肝　•6～15g，鲜品15～30g

•杀虫——蛔虫病。

郁金：•块根　•辛、苦，寒　•心、肝、胆　•6～12g

•1. 疏肝解郁，活血止痛——肝郁胁痛，痛经，癥积痞块。

2. 清热凉血——血热妄行。

3. 清心开郁——神志不清，癫痫，癫狂。

4. 利胆退黄——湿热黄疸。

郁李仁：•种子　•辛、苦，平　•大肠、小肠　•5～12g

•1. 润肠通便——肠燥便秘。

2. 利水消肿——水肿腹满。

虎杖：•根茎和根　•苦，寒　•肝、胆、肺　•10～30g

•1. 活血定痛——经闭，风湿痹痛，跌打伤痛。

2. 清热解毒——湿热黄疸，湿热带下，淋浊。

3. 清热解毒——水火烫伤，疮痈肿痛，毒蛇咬伤。

4. 化痰止咳——肺热咳嗽。

虎骨：•骨骼　•辛，温　•肝、肾　•3～6g入丸剂或浸酒服

•祛风定痛，强筋壮骨——风湿痹痛，脚膝痿软。

虎耳草：•全草　•苦、辛，寒，小毒　•肺、心、肝　•9～15g，鲜品加倍

•1. 清热解毒——肺痈，疮肿，中耳炎。

2. 清热凉血——血热妄行之崩漏及吐血。

明矾（白矾）：•矿石的提炼品　•酸，寒　•肺、肝、脾、胃、大肠　•入丸散1～3g，外用适量

•1. 收湿止痒（外用）——湿疹，疥癣。

2. 解毒消肿（外用）——疮疡，蛇虫咬伤。

3. 止血止泻——久泻不止，便血，崩漏。

败酱草：•带根全草　•辛，苦，微寒　•胃、大肠、肝　•6～15g

•1. 清热解毒，消痈排脓——肠痈，肺痈，疮疡肿毒。

2. 活血祛瘀——血瘀之胸腹疼痛，产后瘀阻腹痛。

昆布：•叶状体　•咸，寒　•肝、胃、肾　•10～15g

•1. 消痰软坚——瘿瘤，瘰疬。

2. 利水消肿——水肿，脚气。

罗布麻：•叶　•淡，涩，微寒　•肝　•3～10g

•1. 平肝降压——高血压病。

2. 利尿——水肿。

罗汉果：•果实　•甘，凉　•肺、大肠　•15～30g，或1～2枚，泡服或煎服

•1. 润肺止咳——肺热或肺燥咳嗽。

2. 生津止渴——暑热伤津。

知母：•根茎　•苦、甘，寒　•肺、胃、肾　•6～12g

•1. 清热泻火——气分热证，高热烦渴，肺热咳嗽。

2. 滋阴润燥——肺燥咳嗽，阴虚潮热，津伤口渴。

垂盆草：•全草　•甘、淡、微酸，凉　•肝、胆、小肠　•10～30g，鲜品50～100g

•1. 清热解毒——痈疽疮疡，毒蛇咬伤，烫伤。

2. 利湿退黄——湿热黄疸。

委陵菜：•带根全草　•苦，寒　•大肠、肝　•9～15g

•1. 清热解毒——热毒泻痢。

2. 凉血止血——血热性出血。

使君子：•种子　•甘，温　•脾、胃　•6～10g，小儿每岁每日1粒，总量不超过20粒。

•杀虫消积——蛔虫病，小儿疳积。

侧柏叶：•嫩枝及叶　•苦、涩，微寒　•肺、肝、大肠　•10～15g

•1. 凉血止血及收敛止血——血热性出血及各种出血。

2. 祛痰止咳——咳喘痰多。

佩兰：•地上部分　•辛，平　•脾、胃　•5～15g，鲜品加倍

•化湿祛暑——湿阻中焦，暑湿。

乳香：•树脂　•辛，苦，温　•心、肝、脾　•3～10g

•1. 活血止痛——痛经，经闭，风湿痹痛，跌打损伤。

2. 消肿生肌——疮疡久溃不敛。

金荞麦:•根茎和块根 •苦,平 •肺、脾、胃 •15~30g

•1. 清热解毒——肺痈,疮疖,毒蛇咬伤。

2. 化痰利咽——肺热咳嗽,咽喉肿痛。

3. 健运消食——脾失健运所致之腹胀纳少。

金果榄:•块根 •苦,寒 •肺 •3~9g

•清热解毒,利咽消痈——咽喉肿痛,肺热咳嗽,痈肿疖毒。

金钱草(各地金钱草品种不一,最常用的三种是:过路黄,习称大金钱草;连钱草;广东金钱草):•全草 •甘、淡,平 •肝、胆、肾、膀胱 •30~60g,鲜品加倍

•1. 利水通淋——热淋,石淋。

2. 除湿退黄——肝胆结石,湿热黄疸。

3. 解毒消肿——热毒疮疡,蛇虫咬伤。

金银花:•花蕾 •甘,寒 •肺、胃、大肠 •10~15g

•清热解毒——外感风热,温病初起,暑热,外疡内痈,热毒泻痢。

金樱子:•果实 •酸、涩,平 •肾、膀胱、大肠 •6~18g

•1. 固精缩尿——滑精,尿频,带下。

2. 涩肠止泻——久泻久痢。

金铃子(见川楝子)

狗脊:•根状茎 •苦、甘,温 •肝、肾 •10~15g

•1. 补肝肾,强腰膝,祛风湿——肾虚腰痛,寒湿腰痛。

2. 温补固涩——小便不禁,白带过多。

饴糖:•发酵制成的糖类 •甘,温 •脾、胃、肺 •30~60g

•1. 补脾益气——脾胃虚弱。

2. 缓急止痛——虚寒腹痛。

3. 润肺止咳——肺虚咳喘。

垂盆草:•全草 •甘、淡、微酸,凉 •肝、胆、心 •15~30g,鲜品200g;外用适量

•1. 利湿退黄——湿热黄疸。

2. 清热解毒——痈肿疮毒,咽喉肿痛,毒蛇咬伤,烫伤。

明党参：•根 •甘、微苦，凉 •肺、脾胃 •5～10g

•1. 润肺化痰——肺热咳嗽，虚热咳嗽。

2. 养胃和中——胃热津伤，或病后虚弱，食少口干。

肿节风(九节茶，草珊瑚)：•全草 •辛、苦，平 •肝，大肠 •6～15g

•1. 清热解毒——泻痢，肠痈，脓肿，肺炎，癌症。

2. 祛风止痛——风湿痹痛，跌打损伤。

鱼腥草：•全草 •辛，微寒 •肺 •15～30g

•1. 清热解毒消痈——肺痈，肺热咳嗽，热毒痈肿。

2. 利尿通淋——热淋。

夜交藤(首乌藤)：•藤 •甘，平 •心、肝 •15～30g

•1. 养心安神——失眠，多汗。

2. 通络祛风——肢体酸痛。

炉甘石：•矿石 •甘，平 •肝、胃 •眼用或外用适量

•1. 明目去翳——目赤肿痛，目生翳膜。

2. 收敛生肌——溃疡不敛，皮肤湿疮。

泽兰：•全草 •苦、辛，微温 •肝、脾 •10～15g

•1. 活血祛瘀——血瘀经闭，痛经，产后瘀滞腹痛，跌打损伤。

2. 行水消肿——产后小便不利。

泽泻：•块茎 •甘、淡，寒 •肾、膀胱 •5～10g

•利水渗湿——小便不利，水肿，淋浊，泄泻，带下，痰饮。

泽漆：•全草 •辛、苦，微寒，有毒 •大肠、小肠、肺 •5～10g

•1. 利水消肿——水肿，腹水。

2. 化痰止咳——咳嗽气喘。

3. 化痰散结——瘰疬。

降香：•根部心材 •辛，温 •心、肝 •煎服3～6；研末服1～2g/次

•1. 活血祛瘀，止血定痛——瘀血性胸胁痛，跌打损伤，创伤出血。

2. 辟秽和中止呕——秽浊内阻，呕吐腹痛。

细辛：• 全草 • 辛，温 • 肺、肾 • 1～3g

• 1. 祛风散寒止痛——风寒之偏正头痛，牙痛，风湿痹痛。
2. 祛风散寒解表——风寒表证。
3. 温肺化饮——痰饮咳喘。
4. 通鼻窍——鼻塞流涕，鼻渊。

贯众：• 根茎及叶柄基部 • 苦，微寒 • 肝、脾 • 10～15g

• 1. 杀虫——多种肠道寄生虫病。
2. 清热解毒——风热感冒，温热斑疹，痄腮。
3. 凉血止血（炒炭）——血热妄行之出血。

卷柏：• 全草 • 辛，平 • 肝、心 • 3～10g，鲜品 15～30g

• 1. 止血，化瘀——瘀血性出血及多种出血。
2. 活血通经——痛经，经闭，跌打损伤。

九画

韭菜子：• 种子 • 辛、甘，温 • 肝、肾 • 5～10g

• 温肾壮阳——肾阳虚所致之阳痿，遗精。

玳瑁：• 背甲 • 甘、咸，寒 • 心、肝 • 3～10g 先煎；或研粉入丸散

• 1. 平肝定惊——高热神昏，惊痫，痉厥。
2. 清热解毒——疔疮，肿毒。

珍珠：• 贝壳内生成物 • 甘、咸，寒 • 心、肝 • 0.3～1g，入丸散

• 1. 镇心定惊——惊悸，癫痫，惊风。
2. 清肝明目除翳——肝热目赤，肝虚目昏。
3. 收敛生肌——溃疡不敛，喉痛腐烂，皮肤湿疹。

珍珠母：• 贝壳 • 咸，寒 • 肝、心 • 15～30g，宜先煎

• 1. 平肝潜阳——肝阳上亢。
2. 清肝明目——肝热目赤，肝虚目昏。

珍珠草：• 全草 • 甘、苦，凉 • 肝、肺 • 15～30g，鲜品倍量

• 1. 利湿退黄——湿热黄疸，湿热泻痢。
2. 清热解毒——疮疡肿毒，毒蛇咬伤。

3. 清热明目——肝热目赤肿痛。

4. 消积化滞——小儿疳积。

枳实：• 未成熟果实　• 苦、辛，微寒　• 脾、胃、大肠　• 5 ~ 10g，可至 15g

• 1. 破气消积——食积停滞，泻痢不畅。

2. 化痰除痞——痰浊阻塞气机之胸脘痞满。

枳壳：• 接近成熟的果实　• 苦、辛，微寒　• 脾、胃、大肠　• 5 ~ 10g

• 理气宽中，消胀除满——脘腹气滞。

栀子：• 果实　• 苦，寒　• 心、肾、大肠　• 3 ~ 10g

• 1. 泻火除烦——热病心烦，高热烦躁。

2. 清热利湿——湿热黄疸，小便短赤，热淋，血淋。

3. 凉血解毒——血热出血，痈肿疮毒。

柏子仁：• 种仁　• 甘，平　• 心、肾、大肠　• 10 ~ 18g

• 1. 养心安神——虚烦不眠，惊悸怔忡。

2. 润肠通便——肠燥便秘。

枸杞子：• 果实　• 甘，平　• 肝、肾、肺　• 5 ~ 10g

• 1. 滋补肝肾，益精明目——肝肾不足之头晕目眩。

2. 滋阴润肺——阴虚劳嗽。

柿蒂：• 宿存花萼　• 苦，平　• 胃　• 6 ~ 10g

• 降气止呃——呃逆。

柿饼：• 果实加工品　• 甘、涩，寒　• 肺、脾　• 3 ~ 5 只/日

• 润肺止咳，收敛止血——咳痰带血，痔血便血。

柽柳（西河柳）：• 嫩枝叶　• 辛，甘，温　• 肺、胃、心　• 3 ~ 10g

• 发汗透疹——麻疹透发不畅，风疹身痒。

胡荽（芫荽）：• 全草　• 辛，温　• 肺、胃　• 3 ~ 6g

• 1. 发汗透疹——麻疹透发不畅。

2. 芳香开胃——调味佐食。

胡椒：• 果实　• 辛，热　• 胃、大肠　• 2 ~ 4g 研末服，0.5 ~ 1g/次

• 温中散寒——脘腹冷痛，虚寒泄泻。

胡芦巴：• 种子　• 苦，温　• 肝、肾　• 3 ~ 10g

• 1. 温肾壮阳——肾阳虚衰。

2. 逐除寒湿——寒疝腹痛，寒湿脚气。

胡桃肉（胡桃仁）：• 核仁　• 甘，温　• 肾、肺、大肠　• 10 ~ 30g

• 1. 补肾纳气，温肺定喘——肺肾不足之虚喘。

2. 补肾强骨，填精益髓——腰膝酸软无力。

3. 润肠通便——肠燥便秘。

胡黄连：• 根茎　• 苦，寒　• 心、肝、胃，大肠　• 3 ~ 10g

• 1. 退虚热——阴虚发热，小儿疳热。

2. 清热燥湿——湿热泻痢，痔疮肿痛。

胡颓子叶：• 叶　• 酸、涩，平　• 肺　• 9 ~ 15g；外用适量

• 1. 平喘止咳——肺虚咳喘。

2. 收敛止血——咯血，吐血，外伤出血。

3. 解毒消肿——痈疽发背，痔疮（外用）。

荆芥：• 地上部分　• 辛，微温　• 肺、肝　• 3 ~ 10g

• 1. 祛风解表——风寒表证。

2. 祛风止痒，宣散透疹——风疹瘙痒，麻疹透发不畅。

3. 止血（炒炭）——衄血，便血，崩漏等。

南瓜子：• 种子　• 甘，平　• 胃、大肠　• 60 ~ 120g，连壳或去壳研细粉用冷开水调服

• 杀虫——绦虫病，蛔虫病。

茜草：• 根　• 苦，寒　• 肝　• 10 ~ 15g

• 1. 凉血止血——血热所致之各种出血。

2. 祛血祛瘀——血瘀经闭，跌打损伤，关节痹痛。

荜茇：• 未成熟果穗　• 辛，热　• 胃、大肠　• 2 ~ 5g

• 温中止痛——胃寒所致之呕吐，呃逆，腹痛，泄泻。

荜澄茄：• 果实　• 辛、热　• 胃、大肠　• 2 ~ 5g

• 1. 温中散寒——脾胃虚寒之脘腹冷痛及呃逆呕吐。

2. 温暖下焦——寒疝腹痛，膀胱气化不利之小便不利。

草乌(见乌头)

草果:•果实 •辛,温 •脾、胃 •3 ~ 6g

•1. 燥湿,温中——寒湿中阻之脘腹胀痛及吐泻。

2. 截疟——山岚瘴气,秽浊湿邪所致之瘴疟。

草豆蔻:•种子 •辛,温 •脾、胃 •3 ~ 6g

•燥湿,温中,行气——寒湿中阻之脘腹胀痛及吐泻。

茵陈蒿:•幼苗 •苦,微寒 •脾、胃、肝、胆 •10 ~ 30g

•清利湿热,退黄疸——湿热黄疸。

茯苓:•菌核 •甘、淡,平 •心、脾、肾 •10 ~ 15g

•1. 利水渗湿——水湿诸证。

2. 健脾——脾气虚弱。

3. 安神——心悸,失眠。

茶叶:•芽叶 •苦、甘,凉 •心、肺、胃 •3 ~ 10g,泡服

•清头目,除烦渴,消食,利尿——精神疲惫,心烦口渴,食积泻痢,小便不利。

茺蔚子:•益母草的果实 •甘,微寒 •肝 •5 ~ 10g

•1. 活血调经——痛经,闭经。

2. 凉肝明目——目赤肿痛。

荠菜:•带根全草 •甘,凉 •肝、胃、小肠、膀胱 •15 ~ 30g,鲜品60 ~ 120g

•1. 凉血止血——血热吐血、咯血、尿血、崩漏。

2. 分清泌浊——乳糜尿,急性肾炎。

3. 清利湿热——湿热泻痢。

荔枝核:•种子 •甘、涩,温 •肝、胃 •10 ~ 15g

•理气止痛,祛寒散滞——寒疝腹痛,睾丸肿痛,肝气郁滞,气滞血瘀之经前或产后腹痛。

砂仁:•果实 •辛,温 •脾、胃 •3 ~ 6g,宜后下

•1. 化湿行气——湿阻中焦及脾胃气滞。

2. 温中止泻——脾寒泄泻。

3. 安胎——妊娠恶阻,胎动不安。

牵牛子(二丑):•种子 •苦,寒,有毒 •肺、肾、大肠

•煎服3～10g;散剂1～2g

•1. 泻水消肿——水肿,腹水。

2. 消积通便——食积便秘。

3. 泻肺逐饮——痰饮咳喘。

4. 驱虫攻积——虫积腹痛。

厚朴:•树皮　•苦,辛,温　•脾、胃、肺、大肠　•3～10g

•1. 行气燥湿——湿阻,食积,气滞所致之脘腹胀满。

2. 降气平喘——痰多咳喘。

厚朴花:•花蕾　•辛,温　•脾、胃　•3～6g

•芳香化湿,行气宽中——湿浊气滞所致之脘腹胀痛。

威灵仙:•根及根茎　•辛、咸,温　•肝　•5～10g

•祛风湿,通经络,止痹痛——风湿痹痛,筋脉拘挛。

鸦胆子:•种子　•苦,寒　•大肠、肝　•10～15粒(治疟);10～30粒(治痢)

•1. 清热解毒,截疟治痢——疟疾,痢疾,肿瘤。

2. 腐蚀赘疣(外用)——鸡眼,寻常疣。

草珊瑚(见肿节风)

虻虫:•雌虫体　•苦,微寒,小毒　•肝　•煎服1～3g;焙干研末吞服0.1～0.3g/次

•破血逐瘀——血瘀经闭,积聚,跌打损伤。

骨碎补(毛姜):•根茎　•苦,温　•肝、肾　•10～20g

•1. 补肾壮阳——阳痿,腰膝冷痛。

2. 固精缩尿——滑精,遗尿,尿频。

3. 温脾止泻——脾肾阳虚所致之泄泻。

钩藤:•带钩茎叶　•甘,微寒　•肝、心包　•15～30g,不宜久煎

•1. 熄风止痉——热盛动风,惊痫抽搐,小儿惊风,破伤风。

2. 清热平肝——肝火亢盛,肝阳上亢。

钟乳石:•矿石　•甘,温　•肺、肾、胃　•9～15g

•1. 温肺平喘——寒哮痰喘,肺虚喘嗽。

2. 温肾纳气——肾虚喘息,阳痿遗精,腰膝冷痛。

3. 通乳——乳汁不通。

重楼(见蚤休)

香附:• 根茎 • 辛、微苦、微甘,平 • 肝、三焦 • 6 ~ 12g

• 1. 疏肝理气——肝郁气滞,疝气痛。

2. 调经止痛——月经不调,痛经,乳房胀痛。

香加皮(北五加皮)

• 根皮 • 辛、苦,温,有毒 • 肺、肾、心 • 3 ~ 6g

• 1. 利水消肿——水肿,小便不利。

2. 祛风湿,强筋骨——风湿痹痛,腰膝酸软。

香薷:• 全草 • 辛,微温 • 肺、胃 • 3 ~ 10g

• 1. 发汗解表——暑季外感风寒。

2. 和中化湿——暑季内伤于湿之腹痛吐泻。

3. 利水消肿——水肿,小便不利。

禹余粮:• 矿石 • 甘、涩,平 • 胃、大肠 • 10 ~ 20g

• 1. 涩肠止泻——久泻久痢。

2. 收敛止血——崩漏带下。

急性子(凤仙花子)

• 种子 • 辛、微苦,温,小毒 • 肝、脾 • 煎服 3 ~ 9g;研末服 1.5 ~ 4.5g

• 1. 软坚散结——经闭、痛经、产后胞衣不下,产后腹痛。

2. 行瘀降气——噎膈,骨鲠咽喉。

独活:• 根 • 辛、苦,温 • 肝、肾、膀胱 • 3 ~ 10g

• 1. 祛风除湿——风湿痹痛。

2. 散寒解表——风寒表证兼有湿邪者。

胆南星:• 由天南星与牛胆汁加工制成 • 苦,凉 • 肝、脾 • 2 ~ 5g

• 消化热痰,熄风定惊——痰热惊风抽搐,中风,癫狂。

胆矾:• 含水硫酸铜 • 酸、辛,寒,有毒 • 肝、胆 • 温水化服,0.3 ~ 0.6g;外用适量

• 内服涌吐风痰、毒物;外用解毒收湿,蚀疮去腐。

胖大海:• 种子 • 甘,寒 • 肺、大肠 • 3 ~ 5 枚,沸水泡服或煎服

•1. 清宣肺气——肺热声哑，痰热咳嗽。
2. 清肠通便——热结便秘。

胎盘（见紫河车）

炮姜：•干姜炒至表面微黑，内成棕黄色而成　•苦，涩，温　•脾　•3～6g

•功效与干姜相似，但温里作用弱于干姜，而长于温经止血，适用于虚寒性出血。

活血藤（见红藤）

洋金花：•花　•辛，温、有毒　•心、肺、脾　•散剂吞服0.3～0.6g

•1. 止咳平喘——哮喘，寒痰喘咳。
2. 祛风止痛——心腹冷痛，风湿痹痛，跌打损伤。
3. 镇痉止搐——癫痫及慢惊风之痉挛抽搐。

前胡：•根　•苦、辛，微寒　•肺　•6～10g

•1. 降气祛痰——喘咳痰稠。
2. 宣散风热——外感风热。

穿山龙：•根茎　•苦，微寒　•肝、肺　•10～15g

•1. 祛风除湿，活血通络——风湿痹痛，跌打损伤，胸痹心痛。
2. 止咳祛痰——肺热喘咳。

穿山甲：•鳞片　•咸，微寒　•肝、胃　•煎服3～10g；研末服1～1.5g/次

•1. 活血通经——经闭，癥积，风湿痹痛。
2. 通乳——乳汁不下。
3. 消肿排脓——痈肿初起或脓成未溃，瘰疬。

穿心莲：•全草　•苦，寒　•肺、胃、大肠、小肠　•6～15g

•1. 清热解毒——温病初起，肺热喘咳，咽喉肿痛。
2. 清热燥湿——湿热痢，热淋，湿疹。

姜黄：•根茎　•辛、苦，温　•肝、脾　•5～10g

•破血行气，通经止痛——气滞血瘀所致之胸胁疼痛，经闭腹痛，风湿臂痛。

祖师麻：•根皮　•辛、苦，温，小毒　•肝　•3～6g

• 祛风除湿，活血散瘀——风湿痹痛，跌打损伤。

神曲：• 加工品　• 甘、辛，温　• 脾、胃　• 6～15g

• 消食化积——消化不良，食积停滞。

扁豆：• 种子　• 甘，微温　• 脾、胃　• 10～20g

• 健脾化湿——脾虚生湿，暑湿吐泻。

扁豆花：• 花　• 甘，微温　• 脾、胃　• 3～10g

• 解暑化湿——感受暑湿之发热泄泻。

蚤休（七叶一枝花，重楼）：• 根茎　• 苦，微寒，小毒　• 肝　• 5～10g

• 1. 清热解毒——痈肿疮毒，毒蛇咬伤。
　2. 定惊止痉——小儿惊风。

孩儿茶（儿茶）：• 干浸膏　• 苦、涩，凉　• 肺　• 0.1～1g

• 1. 收湿敛疮——湿疮流水，溃疡不敛，牙疳口疮（外用）。
　2. 生肌止血——外伤出血（外用）。
　3. 清热化瘀——肺热咳嗽。

络石藤：• 带叶藤茎　• 苦，微寒　• 心、肺　• 6～15g

• 1. 祛风通络——风湿痹痛，筋脉拘挛。
　2. 凉血消肿——咽喉肿痛，痈肿。

绞股蓝：• 根茎或全草　• 甘、苦，寒　• 脾、肺　• 10～20g

• 1. 益气健脾——脾胃气阴两虚。
　2. 化痰止咳——气虚痰嗽，阴虚燥咳皆宜。

十画

秦艽：• 根　• 苦、辛，微寒　• 胃、肝、胆　• 5～10g

• 1. 祛风湿，舒经络——风湿痹痛。
　2. 清虚热——骨蒸潮热。

秦皮：• 茎皮　• 苦，寒　• 肝、胆、大肠　• 3～12g

• 1. 清热解毒燥湿——湿热泻痢，湿热带下。
　2. 清肝明目——目赤肿痛。
　3. 平喘止咳——肺热喘咳。

蚕沙：• 蚕粪　• 甘、辛，温　• 肝、脾、胃　• 3～10g，须

包煎

•1. 祛风除湿——风湿痹痛,湿疹瘙痒。

2. 和胃化浊——湿浊内阻所致之吐泻转筋。

桂枝:•嫩枝 •辛、甘,温 •心、肺、膀胱 •3~10g

•1. 发汗解表——风寒表证。

2. 温通血脉——寒凝痛经或经闭。

3. 通阳化气——胸阳不振之胸痹。

桔梗:•根 •苦、辛,平 •肺 •3~10g

•1. 化痰止咳——痰多咳嗽。

2. 利咽开音——咽喉肿痛,声音嘶哑。

3. 宣畅肺气——气滞胸闷,小便不通,大便秘结。

4. 排脓消痛——肺痈。

桃仁:•种仁 •苦,平 •心、肝、肺、大肠 •6~10g

•1. 活血祛瘀——血瘀经闭,痛经,产后瘀滞腹痛,癥积,跌打损伤。

2. 润肠通便——肠燥便秘。

荸荠:•球茎 •甘,微寒 •肺、胃、大肠 •30~60g

•1. 化痰消积——痰热咳嗽,阴虚肺燥,痰核瘰疬。

2. 清热生津——热病烦渴,肠燥便秘。

3. 明目退翳——目赤肿痛,障翳。

莱菔子:•种子 •辛,甘,平 •脾、肺、胃 •6~10g

•1. 消食除胀——食积不化,中焦气滞。

2. 降气化痰——痰壅咳喘。

莲子:•种仁 •甘、涩,平 •脾、肾、心 •6~15g

•1. 补脾止泻——脾虚久泻,带下。

2. 益肾固精——肾虚遗精及滑精。

3. 养心安神——虚烦,惊悸,失眠。

莲须:•花蕊 •甘、涩,平 •心、肾 •1.5~5g

•清心固肾,涩精止血——梦遗滑精,遗尿尿频,吐血崩漏。

莲房:•成熟花托 •苦、涩、温 •肝 •炒炭用,5~10g

•消瘀止血——崩漏、尿血。

莲子心：• 胚芽　• 苦，寒　• 心　• 1.5～3g

• 清心泻火，除烦安神——心火亢盛所致之烦躁不安。

荷叶：• 叶片　• 苦、涩，平　• 心、肝、脾、胃　• 3～10g

• 1. 清暑利湿——暑热证。

2. 升阳止血——脾虚泄泻和多种出血。

莪术：• 根茎　• 辛，苦，温　• 肝、脾　• 3～10g

• 1. 破血祛瘀——气滞血瘀所致之经闭腹痛及积聚。

2. 行气止痛——积滞不化，脘腹胀满疼痛。

夏天无：• 块茎　• 辛，苦，温　• 肝　• 5～15g

• 1. 祛风除湿——风湿痹痛。

2. 活血止痛——跌打损伤，脘腹疼痛。

夏枯草：• 带花的果穗　• 苦、辛，寒　• 肝、胆　• 10～15g

• 1. 清肝火——肝火上炎所致之头痛，目赤。

2. 散郁结——痰火郁结所致之瘰疬，瘿瘤。

破故纸(见补骨脂)

柴胡：• 根　• 苦、辛，微寒　• 心包、肝、三焦、胆　• 3～10g

• 1. 和解退热——伤寒少阳病证。

2. 疏肝解郁——肝气郁结。

3. 升举阳气——气虚下陷。

党参：• 根　• 甘，平　• 脾、肺　• 10～30g

• 1. 补中益气——中气不足。

2. 补益肺气——肺气亏虚。

鸭跖草：• 全草　• 甘、苦，寒　• 肺、胃、膀胱　• 15～30g，鲜品 30～60g

• 1. 清热解毒——咽喉肿痛，痈肿疮毒。

2. 利尿通淋——热淋，水肿。

铁苋菜：• 全草　• 微苦、涩，凉　• 心、肝、肺、大肠　• 10～30g，鲜品 30～60g

• 1. 收敛止血——各种出血。

2. 清热治痢——肠炎，痢疾。

射干：• 根茎　• 苦，寒　• 肺　• 6～10g

• 1. 清热解毒——咽喉肿痛。

2. 祛痰利咽——痰盛咳喘。

臭梧桐:•嫩枝及叶 •辛、苦,甘,凉 •肝 •5～15g

•祛风湿——风湿痹痛。

徐长卿:•根及根茎 •辛,温 •肝、胃 •煎服3～10g;散剂吞服1.5～3g

•1. 祛风通络——风湿痹痛。

2. 祛风止痒——湿疹,瘾疹,顽癣。

3. 止痛——各种疼痛。

4. 解毒消肿——毒蛇咬伤。

高良姜:•根茎 •辛,热 •脾、胃 •3～10g

•温中止痛——脘腹冷痛,呕吐泄泻。

凌霄花:•花 •辛,微寒 •肝、心包 •3～10g

•1. 活血破瘀——血瘀经闭,积块。

2. 凉血祛风——血热所致周身瘙痒。

浙贝母:•地下鳞茎 •苦,寒 •肺、心 •3～10g;研末冲服1～1.5g/次

•1. 清肺化痰止咳——外感痰热咳嗽。

2. 清热散结,力大于川贝——瘰疬,疮痈肿毒,乳痈。

海藻:•全草 •咸,寒 •肝、胃、肾 •10～15g

•消痰软坚——瘿瘤,瘰疬,痰核。

海桐皮:•树皮 •苦、辛,平 •肝 •6～12g

•祛风湿,通经络——风湿痹痛,四肢拘挛,腰膝疼痛。

海蛤壳:•贝壳 •苦、咸,寒 •肺、胃 •煎服10～15g;入丸散1～3g

•1. 清肺化痰——肺热痰稠咳喘。

2. 软坚散结——瘿瘤,痰核。

海螵蛸(见乌贼骨)

海风藤:•藤茎 •辛、苦,微温 •肝 •5～10g

•祛风湿,通经络——风湿痹痛,筋脉拘挛,跌打损伤。

海金沙:•孢子 •甘,寒 •膀胱、小肠 •6～12g,布包入煎

海狗肾(腽肭脐):•雄性外生殖器 •咸,热 •肾 •1～

1.5g 研末服

• 功效同黄狗肾而效更佳，因药源稀少，多以黄狗肾代之。

海马：• 去内脏的全体 • 甘，温 • 肝、肾 • 3～9g

• 1. 补肾壮阳——阳痿，遗精，遗尿。

2. 调气活血——癥瘕积聚，跌打损伤。

浮萍：• 全株 • 辛，寒 • 肺、膀胱 • 3～10g

• 1. 发汗解表——外感风热。

2. 透疹止痒——麻疹透发不畅，风热隐疹，皮肤瘙痒。

3. 利水消肿——风水。

浮小麦：• 颖果 • 甘，凉 • 心 • 15～30g

• 益气，除热，止汗——自汗，盗汗，骨蒸劳热。

浮海石：• 骨骼 • 咸，寒 • 肺 • 6～10g

• 1. 清肺化痰——痰热咳嗽，咳痰稠黏。

2. 软坚散结——瘰疬，痰核。

益母草：• 全草 • 辛、苦，微寒 • 心、肝、膀胱 • 10～15g，可大至 30g

• 1. 活血祛瘀——经行不畅，痛经，经闭，跌打损伤。

2. 利尿消肿——小便不利，水肿。

3. 清热解毒——疮疡肿毒，皮肤痒疹。

拳参：• 根茎 • 苦，凉 • 肝、胃、大肠 • 3～12g

• 清热解毒，利湿——湿热泻痢，热毒痈肿，口舌生疮，水肿。

娑罗子：• 果实 • 甘，温 • 肝、胃 • 3～10g

• 1. 疏肝理气——肝气郁结，经前乳房胀痛。

2. 宽中和胃——肝胃不和。

桑椹：• 果穗 • 甘，寒 • 心、肝、肾 • 10～15g

• 1. 滋阴补血——阴亏血虚。

2. 生津——津伤口渴。

3. 润肠——肠燥便秘。

桑叶：• 叶 • 苦、甘，寒 • 肺、肝 • 5～10g

• 1. 疏风清热——外感风热，咽喉肿痛。

2. 清肝明目——肝经实热或风热所致之目疾。

3. 清肺润燥——燥热伤肺。

4. 凉血止血——血热所致之吐血。

桑枝：• 嫩枝　• 苦，平　• 肝　• 10～30g

• 祛风通络——风湿痹痛，四肢拘挛。

桑白皮：• 根皮　• 甘，寒　• 肺　• 10～15g

• 1. 泻肺平喘——肺热咳喘。

2. 利尿消肿——水肿。

桑寄生：• 带叶茎枝　• 苦，平　• 肝、肾　• 10～20g

• 1. 祛风湿，补肝肾，强筋骨——肝肾不足之腰膝酸痛。

2. 养血安胎——胎肾虚损，冲任不固之胎漏下血及胎动不安。

桑螵蛸：• 卵鞘　• 甘、咸，平　• 肝、肾　• 3～10g

• 补肾助阳，固精缩尿——肾阳虚所致之滑精，尿频，白带过多。

通草：• 茎髓　• 甘、淡，微寒　• 肺、胃　• 2～5g

• 1. 利水渗湿——小便短赤或淋漓不爽。

2. 通乳——乳汁稀少或不通。

十一画

萆薢：• 根茎　• 苦，平　• 肝、胃、膀胱　• 10～15g

• 1. 利湿浊——膏淋。

2. 祛风湿——痹证。

菟丝子：• 种子　• 辛、甘，平　• 肝、肾　• 10～15g

• 1. 补阳益阴——脾肾阳虚，肝肾阴虚。

2. 固精缩尿——肾虚之阳痿滑精，小便频数。

3. 养肝明目——肝肾不足之目暗不明。

4. 补脾止泻——脾虚便溏或泄泻。

菊花：• 头状花序　• 辛、甘、苦，微寒　• 肝、肺　• 10～15g

• 1. 疏散风热——风热表证，温病初起。

2. 清肝明目——肝火或风热所致之目赤肿痛。

3. 清热解毒——疮疡肿痛。

4. 平降肝阳——肝阳上亢所致之头目眩晕。

黄芩：• 根　• 苦寒　• 肺、胆、胃、大肠　• 3 ~ 10g

• 1. 清热燥湿——湿热泻痢，黄疸及淋病，湿温发热。
2. 泻火解毒——气分实热，肺热咳嗽，痈肿疮毒。
3. 清热安胎——胎热不安。

黄芪：• 根　• 甘，微温　• 脾、肺　• 10 ~ 15g，大剂量 30 ~ 60g

• 1. 补气升阳——脾肺气虚，中气下陷。
2. 益卫固表——卫气虚所致之表虚自汗。
3. 托毒生肌——气血不足所致之痈疽不溃及溃久不敛。
4. 利水退肿——气虚失运之水湿停聚。

黄连：• 根茎　• 苦，寒　• 心、肝、胃、肠　• 2 ~ 10g

• 1. 清热燥湿——湿温发热，中焦湿热，湿热下痢。
2. 泻火解毒——心，肝，胃之火热证，痈肿疮毒。

黄柏：• 树皮　• 苦，寒　• 肾、膀胱、大肠　• 3 ~ 10g

• 1. 清热燥湿——泻痢，黄疸，带下，淋病。
2. 泻火解毒——疮疡肿毒。
3. 退虚热，制相火——阴虚发热。

黄毛耳草(地蜈蚣，石打穿)：• 全草　• 微苦，微寒　• 肝、脾　• 15 ~ 30g

• 1. 清热利湿——泄痢，黄疸，水肿，带下，乳糜尿。
2. 解毒消肿——痈疡肿毒，毒蛇咬伤。
3. 凉血止血——出血诸证。

黄精：• 根　• 甘，平　• 脾、肺、肾　• 10 ~ 20g，鲜品 30 ~ 60g

• 1. 滋阴润肺——阴虚劳嗽，肺燥咳嗽，肾虚精亏。
2. 益气补脾——脾胃虚弱。

黄狗肾：• 阴茎和睾丸　• 咸，温　• 肾　• 1.5 ~ 3g，入丸散

• 补肾壮阳——阳痿，阴冷。

黄药子：• 块茎　• 苦，寒　• 肺、肝　• 10 ~ 15g

• 1. 化痰软坚散结——瘿瘤，肿块。
2. 清热解毒——疮疡肿毒，咽喉肿痛，毒蛇咬伤。
3. 凉血止血——血热所致之吐血，咯血。

4. 止咳平喘——咳嗽气喘,百日咳。

接骨木:•带叶茎枝　•甘,苦,平　•肝　•10~15g

•1. 祛风通络——风湿痹痛。

2. 活血止痛——跌仆伤痛。

3. 利水消肿——水肿,小便不利。

雪莲花:•带花全株　•甘、微苦,温　•肝、肾　•6~12g

•1. 祛风湿,强筋骨——寒湿痹证,腰膝酸软。

2. 补肾壮阳——肾虚阳痿,下元虚冷之经闭、痛经及崩漏带下。

常山:•根　•苦、辛,寒,有毒　•肺、心、肝　•5~10g

•1. 涌吐痰饮——胸中痰饮积聚。

2. 截疟——疟疾。

蛇莓:•全草　•微苦,寒　•肺、胃、肝　•10~30g

•1. 清热解毒——痈肿疔毒,咽喉肿痛,白喉,烫伤,蛇虫咬伤,癌症。

2. 止咳止血——肺热咳嗽,百日咳,血热性出血。

蛇蜕:•蜕下的表皮膜　•甘、咸,平　•肝　•煎服2~3g;研末服0.3~0.6g

•祛风,定惊,止痒,退翳——惊风,皮肤瘙痒,目翳。

蛇床子:•果实　•辛、苦,温　•肾　•内服3~10g,外用15~30g

•1. 温肾壮阳——阳痿,宫冷不孕。

2. 散寒祛风——寒湿带下,湿痹腰痛。

3. 燥湿杀虫(外用)——阴部湿痒,湿疹,疥癣。

野菊花:•头状花序　•苦、辛,微寒　•肺、肝　•10~18g

•清热解毒——痈肿疮毒,咽喉肿痛,风火赤眼。

梨:•果实　•甘、微酸,凉　•肺、胃　•1~2枚,嚼服

•1. 润肺止咳——肺燥咳嗽。

2. 生津止渴——热病津少口渴。

银耳:•子实体　•甘,平　•肺、胃　•10~15g

•润肺养胃——虚劳咳嗽,痰中带血,虚热口渴。

银杏(见白果)

银杏叶:•叶 •甘、苦,涩,平 •肺、心 •3~6g

•敛肺,平喘,止痛——肺虚咳喘,高血脂,冠心病,脑动脉硬化。

银柴胡:•根 •甘,微寒 •肾、胃 •3~10g

•退虚热,清疳热——阴虚发热,劳热骨蒸,小儿疳热。

猪苓:•菌核 •甘、淡,平 •肾、膀胱 •5~10g

•利水渗湿——小便不利,水肿,泄泻,淋浊,带下。

猪胆汁:•胆汁 •苦,寒 •肝、胆 •6~10g,墩服

•1. 清热解毒——疮疡肿痛,水火烫伤,湿疹,目赤肿痛,痰热咳嗽。

2. 清肝利胆——湿热黄疸。

猫爪草:•块根 •辛、苦,平,小毒 •肝、肺 •煎服9~15g;外用适量

•1. 化痰散结——瘰疬痰核。

2. 解毒消肿——疔疮,蛇虫咬伤。

旋覆花:•头状花序 •苦、辛,咸,微温 •肺、脾、胃,大肠 •3~10g包煎

•1. 化痰行水——痰涎壅盛,痰饮蓄结。

2. 降气止呕——嗳气,呕吐。

商陆:•根 •苦,寒,有毒 •肺、肾、大肠 •5~10g

•1. 泻下利水——水肿胀满,大便秘结,小便不利。

2. 散结消痈(外用)——疮疡肿毒。

麻黄:•草质茎 •辛、微苦,温 •肺、膀胱 •3~10g

•1. 发汗解表——风寒表证。

2. 宣肺平喘——外邪束肺。

3. 利水消肿——水肿而兼有表证(风水)。

麻黄根:•根 •甘,平 •肺 •3~10g

•止汗——自汗,盗汗。

鹿茸:•未骨化的幼角 •甘、咸,温 •肾、肝 •研细末服0.3~0.6g/次

•1. 补肾壮阳——肾阳虚衰之全身虚寒。

2. 益精补血——精血衰少之消瘦羸弱。

3. 强筋壮骨——老人脚膝痿弱，小儿骨软行迟，骨折久不愈合。

4. 止血固带——虚寒崩漏带下。

鹿角：•已骨化的角 •咸，温 •肾、肝 •5～10g

•补肾助阳，可作为鹿茸的代用品，但药力薄弱，兼能活血散瘀消肿，可治疮疡肿毒，乳痈，瘀血作痛以及腰脊筋骨疼痛等证。

鹿角胶：•鹿角煎熬浓缩而成 •甘、咸，温 •肝、肾 •5～10g

•补肝肾，益精血，并能止血，适用于肾阳不足，精血亏虚，虚劳羸弱，虚寒性出血，阴疽内陷等证。

鹿角霜：•鹿角熬膏后的残渣 •咸，温 •肾、脾 •5～10g

•益肾助阳，补力虽弱，但有收敛作用。可治肾阳不足，脾胃虚寒，食少便溏，子宫虚冷，崩漏，带下等证。外用对创伤出血，疮疡久不愈合，有收敛止血敛疮的功效。

鹿衔草(鹿蹄草)：•全草 •甘、苦，温 •肝、肾 •10～30g

•1. 祛风湿——风湿痹痛。

2. 补肝肾，强筋骨——肾虚腰痛，筋骨痿软。

3. 止血——咯血，吐血，崩漏。

淫羊藿(仙灵脾)：•全草 •甘、苦，温 •肝、肾 •10～30g

•1. 补肾壮阳——肾阳虚衰。

2. 祛风除湿——风湿痹痛。

淡竹叶：•叶 •甘、淡，寒 •心、胃、小肠 •6～15g

•1. 清热利尿——小便短赤，淋涩疼痛。

2. 清热除烦——烦热口渴，口舌生疮(竹叶为木本植物竹子之叶，淡竹叶为草本植物淡竹叶之叶。二药效用相似，但竹叶清心热效佳，且能凉胃，又可治上焦风热，而淡竹叶的利尿作用较好，以渗湿泄热见长。)

淡豆豉：•大豆加工品 •辛、甘，微苦，寒 •肺、胃 •10～15g

•1. 解表——外感风热，外感风寒亦可用。

2. 除烦——热病胸中烦闷，不眠。

羚羊角：• 角 • 咸，寒 • 肝、心 • 锉末服 0.3 ~ 0.5g/次

• 1. 平肝熄风——肝风内动。
  2. 平肝潜阳——肝阳上亢。
  3. 清肝明目——肝火上炎。
  4. 清热解毒——高热神昏，斑疹痘毒。

密蒙花：• 花蕾 • 甘，微寒 • 肝 • 6 ~ 10g

• 清肝明目——目赤肿痛，翳膜遮睛。

续断：• 根 • 苦、甘、辛，微温 • 肝肾 • 10 ~ 20g

• 1. 补肝肾，强筋骨——腰膝酸痛及痿软无力。
  2. 续筋接骨——跌仆损伤，筋伤骨折。
  3. 安胎止血——胎漏下血或胎动欲坠。

续随子（见千金子）

绿豆：• 种子 • 甘，寒 • 心、胃 • 15 ~ 30g，外用适量

• 1. 清热解毒——痈肿疮毒。
  2. 消暑除烦——暑热烦渴。

绿萼梅：• 花蕾 • 酸、涩，平 • 肝、胃 • 3 ~ 6g

• 1. 疏肝解郁——肝气郁结，梅核气。
  2. 理气和胃——肝胃不和。

十二画

琥珀：• 化石 • 甘，平 • 心、肝、膀胱 • 研末冲服 1.5 ~ 3g，不入煎剂

• 1. 定惊安神——惊风，癫痫。
  2. 利水通淋——血淋，石淋，癃闭。
  3. 活血化瘀——血瘀经闭，积块。

斑蝥：• 虫体 • 辛，寒，有毒 • 大肠、小肠、肝、肾 • 内服每次 0.03 ~ 0.06g 入丸散；外用适量

• 1. 攻毒蚀疮——痈疽，顽癣，瘰疬，狂犬咬伤。
  2. 破血散结——结闭，癥积，癌肿。

楮实：• 果实 • 甘，寒 • 肝、肾 • 6 ~ 10g

• 1. 滋补肝肾——腰膝酸软，虚劳骨蒸，遗精盗汗。

2. 清肝明目——风热上攻之眼疾。

3. 利水消肿——气化不利所致之水肿胀满。

椒目：• 花椒的种子　• 苦，寒　• 脾、膀胱　• 2 ~ 5g

• 1. 行水——水肿胀满。

2. 平喘——痰饮喘咳。

棕榈炭：• 叶鞘维的加工品　• 苦、涩、平　• 肺、肝、大肠　• 煎服 3 ~ 10g；研末服 1 ~ 1.5g/次

• 收敛止血——各种出血。

款冬花：• 花蕾　• 辛，温　• 肺　• 5 ~ 10g

• 润肺下气，止咳化痰——肺寒咳嗽，肺虚久咳，咯痰不爽或痰中带血。

葫芦：• 干燥果皮　• 甘，平　• 肺、小肠　• 15 ~ 30g

• 利水消肿——水肿，腹水。

葛根：• 根　• 甘、辛，凉　• 脾、胃　• 10 ~ 20g

• 1. 发表解肌——风热表证，头痛项强。

2. 透发麻疹——麻疹透发不畅。

3. 解热生津——胃热口渴，消渴。

4. 升阳止泻——湿热泻痢，脾虚久泻。

葱白：• 近根部的鳞茎　• 辛，温　• 肺、胃　• 3 ~ 10g

• 1. 发汗解表——风寒感冒轻证。

2. 散寒通阳——阴寒内盛之下利腹痛。

3. 解毒散结（外用）——疮痈疔毒。

葶苈子：• 种子　• 苦、辛，大寒　• 肺、膀胱　• 3 ~ 10g

• 1. 泻肺平喘——痰涎壅滞，咳嗽喘促。

2. 利水消肿——水肿实证，胸腹积水。

落得打（积雪草）：• 全草　• 苦、辛，寒　• 肝、脾、肾　• 10 ~ 30g

• 1. 活血消肿止痛——跌仆损伤。

2. 清热解毒利水——疮痈，目赤肿痛，咽喉肿痛，淋证。

萹蓄：• 地上部分　• 苦，微寒　• 膀胱　• 10 ~ 15g

• 1. 利水通淋——湿热下注，热淋涩痛。

2. 杀虫止痒——皮肤湿疹，阴痒（外洗）。

雄黄：• 矿石 • 辛、苦，温 • 心、肝、胃 • 外用适量；内服每次0.3～1g，一般入丸散，不入煎剂

• 解毒，杀虫——痈疽疔疮，疥癣，虫毒蛇伤。

硫黄：• 矿石的加工品 • 酸，温，有毒 • 肾、大肠 • 内服1～3g，入丸散

• 1. 杀虫止痒（外用）——疥癣，湿疹，皮肤瘙痒。
  2. 温肾助阳——肾火衰微，下元虚冷诸证。
  3. 调节排便——虚冷便秘，虚寒泻痢。

紫荆皮：• 树皮 • 苦，平 • 肝 • 煎服6～12g；外用适量

• 1. 活血破气——跌打损伤，经闭腹痛。
  2. 解毒消肿——痈疡肿痛。
  3. 利尿通淋——湿热淋证。

紫苏（苏叶）：• 叶 • 辛，温 • 肺、脾 • 3～10g，不宜久煎

• 1. 发表散寒——风寒表证。
  2. 补气和中——脾胃气滞之胸闷呕恶。
  3. 安胎——妊娠恶阻，胎动不妄。

紫草：• 根 • 甘，寒 • 心、肝 • 3～10g，煎服；油浸外用

• 1. 凉血活血，透疹消斑——温热病发斑疹，麻疹不能透发。
  2. 解毒疗疮——疮疡，湿疹，烫伤（内服及外用）。

紫珠：• 叶 • 苦、涩，凉 • 肝、肺、胃 • 10～15g；研末服1.5～3g/次

• 1. 收敛止血——肺胃出血，外伤出血。
  2. 解毒疗疮——烧伤，疮痈肿毒。

紫菀：• 根茎 • 苦、甘，微温 • 肺 • 5～10g

• 化痰止咳——咳嗽咯痰不爽，肺虚久咳，痰中带血。

紫贝齿：• 贝壳 • 咸，平 • 肝 • 10～15g，打碎先煎

• 1. 镇惊安神——小儿高热抽搐，虚阳上亢，心烦失眠。
  2. 清肝明目——肝火所致之目赤肿痛。

紫河车(胎盘):•胎盘　•甘、咸,温　•肺、肝、肾　•1.5~3g,研末吞服

•1. 补肾益精——肾精不足之不育及性机能低下。

2. 补气养血——气血不足之消瘦无力,面色萎黄,产后乳少。

3. 补肺定喘——肺肾不足之喘咳。

紫背天葵:•全草　•甘、苦、寒　•肝、脾、膀胱　•5~10g

•清热解毒,消肿散结——痈肿疮毒,癌症,蛇咬伤。

紫背天葵子(天葵子):•块根　•甘、苦,寒　•肝、脾、膀胱　•3~10g

•清热解毒,消肿散结——痈肿疮毒,癌症。

紫花地丁:•带根全草　•苦、辛,寒　•心、肝　•10~16g

•清热解毒——热毒疮疡,毒蛇咬伤。

蛤蚧:•去内脏的干燥体　•咸,平　•肺、肾　•研末服,每次1~2g,一日3次;浸酒服,1~2对

•1. 补肾益肺——肾不纳气之虚喘,肺虚喘嗽。

2. 温肾助阳——肾阳虚之阳痿遗精,小便频数。

蛤蟆油:•林蛙的输卵管　•甘、咸,平　•肺、肾　•煎服3~10g,或入丸散

•1. 补肾益精——体虚盗汗。

2. 养阴润肺——劳嗽咯血。

黑木耳(木耳)

•子实体　•甘,平　•肝、肾、大肠

•1. 补血益气——血虚萎黄,气血不足。

2. 凉血止血——便血、痔血、崩漏。

黑芝麻:•种子　•甘,平　•肝、肾　•10~30g,宜炒熟用

•补益肝肾,润肠通便——肝肾阴虚,肠燥便秘。

锁阳:•肉质茎　•甘,温　•肝、肾、大肠　•10~15g

•1. 温肾助阳——阳痿,不孕,腰膝萎软无力。

2. 润肠通便——肠燥便秘。

番木鳖(见马钱子)

番红花(藏红花):• 花 • 甘,寒 • 心、肝 • 1 ~ 3g

• 1. 活血祛瘀通经——痛经,闭经,癥积。

2. 凉血解毒——温病热入血分及斑疹大热。

番泻叶:• 叶 • 甘、苦,寒 • 大肠 • 缓下 1.5 ~ 3g,攻下 4 ~ 8g,用开水泡服,入汤剂后下

• 清热通便——热结便秘,实积便秘。

鹅不食草(见石胡荽)

滑石:• 矿石 • 甘、淡,寒 • 胃、膀胱 • 10 ~ 15g

• 1. 利水通淋——湿热淋病。

2. 清解暑热——暑湿证。

3. 清热收湿(外用)——湿疹,湿疮,痱子。

寒水石:• 矿石 • 咸,大寒 • 胃、肾 • 10 ~ 20g,先煎

• 1. 清热泻火——温热病邪在气分。

2. 研末外用——风热火眼,咽喉肿痛,口舌生疮,烫伤。

犀角:• 角 • 苦、咸,寒 • 心、肝、胃 • 1 ~ 3g 锉末冲服

• 1. 凉血止血——血热吐衄。

2. 解毒化斑——热毒积盛,斑疹紫暗。

3. 安神定惊——热入营血所致神昏谵语,惊厥抽搐。

十三画

椿皮(樗根皮,椿根皮,樗白皮):• 根皮 • 苦、涩,寒 • 大肠、胃、肝 • 3 ~ 5g

• 1. 清热燥湿,涩肠止泻——久泻久痢。

2. 止带止血——崩漏,带下,便血。

3. 杀虫止痒(外洗)——疮癣。

槐花:• 花蕾 • 苦,微寒 • 肝、大肠 • 10 ~ 15g

• 1. 凉血止血——血热性出血,尤下部出血。

2. 清肝泻火——肝热目赤,肝阳上亢。

槐角(槐实)

• 果实 • 苦,寒 • 肝、大肠 • 10 ~ 15g

•功效与槐花相似,但止血作用槐花为逊,而清降泄热之力则较强。

蒲黄:•花粉　•甘,平　•肝、心包　•3～10g,包煎

•1. 收涩止血——各种出血。

2. 活血祛瘀——心腹疼痛,痛经,产后瘀痛。

3. 利尿——血淋涩痛。

蒟蒻(魔芋)

•块茎　•辛,寒,有毒　•肝　•6～15g需煎3小时以上;外用适量

•1. 解毒消肿——痈肿疮毒,丹毒,烫伤,毒蛇咬伤。

2. 尚可用于抗肿瘤及减肥。

蒲公英:•带根全草　•苦、甘,寒　•肝、胃　•15～30g

•1. 清热解毒——痈肿疮疡,乳痈,肠痈,肺痈,咽喉肿痛。

2. 清热利湿——湿热黄疸,湿热淋病。

墓头回:•根　•苦、微酸、涩,微寒　•肝　•3～10g

•1. 清热解毒,收敛止带——带下赤白,色黄腥臭。

2. 凉血止血——血热崩漏。

硼砂(月石)

•矿石提炼的结晶体　•甘,咸,凉　•肺、胃　•多外用,慎内服,内服1～3g

•1. 外用清热解毒——口舌生疮,咽喉肿痛,目赤翳障。

2. 内服清肺化痰——痰热咳嗽。

雷丸:•菌核　•苦,寒,小毒　•胃、大肠　•研粉吞服,每次6g,每日2～3次,连服2～3日。

•杀虫——绦虫病,钩虫痛,蛔虫病。

雷公藤:•根　•苦、辛,凉,有毒　•肝　•5～12g,宜去皮久煎

•祛风除湿——顽痹,热痹。

蜈蚣:•虫体　•辛,温,有毒　•肝　•煎服1～3g;研末服0.6～1g

•1. 熄风止痉——惊痫抽搐,破伤风。

2. 攻毒散结——疮疡肿痛,瘰疬痰核。

3. 通络止痛——风湿痹痛，顽麻痹痛。

蜂蜜：• 蜂所酿糖类物质　• 甘，平　• 脾、肺、大肠　• 15～30g

• 1. 补中缓急——脾胃虚弱，中虚腹痛。

2. 润肺止咳——肺虚咳嗽，肺燥干咳。

3. 滑肠通便——肠燥津亏之便秘。

矮地茶（平地木）

• 全株　• 苦，平　• 肺、肝　• 10～30g

• 1. 止咳祛痰——咳喘痰多（寒热皆宜）。

2. 利水渗湿——湿热黄疸，水肿。

3. 活血祛瘀——跌打损伤，风湿痹痛，经闭腹痛。

锦灯笼（挂金灯，酸浆实）

• 宿萼或带果实宿萼　• 酸、苦，寒　• 肺　• 5～10g

• 1. 清肺利咽——咽喉肿痛，肺热咳嗽。

2. 利尿通淋——热淋涩痛。

满山红：• 叶　• 苦，寒　• 肺　• 6～15g

• 止咳嗽痰平喘——咳喘痰多。

十四画

榧子：• 种子　• 甘，平　• 肺、大肠　• 15～30g 煎服；10～20g 枚炒熟取种仁嚼服

• 1. 杀虫——蛔虫病，钩虫病，绦虫病。

2. 润肺止咳——肺燥咳嗽之轻证。

槟榔：• 种子　• 辛、苦，温　• 胃、大肠　• 6～15g；单用杀绦虫、姜片虫时，可用 60～120g

• 1. 杀虫——多种肠寄生虫病。

2. 引气导滞——食积气滞，腹胀便秘，泻痢后重。

3. 利水——水肿，脚气。

酸枣仁：• 种子　• 甘，平　• 心、肝　• 煎服 10～18g；研末睡前服 1.5～3g

• 1. 养心安神——心肝血虚所致失眠惊悸。

2. 敛汗——体虚自汗及盗汗。

蔓荆子：• 果实 • 辛、苦，平 • 膀胱、肝、胃 • 6～12g

• 1. 疏散风热——外感风热所致头昏，头痛。

2. 清利头目——风热上扰所致目赤肿痛。

蔊菜：• 全草 • 辛、苦，平 • 10～30g

• 1. 祛痰止咳——肺热或肺寒咳嗽。

2. 清热解毒——咽喉肿痛，痈肿疮疡。

3. 利湿退黄——湿热黄疸。

磁石：• 矿石 • 辛、咸，寒 • 肝、心、肾 • 煎服 10～30g；入丸散 1～3g/次

• 1. 重镇安神——阴虚阳亢之烦躁不宁，失眠，心悸。

2. 平肝潜阳——肝阳上亢之头痛头晕。

3. 纳气平喘——肾虚气喘。

4. 聪耳明目——肝肾阴虚所致之耳鸣，耳聋及目花。

豨莶草：• 地上部分 • 苦，寒 • 肝、肾 • 10～15g

• 1. 祛风湿，通经络——风湿痹痛，麻木不遂。

2. 清热解毒——痈肿疮毒，湿疹瘙痒。

蝉蜕（蝉衣）：• 蝉的蜕壳 • 甘，寒 • 肺、肝 • 3～10g

• 1. 疏散风热——风热表证，或兼咽喉不利。

2. 透疹止痒——麻疹透发不畅，风疹瘙痒。

3. 明目退翳——肝经风热所致之目赤，翳障。

4. 熄风止痉——小儿惊风，破伤风。

罂粟壳：• 蒴果的外壳 • 酸、涩，平，有毒 • 肺、大肠、肾 • 3～10g

• 1. 敛肺止咳——久咳不止。

2. 涩肠止泻——久泻久痢。

3. 止痛——胃痛，筋骨痛。

辣蓼：• 全草 • 辛，温，小毒 • 脾、胃、大肠 • 煎服 9～15g；外用适量

• 1. 行气化湿——暑湿中阻，脘腹胀痛，腹泻痢疾。

2. 散瘀止血——跌打损伤，创伤出血。

3. 祛风止痒——风疹，湿疹，皮肤瘙痒。

辣椒：• 果实 • 辛，热 • 胃，大肠 • 佐食或外用

•1. 温中止痛,健胃消食——脘腹冷痛,食欲不振。

2. 祛风除湿,活血止痛——风湿痹痛,冻疮初起,下肢溃疡。

漏芦:•根 •苦,寒 •胃 •3~12g

•1. 清热解毒消痈——疮疡肿痛,乳痈。

2. 通下乳汁——热邪壅滞之乳房作胀,乳汁不下。

熊胆:•干燥胆汁 •苦,寒 •肝、胆、心 •入丸散1~2g/次

•1. 清热解毒——热毒疮痈,痔疮肿痛,咽喉肿痛。

2. 熄风止痉——热极生风所致惊风,癫痫,抽搐。

3. 清肝明目——肝火上炎之目赤肿痛。

十五画

樗根皮(见椿皮)

熟地(熟地黄):•根 •甘,微温 •肝、肾 •10~30g

•补血滋阴——肝血虚,肝肾阴虚所致诸症。

橄榄(青果):•果实 •甘、酸、平 •肺 •10~20g,鲜品尤佳

•清热解毒,利咽化痰——咽喉肿痛,肺热咳嗽。

墨旱莲(见旱莲草)

蝼蛄:•虫体 •咸,寒,小毒 •膀胱,大肠 •煎服3~5只,研末服1~2只

•利水消肿——水肿,腹水,小便不利。

鹤虱:•果实 •苦、辛,平,小毒 •脾、胃 •3~10g

•杀虫——多种肠道寄生虫病。

鹤草芽:•冬芽 •苦、涩,凉 •肝、小肠、大肠 •研粉服30~50g/次,小儿0.7~0.8g/kg

•杀虫——绦虫病。

缬草:•根及根茎 •甘、辛,温 •心、肝 •3~6g

•1. 安神镇静——心神不宁,失眠少寐。

2. 行气活血——气滞腹痛,跌打损伤,血瘀经闭或痛经。

十六画

橘皮(见陈皮)

橘核:•种子 •苦,平 •肝 •3~10g

•疏肝理气,散结止痛——疝气疼痛,睾丸肿痛,乳房结块。

橘叶:•叶 •辛、苦,平 •肝 •6~10g

•疏肝理气,消肿散结——胁肋疼痛,乳房胀痛或结块。

橘络:•橘瓤上的筋膜 •苦,平 •肺、肝 •3~5g

•宣通经络,行气化痰——痰滞经络,咳嗽,胸胁痛。

薤白:•地下鳞茎 •辛、苦,温 •肺、胃、大肠 •5~10g

•1. 散寒通阳散结——痰浊胸痹。

2. 温中行气导滞——肠胃气滞,泻痢后重。

薏苡仁(苡仁):•种子 •甘、淡,微寒 •脾、胃、肺 •10~30g

•1. 健脾渗湿——脾虚湿胜之水肿,泄泻,带下。

2. 利湿除痹——湿滞痹痛,筋脉拘挛。

3. 排脓消痈——肺痈,肠痈。

薄荷:•茎叶 •辛,凉 •肝、肺 •2~10g,不宜久煎

•1. 疏散风热——风热表证,温病初起。

2. 清头目,利咽喉——风热上攻之头痛目赤,风热壅盛之咽喉肿痛。

3. 助疹透发——麻疹透发不畅,风疹瘙痒。

4. 疏肝解郁——胁痛,月经不调。

壁虎(见守宫)

十七画

檀香:•木质心材 •辛,温 •脾、胃、肺 •煎服1~3g;或入丸散

•理气调中,散寒止痛——寒凝气滞所致之胸腹疼痛及胸痹绞痛。

藏红花(见番红花)

藏青果(即诃子未成熟果实):• 果实 • 酸、苦、涩,微寒 • 肺、大肠 • 3 ~ 10g

• 清热解毒,利咽生津——咽喉肿痛,白喉,下痢等。

藁本:• 根茎 • 辛,温 • 膀胱、肝 • 2 ~ 10g

• 1. 发表散寒,止痛——外感风寒所致之头痛、巅顶痛、牙龈痛。

2. 祛风胜湿——风湿痹痛。

䗪虫(土鳖虫):• 雌虫体 • 咸,寒,小毒 • 肝 • 煎服 3 ~ 10g;研末服 1 ~ 1.5g/次

• 1. 破血逐瘀——经闭,产后瘀痛,肿块。

2. 续筋接骨——骨折伤痛。

十八画

藕节:• 地下茎的节 • 甘、涩,平 • 肝、肺、胃 • 10 ~ 15g

• 收敛止血,兼能化瘀——多种出血,尤其吐血,咯血。

藤梨根(猕猴桃根):• 根 • 苦、涩,凉 • 肝、胃、大肠 • 30 ~ 60g,抗癌加倍

• 1. 清热解毒利湿——急性肝炎,湿热痢疾。

2. 活血消肿抗癌——胃癌、食道癌、结肠癌等。

覆盆子:• 未成熟果实 • 甘、酸,微温 • 肝、肾 • 3 ~ 10g

• 益肾,固精,缩尿——肾虚不固之滑精、遗尿及尿频。

礞石:• 矿石 • 甘、咸,平 • 肺、肝 • 煎服 6 ~ 10g;入丸散 1.5 ~ 3g

• 1. 下气消痰——顽痰喘咳。

2. 平肝镇惊——痰热惊搐。

瞿麦:• 带花全草 • 苦,寒 • 心、小肠、膀胱 • 10 ~ 15g

• 1. 利水通淋——热淋。

2. 活血通经——瘀滞经闭。

翻白草:• 带根全草 • 苦,寒 • 胃、大肠、肺 • 10 ~ 15g,鲜品 30 ~ 60g

• 1. 清热解毒——痈肿疮毒,湿热泻痢。

2. 凉血止血——血热性出血。

3. 清泻肺热——肺热咳喘。

十九画

藿香：• 地上部分 • 辛，微温 • 脾、胃、肺 • 5 ~ 10g，鲜品加倍

• 1. 化湿醒脾——湿阻脾胃。

2. 辟秽和中——呕吐泄泻。

3. 解表祛暑——暑湿证。

蟾酥：• 腺体分泌物的加工品 • 甘、辛，温，有毒 • 心、胃 • 内服 0.015 ~ 0.03g/次，入丸散，不入煎剂

• 1. 解毒消肿——痈疽疔疮，咽喉肿痛，龋齿疼痛。

2. 辟秽开窍——痧胀腹痛吐泻，昏厥。

鳖甲：• 背甲 • 咸，寒 • 肝 • 10 ~ 30g，先煎

• 1. 滋阴潜阳——虚风内动，阴虚发热。

2. 软坚散结——肝脾肿大，癥积。

二十画

糯稻根：• 根须 • 甘，平 • 心、肝 • 15 ~ 30g

• 收敛止汗——自汗，盗汗。

魔芋（见蒟蒻）

二十一画

露蜂房：• 蜂巢 • 甘，平，有毒 • 胃 • 煎服 6 ~ 12g；研末服 1.5 ~ 3g

• 祛风攻毒，散肿止痛——痈疽疮毒，瘰疬癌肿，喉痹牙痛，风疹癣痒。

鳢鱼（黑鱼）：• 肉或全体 • 甘，寒 • 脾、胃 • 1 尾煮服

• 补脾益胃，利水消毒——各种水肿。

麝香：• 香囊中的分泌物 • 辛，温 • 心、脾 • 内服

0. 05 ~0. 1g/次

- 1. 开窍醒神——神志昏迷。

  2. 活血散结——疮疡肿痛，经闭，肿块。

  3. 止痛——心腹暴痛，跌仆伤痛。

  4. 催产——胎死腹中，胞衣不下。

第二十八章　方剂备查

词条的编排按方名首字的笔画(由少至多)及笔形(一丨丿丶フ)顺序排列。词条的内容按以下格式排列:方剂名《出处》、组成、功效——主治。

方剂出处有争议者,则略去不附。药味的剂量(克,省略)仅供参考,因其灵活性较大,不必拘泥此量。药味排列次序,通常是君臣药在前,佐使药在后。

一画

一贯煎《续名医类案》:生地 30　北沙参 10　麦冬 10　枸杞 12　当归身 10　川楝子 15

滋养肝肾,疏肝理气——肝肾阴虚,肝气横逆。

二画

二至丸《证治准绳》:旱莲草　女贞子

益肝肾,补阴血——肝肾阴虚

二陈汤《和剂局方》:半夏 15　陈皮 15　茯苓 9　炙甘草 5

燥湿化痰,理气和中——湿痰咳嗽

二仙汤(上海曙光医院方):仙茅 6~15　仙灵脾 9~12　当归 9~12　巴戟天 6~9　黄柏 5~9　知母 5~9

补肾、泻火、调理冲任——更年期综合征,高血压,及其他慢性疾患表现为阴虚火旺者。

二冬膏《张氏医通》:天冬　麦冬　等量加蜜收膏

养阴润燥——肺胃燥热,咳嗽痰稠。

二母散《证治要诀类方》:知母　贝母

清热化痰,润肺止咳——肺热燥咳。

二妙散《丹溪心法》:黄柏 15　苍术 15

清热燥湿——湿热下注。

二神丸《本事方》:补骨脂　肉豆蔻

温补脾肾,涩肠止泻——脾肾阳虚之五更泄泻。

十灰散《十药神书》:大蓟　小蓟　荷叶　侧柏叶　茅根　山栀　茜草根　大黄　丹皮　棕榈皮(各药等分,炒存性,研极细末,每次服 15 克)

凉血止血——血热妄行之上部出血。

十枣汤《伤寒论》:芫花(熬) 甘遂　大戟(各药等分、捣为散、每服 0.5 ~1 克,以大枣 10 枚煎汤送服)。

攻逐水饮——悬饮,水肿腹胀(实水)。

十全大补汤《和剂局方》:八珍汤加黄芪　肉桂

温补气血——气血不足。

十补丸《济生方》:附子　五味子　山茱萸　山药　丹皮　鹿茸　熟地　肉桂　茯苓　泽泻

补肾阳,益精血——肾阳虚损,精血不足。

七厘散《良方集腋》:血竭　麝香　冰片　乳香　没药　红花　朱砂　儿茶

活血散瘀,定痛止血——跌打损伤,筋断骨折之瘀血肿痛,或刀伤出血(外用)。

丁香柿蒂汤《证因脉治》:丁香 10　柿蒂 10　人参 3　生姜 6

温中益气,降逆止呃——胃气虚寒之呃逆。

人参胡桃汤《济生方》:人参 9　胡桃 30　或加生姜

补肺肾,定喘逆——肺肾两虚,气促痰喘。

人参蛤蚧散《卫生宝鉴》:蛤蚧　人参　茯苓　甘草　杏仁　贝母　桑白皮　知母

补肺益肾,止咳定喘——肺肾气虚咳喘。

人参养荣汤《和剂局方》:人参　黄芪　白术　茯苓　甘草　当归　熟地　白芍　肉桂　五味子　远志　陈皮　生姜　大枣

益气补血,养心安神——气血俱虚,神疲无力,惊悸失眠。

八正散《和剂局方》:车前子　瞿麦　萹蓄　滑石　栀子

甘草 木通 大黄

清热泻火,利水通淋——湿热淋证。

八珍汤《正体类要》:人参3 熟地12 当归10 白芍10 白术10 茯苓10 川芎5 炙甘草5 另加生姜3片 大枣5枚

补益气血——气血两虚

八厘散《医宗金鉴》:苏木 乳香 没药 血竭 红花 自然铜 番木鳖 丁香 麝香

活血散瘀,定痛止血——跌打损伤,瘀滞疼痛。

九仙散《医学正传》:罂粟壳10 乌梅15 五味子10 人参6 阿胶10 款冬花10 桔梗10 贝母10 桑白皮10(共为末、每次服10克)

敛肺止咳,益气养阴——久咳肺虚,气阴耗伤。

九味羌活汤(《此事难知》引张元素方):羌活9 防风9 苍术9 细辛3 川芎6 白芷6 生地6 黄芩6 甘草3

发汗祛湿,兼清里热——外感风寒湿邪,兼有里热。

三画

三拗汤《和剂局方》:麻黄10 杏仁10 生甘草5 生姜3片

宣肺散寒,止咳平喘——感冒风寒,鼻塞咳喘。

三甲复脉汤《温病条辨》:牡蛎20 龟板20 鳖甲20 炙甘草10 生地20 麦冬12 白芍12 麻仁10 阿胶10

滋阴复脉,潜阳熄风——温热病后期,肝肾阴伤,虚风内动。

三仁汤《温病条辨》:杏仁12 白蔻仁10 薏苡仁18 滑石18 厚朴10 半夏10 通草6 竹叶6

宣畅气机,清利湿热——湿温初起,邪在气分,湿重于热。

三金汤(上海曙光医院方):金钱草(过路黄)40 海定沙20 鸡内金9(研末吞) 冬葵子10 石韦10 瞿麦10

利水通淋——泌尿系结石。

三痹汤《妇人良方》:续断 杜仲 独活 牛膝 防风 秦

艽　桂心　细辛　黄芪　人参　当归　生地　川芎　白芍　茯苓　生姜　甘草

补气血,益肝肾,祛风湿——肝肾亏、气血虚之风寒湿痹。

三物备急丸《金匮要略》:大黄　干姜　巴豆(等量,研碎,蜜为丸,如大豆大,每服3丸)

攻逐寒积——寒实腹痛。

三子养亲汤《韩氏医通》:白芥子　苏子　莱菔子

降气快膈,化痰消食——痰食气阻之咳喘。

三妙丸《医学正传》:黄柏　苍术　川牛膝

清热燥湿——湿热下注,两脚麻木或如火灼。

大青龙汤《伤寒论》:麻黄12　桂枝6　杏仁6　炙甘草6　石膏20　生姜9　大枣12枚

发汗解表,清热除烦——风寒表实证兼有里热。

大秦艽汤《素问病机气宜保命集》:秦艽12　川芎9　独活9　当归9　白芍9　石膏9　甘草6　羌活9　防风6　白芷6　黄芩6　白术6　茯苓6　生地6　熟地6　细辛3

祛风清热,养血活血——经络空虚,风邪入中。

大黄牡丹汤《金匮要略》:大黄12　牡丹皮10　桃仁12　冬瓜仁20　芒硝9

泻热破瘀,散结消肿——肠痈初起。

大黄䗪虫丸《金匮要略》:大黄　黄芩　甘草　桃仁　杏仁　芍药　干地黄　干漆　虻虫　水蛭　蛴螬　䗪虫

破血消积,祛瘀通经——瘀血内积成块。

大黄附子汤《金匮要略》:大黄10　附子10　细辛3

温里散寒,通便止痛——寒积腹痛。

大柴胡汤《金匮要略》:柴胡12　黄芩9　芍药9　半夏9　生姜12　枳实9　大黄6　大枣4枚

和解少阳,内泻热结——少阳阳明合病。

大安丸《丹溪心法》:即保和丸加白术

健脾消食——食积停滞兼有脾虚。

大补阴丸《丹溪心法》:熟地　龟板　黄柏　知母　(加蒸熟猪脊髓,炼蜜为丸)

滋阴降火——肝肾阴虚，相火亢盛。

大定风珠《温病条辨》：生白芍 18　阿胶 9　生龟板 12　干地黄 18　生牡蛎 12　生鳖甲 12　麦冬 18　炙甘草 12　鸡子黄 2 枚　麻仁 6　五味子 6

滋阴熄风——温病后期灼伤真阴，阴虚动风。

大活络丹《兰台轨范》：由 50 味药物组成（略）

祛风胜湿，通经活络，活血止痛，补益气血——寒湿痹痛日久不愈，湿痰瘀血留滞经络，中风后遗半身不遂。

大建中汤《金匮要略》：干姜 12　人参 6　花椒 6　饴糖 30

温中补虚，降逆止痛——虚寒腹痛。

大承气汤《伤寒论》：大黄 12　芒硝 10　厚朴 15　枳实 15

峻下热结——阳明腑实证，实热便秘。

大陷胸汤《伤寒论》：大黄 15　芒硝 15　甘遂 2

泻热逐水——水热互结之大结胸证，症见心下硬满，痛不可近，大便秘结。

川芎茶调散《和剂局方》：川芎 12　羌活 10　白芷 10　荆芥 10　细辛 3　薄荷 10　防风 6　甘草 6

疏风止痛——外感风邪所致之头痛。

小青龙汤《伤寒论》：麻黄 9　桂枝 9　芍药 9　细辛 6　干姜 9　半夏 9　五味子 6　甘草 6

解表散寒，温肺化饮——风寒客表，水饮内停。

小蓟饮子《济生方》：生地 20　小蓟 15　蒲黄 10　藕节 10　滑石 15　木通 6　淡竹叶 9　当归 6　枸杞子 9　炙甘草 5

凉血止血，利水通淋——属实热证之血淋、尿血。

小柴胡汤《伤寒论》：柴胡 15　黄芩 12　人参 9　半夏 9　炙甘草 6　生姜 9　大枣 4 枚

和解少阳——伤寒少阳病证；妇人热入血室。

小金丹《外科全生集》：白胶香　制草乌　五灵脂　地龙　木鳖子　乳香　没药　当归身　麝香　墨炭

温化痰湿，祛瘀通络，消肿散结——流注、痰核、瘰疬、乳岩、横痃、贴骨疽等，症见初起皮色不变，肿硬作痛者。

小活络丹《和剂局方》：川乌　草乌　天南星　地龙　乳香

没药

祛风除湿,化痰通络,活血止痛——风寒湿邪与痰瘀留滞经络,致肢体筋脉疼痛、麻木拘挛、关节变形、屈伸不利或萎废不用。

小半夏汤《金匮要略》:半夏 15　生姜 9

和胃止呕,散饮降逆——痰饮呕吐。

小陷胸汤《伤寒论》:瓜蒌实 20　半夏 12　黄连 6

清热化痰,宽胸散结——痰热互结心下之小结胸证。症见胸脘痞闷,按之则痛。

小承气汤《伤寒论》:大黄 12　厚朴 9　枳实 9

轻下热结——阳明腑实证之较轻者。

小建中汤《伤寒论》:芍药 18　桂枝 9　炙甘草 6　生姜 9　大枣 4 枚　饴糖 30

温中补虚,和里缓急——虚寒腹痛,症见腹中时痛,喜温喜按。

四画

天王补心丹《摄生秘剖》:酸枣仁　柏子仁　当归身　天门冬　麦门冬　生地　人参　丹参　玄参　茯苓　五味子　远志　桔梗

滋阴养血,补心安神——阴虚血少,神志不安。

天台乌药散《医学发明》:天台　乌药　木香　小茴香　青皮　高良姜　槟榔　川楝子　巴豆

行气疏肝,散寒止痛——寒凝肝经,气机阻滞,少腹疼痛(小肠疝气)。

天麻钩藤饮《杂病证治新义》:天麻 9　钩藤 12　石决明 18　川牛膝 12　栀子 9　黄芩 9　杜仲 9　益母草 9　桑寄生 9　夜交藤 9　朱茯神 9

平肝熄风,清热安神,兼补肝肾——肝阳上亢,肝风上扰。

木香槟榔丸《儒门事亲》:木香　槟榔　青皮　陈皮　莪术　黄连　黄柏　大黄　香附　牵牛子

行气导滞,攻积泄热——湿热积滞之食积,痢疾。

五仁丸《世医得效方》:杏仁15 桃仁15 柏子仁9 松子仁5 郁李仁5 陈皮15

润肠通便——津枯便秘。

五皮饮《华氏中藏经》:茯苓皮 大腹皮 生姜皮 桑白皮 陈橘皮 各等分

利水消肿,理气健脾——水肿(皮水)。

五味消毒饮《医宗金鉴》:金银花20 野菊花15 蒲公英15 紫花地丁15 紫背天葵子15

清热解毒,消散疮疡——疮疡疖肿。

五虎追风散《晋南史全恩家传方》:蝉蜕 天南星 天麻 全蝎 僵蚕 朱砂

祛风痰,止抽搐——破伤风。

五苓散《伤寒论》:泽泻15 猪苓9 茯苓9 白术9 桂枝6

利水渗湿,温阳化气——小便不利,水湿内停。

五淋散《和剂局方》:赤芍15 栀子15 赤茯苓10 当归10 甘草6

清热凉血,利水通淋——湿热血淋。

五磨饮子《医便》:木香 沉香 槟榔 枳实 乌药

行气降逆,宽胸散结——肠胃气滞,胸腹胀满。

不换金正气散《和剂局方》:藿香 厚朴 半夏 苍术 陈皮 甘草(即平胃散加藿香、半夏)

燥湿化浊,和胃止呕——湿阻脾胃,症见脘腹胀满,呕恶泄泻。

止痉散(上海中医学院方):全蝎 蜈蚣(各等分研末,每服1~1.5g)

去风止痉——痉厥,抽搐,顽固性头痛,关节痛。

止嗽散《医学心悟》:紫菀 百部 白前 桔梗 陈皮 甘草

宣利肺气,祛风止咳——外感风寒咳嗽。

贝母瓜蒌散《医学心悟》:贝母 瓜蒌 花粉 茯苓 橘红 桔梗

润肺清热，理气化痰——肺热燥咳。

化血丹《医学衷中参西录》：花蕊石 9（煅存性） 三七 6 血余炭 3（煅存性）

化瘀止血——瘀血性出血。

月华丸《医学心悟》：天冬 麦冬 生地 熟地 山药 百部 沙参 川贝 阿胶 茯苓 獭肝 三七 白菊花 桑叶

滋阴润肺，镇咳止血——肺肾阴虚之痨嗽久咳及痰中带血。

丹栀逍遥散《内科摘要》：当归 芍药 茯苓 白术 柴胡 丹皮 栀子 炙甘草（即逍遥散加丹皮、栀子）

疏肝，柔肝，清肝，健脾——肝脾不和之有热象者。

丹参饮《时方歌括》：丹参 30 檀香 5 砂仁 5

活血行气止痛——血瘀气滞之心腹胃脘疼痛。

牛黄清心丸《痘疹世医心法》：牛黄 朱砂 黄连 黄芩 栀子 郁金

清热解毒，开窍安神——热邪初陷心包，小儿高热惊厥等热闭之属于轻证者。

升麻葛根汤《阎氏小儿方论》：升麻 10 葛根 10 芍药 6 炙甘草 3

解肌透疹——麻疹初起或疹出不透。

乌梅丸《伤寒论》：乌梅 30 细辛 3 花椒 5 干姜 9 黄连 6 当归 6 附子 6 桂枝 6 人参 6 黄柏 6

安蛔止痛——蛔厥证（胆道蛔虫症）。

六一散：滑石 18 甘草 3

清暑利湿——暑湿证。

六味地黄丸《小儿药证直诀》：熟地 24 山萸肉 12 山药 12 泽泻 9 丹皮 9 茯苓 9

滋阴补肾——肾阴虚证。

六味回阳饮《景岳全书》：人参 附子 干姜 炙甘草 熟地 当归身

回阳救逆，益血养阴——阴阳将脱之证。

六和汤《和剂局方》：砂仁 半夏 杏仁 人参 炙甘草

赤茯苓　藿香　扁豆　木瓜　香薷　厚朴

祛暑化湿,健脾和胃——感受暑湿,湿伤脾胃。

六君子汤《妇人良方》:人参9　白术9　茯苓9　炙甘草6　陈皮6　半夏6

益气健脾,燥湿化痰——脾胃气虚兼痰湿证。

少腹逐瘀汤《医林改错》:小茴香1.5　干姜3　玄胡3　当归9　川芎3　肉桂3　赤芍3　蒲黄9　五灵脂6

活血祛瘀,温经止痛——少腹瘀血积块疼痛,或寒凝瘀滞性痛经。

水陆二仙丹《洪氏集验方》:芡实　金樱子

补肾涩精——肾虚不固之遗精白浊,小便频数及带下。

五画

玉枢丹(又名紫金锭)**《片玉心书》**:山慈菇　红大戟　千金子霜　五倍子　麝香　朱砂　雄黄

化痰开窍,辟秽解毒,消肿止痛——感受秽恶痰浊之邪,脘腹胀闷疼痛,呕吐泄泻,小儿痰厥。外敷可治疔疮痈肿。

玉女煎《景岳全书》:石膏20　熟地15　麦冬6　知母5　牛膝5

清胃滋阴——胃热阴虚证,症见头痛牙痛,烦热口渴;现用治急性口腔炎,舌炎而见口舌糜烂属水亏火旺者。

玉真散《外科正宗》:天南星6　白附子6　防风6　白芷6　羌活6　天麻6

祛风定搐——破伤风。

玉屏风散《丹溪心法》:黄芪30　白术20　防风15

益气固表止汗——表虚自汗。

玉液汤《医学衷中参西录》:生山药30　生黄芪15　知母18　生鸡内金6　葛根5　五味子9　天花粉9

益气滋阴,固肾止渴——消渴。

甘麦大枣汤《金匮要略》:甘草10　小麦20　大枣5枚

养心安神,和中缓急——脏躁。

甘草干姜茯苓白术汤(又名肾著汤)**《金匮要略》**:甘草6

干姜 12　茯苓 12　白术 6

祛寒除湿——寒湿下浸之肾着病，身至腰以下冷痛。

甘露消毒丹《温热经纬》：滑石 20　茵陈 15　黄芩 15　石菖蒲 6　木通 10　白蔻仁 9　藿香 9　薄荷 9　川贝母 9　连翘 9　射干 9

利湿化浊，清热解毒——湿温时疫，邪在气分；现代用于治伤寒，黄疸性肝炎，胆囊炎。

左归丸《景岳全书》：熟地 24　山药 12　枸杞子 12　山茱萸 12　川牛膝 9　菟丝子 12　鹿角胶 12　龟板胶 12

滋阴补肾，填精益髓——真阴不足，精髓虚损。

左归饮《景岳全书》：熟地 10　山药 6　枸杞子 6　山茱萸 6　炙甘草 3　茯苓 5

补益肾阴——肾阴不足之轻证。

左金丸《丹溪心法》：黄连 12　吴茱萸 2

清泻肝火，降逆止呕——肝火犯胃证。

右归丸《景岳全书》：熟地 24　山药 12　山茱萸 9　枸杞子 9　菟丝子 12　鹿角胶 12　杜仲 12　肉桂 6　当归 9　制附子 6

温补肾阳，填精益髓——肾阳不足，命门火衰。

右归饮《景岳全书》：熟地 15　山药 12　枸杞子 9　山茱萸 9　炙甘草 3　肉桂 3 ~ 6　杜仲 9　制附子 6 ~ 9

温肾填精——肾阳不足

龙胆泻肝汤《医方集解》：龙胆草 6　黄芩 9　栀子 9　泽泻 9　木通 6　当归 3　生地 6　柴胡 6　车前草 6　生甘草 6

泻肝胆实火，清下焦湿热——肝胆实火上炎，肝经湿热下注。

平胃散《和剂局方》：苍术 15　厚朴 9　陈皮 9　甘草 6

燥湿运脾，行气和胃——湿困脾胃。

四苓散《明医指掌》：白术 9　茯苓 9　猪苓 9　泽泻 9

渗湿利水——水湿内停，小便赤少，大便溏泄。

四生丸《妇人良方》：生荷叶 9　生艾叶 9　生柏叶 12　生地黄 15

凉血止血——血热妄行。

四物汤《和剂局方》:熟地 12　当归 9　白芍 9　川芎 6

补血调血——营血虚滞,妇女月经不调。

四逆汤《伤寒论》:附子 15　干姜 9　炙甘草 6

回阳救逆——阴寒内盛,阳气衰微。

四逆加人参汤《伤寒论》:四逆汤加人参 6

回阳益气,救逆固脱——阳气暴脱。

四逆散《伤寒论》:柴胡 12　白芍 12　枳实 12　甘草 6

透邪解郁,疏肝理气——肝胆气郁,肝脾不和。

四神丸《内科摘要》:补骨脂 12　肉豆蔻 6　五味子 6　吴茱萸 5

温肾暖脾,固肠止泻——肾脾阳虚,五更肾泻。

四磨汤《济生方》:槟榔 9　沉香 6　乌药 6　人参 3

行气降逆,兼以扶正——七情所伤,肝气郁结之胸膈胀闷,上气喘息。

四君子汤《和剂局方》:人参 9　白术 9　茯苓 9　甘草 6

补气健脾——脾胃气虚。

四妙丸《成方便读》:黄柏 12　苍术 12　牛膝 12　苡仁 12

清热利湿,舒筋壮骨——湿热下注,两足麻痿肿痛。

四妙永安汤《验方新编》:金银花 90　玄参 90　当归 30　甘草 15

清热解毒,活血止痛——脱疽,热毒炽盛者。

归脾汤《济生方》:黄芪 15　龙眼肉 12　人参 6　白术 10　当归 10　酸枣仁 12　茯神 10　远志 6　木香 5　炙甘草 5　另加生姜、大枣

益气补血,健脾养心——心脾气血两虚,脾不统血。

生化汤《傅青主女科》:当归 20　川芎 9　桃仁 9　炮姜 2　炙甘草 2

活血化瘀,温经止痛——产后血瘀寒凝,恶露不行,小腹冷痛。

生脉散(又名生脉饮):人参 9　麦冬 9　五味子 6

益气生津,敛阴止汗——气阴两伤。

生铁落饮《医学心悟》:天冬　麦冬　贝母　胆南星　橘红　远志　石菖蒲　连翘　茯苓　茯神　玄参　钩藤　丹参　朱砂　生铁落

镇心安神,清热涤痰——痰火上扰之癫狂。

失笑散《和剂局方》:五灵脂　蒲黄

活血祛瘀,散结止痛——瘀血作痛。

仙方活命饮《妇人良方》:金银花 20　赤芍 10　当归尾 10　乳香 6　没药 6　陈皮 6　白芷 6　浙贝母 10　防风 6　皂角刺 10　穿山甲 9　天花粉 10　甘草 6

清热解毒,消肿溃坚,活血止痛——痈疡肿痛初起。

白虎汤《伤寒论》:石膏 50　知母 18　甘草 6　粳米 9

清热生津——气分热盛。

白头翁汤《伤寒论》:白头翁 20　黄柏 12　黄连 9　秦皮 12

清热解毒,凉血止痢——热毒痢疾。

瓜蒌薤白白酒汤《金匮要略》:全瓜蒌 24　薤白 12　白酒 50ml

通阳散结,行气祛痰——痰浊较轻之胸痹。

瓜蒌薤白半夏汤《金匮要略》:全瓜蒌 24　薤白 9　半夏 12

通阳散结,祛痰宽胸——痰浊较盛之胸痹。

加味香苏散《医学心悟》:苏叶　香附　陈皮　荆芥　秦艽　防风　蔓荆子　川芎　甘草　生姜

疏散风寒,理气和中——外感风寒兼有气滞之轻证。

加味乌药汤《济阴纲目》:香附 12　乌药 12　玄胡 10　木香 10　砂仁 6　甘草 5　生姜 3 片

行气活血,调经止痛——肝郁气滞之痛经。

加减玉女煎《温病条辨》:石膏　知母　生地　麦冬　玄参

清热凉血,养阴增液——温热病,高热烦躁,津伤口渴。

加减木防己汤《温病条辨》:防己 18　桂枝 10　石膏 20　滑石 12　薏苡仁 15　杏仁 10　通草 6

清热宣痹——湿热痹。

加减葳蕤汤《重订通俗伤寒论》:玉竹　葱白　桔梗　白薇

淡豆豉 薄荷 甘草 大枣

滋阴解表——素体阴虚,外感风热。

半夏白术天麻汤《医学心悟》:半夏10 天麻10 白术15 茯苓10 橘红10 甘草3 另加生姜、大枣

燥湿化痰,平肝熄风——风痰上扰,症见眩晕头痛,胸闷呕恶。

半夏泻心汤《伤寒论》:半夏12 黄芩9 干姜9 人参9 黄连6 大枣4枚 甘草6

和胃降逆,开结除痞——寒热互结之痞证,症见心下痞满不痛,干呕或呕吐,肠鸣下利。

半夏厚朴汤《金匮要略》:半夏12 厚朴12 茯苓12 生姜9 苏叶6

行气散结,降逆化痰——梅核气。

圣愈汤《医宗金鉴》:即四物汤加人参、黄芪

益气、补血、摄血——气血虚之月经过多。

六画

托里透脓汤《医宗金鉴》:人参 生黄芪 白术 穿山甲 皂角刺 白芷 升麻 当归 甘草节 青皮 酒

扶正祛邪,托里透脓——痈疽已成而无力外溃。

过期饮《医宗金鉴》:当归 地黄 芍药 川芎 桃仁 红花 香附 莪术 肉桂 木香 木通 甘草

活血调经——月经过期不至,腹部胀痛,欲行不行。

再造散《伤寒六书》:黄芪6 人参3 桂枝3 熟附子3 细辛2 羌活3 防风3 川芎3 生姜3 甘草2

助阳益气,解表散寒——阳气虚弱,外感风寒。

夺命丹《伤科补要》:归尾 桃仁 血竭 地鳖虫 儿茶 乳香 没药 红花 自然铜 大黄 骨碎补 麝香 朱砂 黄明胶

活血理伤止痛——跌打损伤,脏腑蓄瘀之重证。

至宝丹《和剂局方》:犀角 朱砂 雄黄 玳瑁 琥珀 麝香 冰片 金箔 银箔 牛黄 安息香

清热开窍，化浊解毒——中暑，中风，温病痰热内闭。

百花膏：百合　款冬花　蜜

润肺止咳——久咳不已，或痰中带血。

百合固金汤《医方集解》：百合 12　生地 9　熟地 9　麦冬 9　贝母 6　玄参 6　当归 9　白芍 6　桔梗 6　甘草 3

滋肾保肺，止咳化痰——肺肾阴亏，虚火上炎。

芍药汤《素问病机气宜保命集》：白芍 20　黄连 10　黄芩 10　当归 9　槟榔 6　木香 6　大黄 6　肉桂 5　甘草 5

清热燥湿，调气和血——湿热痢。

回阳救急汤《伤寒六书》：附子　干姜　肉桂　人参　白术　茯苓　陈皮　甘草　五味子　半夏　麝香

回阳救急，益气生脉——真阳衰微。

当归拈痛汤《兰室秘藏》：羌活 15　茵陈 15　黄芩 9　苦参 6　猪苓 9　泽泻 9　人参 6　白术 5　升麻 6　葛根 6　知母 9　苍术 6　防风 9　当归 9　炙甘草 5

利湿清热，疏风止痛——风湿热痹。

当归六黄汤《兰宝秘藏》：当归 6　生地 6　熟地 6　黄芩 6　黄柏 6　黄连 6　黄芪 12

滋阴泻火，固表止汗——阴虚火旺盗汗。

当归龙荟丸《丹溪心法》：当归　龙胆草　栀子　黄连　黄柏　黄芩　芦荟　大黄　麝香（一方加青黛）

清泻肝胆实火——肝胆实火。

当归四逆汤《伤寒论》：当归 12　桂枝 10　白芍 10　细辛 3　通草 10　炙甘草 6　大枣 8 枚

温经散寒，养血通脉——血虚受寒，手足厥冷。

当归四逆加吴茱萸生姜汤《伤寒论》：当归四逆汤加吴茱萸、生姜

温经散寒，养血通脉——手足厥寒，脉细欲绝。

当归补血汤《内外伤辨惑论》：黄芪 30　当归 6

补气生血——劳倦内伤，气虚血亏。

当归建中汤《千金翼方》：小建中汤加当归

温中补虚，养血和血——妇女产后营血虚弱，小腹冷痛，中

焦虚寒，营血不足。

朱砂安神丸《医学发明》：朱砂 15　黄连 18　炙甘草 16　生地 8　当归 8

重镇安神，清热养阴——阴血不足，心火偏亢。

竹叶柳蒡汤《先醒斋医学广笔记》：淡竹叶　西河柳　荆芥穗　葛根　蝉蜕　薄荷　牛蒡子　知母　玄参　麦冬　甘草

透疹解毒，清泄肺胃——痧疹透发不畅，表现发热躁烦、咽痛、咳喘者。

竹叶石膏汤《伤寒论》：石膏 30　竹叶 12　麦冬 20　人参 6　半夏 9　甘草 6　粳米 10

清热生津，益气和胃——热病后期，余热未清，气津两伤。

华盖散《和剂局方》：麻黄　杏仁　桑白皮　苏子　赤茯苓　陈皮　甘草

宣肺解表，祛痰止咳——外感风寒，咳嗽上气，痰吐不利。

舟车丸《景岳全书》：黑丑 120(研末)　甘遂 30(面裹煨)　芫花 30(醋炒)　大戟 30(醋炒)　大黄 60　青皮 15　陈皮 15　木香 15　槟榔 15　轻粉 3

行气逐水——大腹水肿。

血府逐瘀汤《医林改错》：桃仁 12　红花 9　当归 9　生地 9　川芎 5　赤芍 6　牛膝 9　桔梗 5　柴胡 3　枳壳 6　甘草 3

活血祛瘀，行气止痛——胸中血瘀证。

交泰丸《韩氏医通》：黄连　肉桂

交通心肾——心肾不交，心火偏亢。

安宫牛黄丸《温病条辨》：牛黄　郁金　犀角　黄芩　黄连　雄黄　栀子　朱砂　冰片　麝香　珍珠　金箔衣

清热开窍，豁痰解毒——热邪内陷心包证。

阳和汤《外科证治全生集》：熟地 30　鹿角胶 9　肉桂 3　麻黄 2　白芥子 6　姜炭 2　生甘草 3

温阳补血，散寒通滞——一切阴疽、流注等属于阳虚寒凝之阴性疮疡。

防己黄芪汤《金匮要略》：防己 12　黄芪 15　白术 9　甘草 6　生姜 3 片　大枣 3 枚

益气祛风，健脾利水——风水或风湿。

防己茯苓汤《金匮要略》：茯苓 18　桂枝 9　黄芪 9　防己 9　甘草 6

益气通阳利水——皮水。

防风通圣散《宣明论方》：防风　川芎　当归　白芍　大黄　薄荷　麻黄　连翘　芒硝　石膏　黄芩　桔梗　滑石　甘草　荆芥　白术　栀子

疏风解表，清热通便——风热壅盛，表里俱实。

导赤散《小儿药证直诀》：生地　木通　甘草梢　竹叶

清心利水——心经热证。

导痰汤《济生方》：法半夏 10　制南星 6　橘红 6　枳实 6　赤茯苓 6　炙甘草 3　生姜 5 片

燥湿化痰，行气散结——痰厥或痰饮壅盛。

七画

麦门冬汤《金匮要略》：麦冬　半夏　人参　甘草　粳米　大枣

滋养肺胃，降逆下气——肺胃阴虚。

寿胎丸《医学衷中参西录》：菟丝子 120　桑寄生 60　续断 60　阿胶 60

补肾安胎——肾虚滑胎。

苏子降气汤《和剂局方》：苏子 9　半夏 9　厚朴 6　前胡 6　当归 6　肉桂 3　炙甘草 6　另加生姜 2 片　大枣 1 枚　苏叶 5 片

降气平喘，祛痰止咳——上实下虚之喘咳。

苏合香丸《外台秘要》：苏合香　冰片　麝香　安息香　青木香　香附　白檀香　丁香　沉香　荜茇　乳香　白术　诃子　朱砂　犀角

温通开窍，行气化浊——寒闭。

苇茎汤《备急千金要方》：鲜芦根 60　薏苡仁 30　冬瓜仁 20　桃仁 9

清肺化瘀，逐瘀排脓——肺痈。

花蕊石散《十药神书》:花蕊石 每服4~8g,日服2~3次;外用适量

化瘀止血——有瘀血表现之各种出血。

苍耳散《济生方》:苍耳子7 辛夷15 白芷15 薄荷3

散风寒,通鼻窍——鼻渊,症见鼻塞,流浊涕,前额痛。

两仪膏《景岳全书》:人参 熟地

补益气血——气血不足。

杏苏散《温病条辨》:苏叶9 杏仁9 前胡9 半夏9 茯苓9 桔梗6 枳壳6 陈皮6 甘草3 生姜3片 大枣3枚

轻宣凉燥,理肺化痰——外感凉燥证。

杞菊地黄丸《医级》:即六味地黄丸加枸杞子、菊花

滋肾养肝明目——肝肾阴虚之目花眼干。

连朴饮《霍乱论》:黄连10 山栀10 芦根30 厚朴10 半夏6 石菖蒲6 香豉10

清热化湿,理气和中——湿热内蕴,上吐下泻。

吴茱萸汤《伤寒论》:吴茱萸9 生姜18 人参9 大枣4枚

温中补虚,降逆止呕——虚寒呕吐。

牡蛎散《和剂局方》:煅牡蛎30 黄芪30 麻黄根30

固表敛汗——卫表不固之自汗、盗汗。

身痛逐瘀汤《医林改错》:桃仁9 红花9 当归9 川芎9 牛膝9 地龙6 五灵脂6 没药6 秦艽3 羌活3 香附3 甘草6

活血行气,祛瘀通络,通痹止痛——气血闭阻经络之慢性身痛。

辛夷散《证治准绳》:辛夷 川芎 木通 细辛 防风 羌活 藁木 升麻 白芷 苍耳子 甘草

散风寒,通鼻窍——鼻塞流涕。

完带汤《傅青主女科》:白术30 山药30 人参6 白芍15 车前子9 苍术9 甘草3 陈皮2 荆芥穗2 柴胡2

补脾疏肝,化湿止带——脾虚肝郁,湿浊带下。

羌活胜湿汤《内外伤辨惑论》:羌活6 独活6 藁本3

防风 3　炙甘草 3　川芎 3　蔓荆子 2

祛风胜湿——风湿在表。

沙参麦冬汤《温病条辨》:沙参 9　麦冬 9　玉竹 6　桑叶 5　生扁豆 5　天花粉 5　甘草 3

清养肺胃,生津润燥——肺胃阴虚。

补中益气汤《脾胃论》:黄芪 18　炙甘草 9　人参 6　白术 9　当归 3　陈皮 6　升麻 6　柴胡 6

补中益气,升阳举陷——气虚下陷证。

补阳还五汤《医林改错》:黄芪 120　当归尾 6　赤芍 6　地龙 3　川芎 3　红花 3　桃仁 3

补气活血通络——中风后遗偏瘫。

补肺阿胶汤《小儿药证直诀》:阿胶 9　牛蒡子 6　马兜铃 6　杏仁 6　炙甘草 3　糯米 6

养阴补肺,清热止血——肺阴虚损,热伤肺络。

良附丸《良方集腋》:高良姜 9　香附子 9

温中祛寒,行气止痛——气滞寒凝诸痛。

附子理中丸《阎氏小儿方论》:即理中丸加附子

温阳祛寒,益气健脾——脾胃虚寒。

八画

青蒿鳖甲汤《温病条辨》:青蒿 6　鳖甲 15　生地 12　知母 6　丹皮 9

养阴透热——热病后期,阴液耗伤,邪伏阴分。

苓甘五味姜辛汤《金匮要略》:茯苓 12　甘草 9　干姜 9　细辛 5　五味子 5

温肺化饮——寒饮咳嗽。

苓桂术甘汤《金匮要略》:茯苓 12　桂枝 9　白术 9　甘草 6

温阳化饮,健脾利湿——中阳不足,饮停心下之痰饮。

虎潜丸《丹溪心法》:黄柏　龟板　知母　熟地　陈皮　白芍　锁阳　虎骨　干姜

滋阴降火,强壮筋骨——肝肾阴亏之痿证。

易黄汤《傅青主女科》：山药 30　芡实 30　白果 12　黄柏 6　车前子 3

健脾渗湿，清热止带——湿热带下。

肾气丸《金匮要略》：熟地 24　山药 12　山茱萸 12　泽泻 9　茯苓 9　丹皮 9　桂枝 3　附子 3

温补肾阳——肾阳虚。

固经丸《丹溪心法》：龟板 20　白芍 20　黄芩 15　黄柏 10　椿根皮 15　香附 6

滋阴清热，固经止血——阴虚血热所致之崩漏。

固冲汤《医学衷中参西录》：白术 30　黄芪 18　煅龙骨 24　煅牡蛎 24　山茱萸 24　白芍 12　海螵蛸 12　茜草 9　棕榈炭 6　五倍子 2

益气健脾，固冲摄血——脾不统血之崩漏。

败毒散（又名人参败毒散）**《小儿药证直诀》**：羌活 10　独活 10　柴胡 10　川芎 10　前胡 10　枳壳 10　桔梗 10　人参 10　茯苓 10　甘草 5

益气解表，祛风寒湿——正气不足，外感风寒湿邪。

知柏地黄丸《医宗金鉴》：即六味地黄丸加知母、黄柏

滋阴降火——阴虚火旺。

金铃子散《素问病机气宜保命集》：金铃子 10　玄胡 10

疏肝泄热，活血止痛——肝郁化火所致之胁痛、痛经。

金锁固精丸《医方集解》：沙苑子 15　芡实 15　莲须 15　煅龙骨 10　煅牡蛎 10

补肾涩精——肾虚之遗精滑泄。

金沸草散《和剂局方》：旋覆花　麻黄　前胡　荆芥　半夏　赤芍　甘草

发散风寒，降气化痰——风邪犯肺，咳嗽痰多。

炙甘草汤（又名复脉汤）**《伤寒论》**：炙甘草 15　生地 30　阿胶 10　麦冬 10　麻仁 10　人参 9　生姜 9　桂枝 9　大枣 10 枚

益气养血，滋阴复脉——心气虚血少之脉结代心悸；虚劳咳嗽。

肥儿丸《和剂局方》:神曲　黄连　肉豆蔻　使君子　炒麦芽　槟榔　木香

杀虫消积,健脾清热——虫积腹痛,消化不良。

定喘汤《摄生众妙方》:白果9　麻黄9　苏子6　款冬花9　杏仁6　半夏9　桑白皮9　黄芩6　甘草3

宣降肺气,定喘化痰——哮喘。

实脾饮《济生方》:附子10　干姜10　白术10　茯苓10　厚朴10　木瓜10　木香10　草果仁10　槟榔10　炙甘草3

温阳健脾,行气利水——阳虚水肿。

河车大造丸《扶寿精方》:紫河车　生地　龟板　黄柏　杜仲　天冬　麦冬　怀牛膝　人参　茯苓　砂仁

益肾补肺,滋阴降火——肺肾阴虚。

泻青丸《小儿药证直诀》:当归　龙胆草　川芎　栀子　大黄　羌活　防风　加竹叶煎汤

清肝泻火——肝经郁火。

泻黄散《小儿药证直诀》:藿香叶　山栀仁　石膏　防风　甘草

泻脾胃伏火——脾胃伏火,症见口疮口臭,口燥唇干,烦渴易饥。

泻白散《小儿药证直诀》:桑白皮15　地骨皮12　炙甘草3　粳米9

泻肺清热,止咳平喘——肺热咳喘。

参苏饮《和剂局方》:人参6　苏叶9　葛根9　半夏9　前胡9　枳壳6　桔梗5　陈皮6　茯苓6　木香5　炙甘草5　另加生姜、大枣

益气解表,理气化痰——虚人外感风寒,内有痰饮。

参附汤《正体类要》:人参12　附子9

益气回阳——阳气暴脱。

参苓白术散《和剂局方》:人参15　茯苓15　白术15　莲肉15　薏苡仁15　山药15　扁豆12　砂仁6　桔梗6　甘草6

益气健脾,渗湿止泻——脾虚夹湿证。

建瓴汤《医学衷中参西录》:山药30　怀牛膝30　生赭石24

生龙骨 18　生牡蛎 18　生地 18　白芍 12　柏子仁 12　铁锈水

镇肝熄风，滋阴安神——肝阳上亢，兼见心神不安，而未至气血逆乱者。

九画

枳术汤《金匮要略》：枳实 18　白术 9

行气消痞——脾胃虚弱，食停气滞。

枳实薤白桂枝汤《金匮要略》：枳实 12　厚朴 12　薤白 9　桂枝 6　全瓜蒌 24

通阳散结，下气祛痰——气结较甚之胸痹。

枳实导滞丸《内外伤辨惑论》：大黄 9　枳实 9　神曲 9　茯苓 6　黄芩 6　黄连 6　白术 6　泽泻 6

消食导滞，清热祛湿——湿热食积。

枳实消痞丸《兰宝秘藏》：枳实 15　厚朴 12　人参 6　黄连 6　半夏曲 10　白术 10　茯苓 10　麦芽曲 10　炙甘草 5　干姜 5

行气消痞，健脾和胃——脾虚气滞，寒热互结，症见心下痞满，食少倦怠。

柏子养心丸《体仁汇编》：柏子仁　枸杞子　麦冬　当归　石菖蒲　茯神　玄参　熟地　甘草

养心安神，滋阴补肾——阴血亏虚，心肾失调，症见心烦神乱、失眠多梦、惊悸怔忡。

荆防败毒散《摄生从妙方》：羌活　独活　柴胡　前胡　荆芥　防风　枳壳　茯苓　桔梗　川芎　甘草

发汗解表，散风祛湿——外感风寒湿表证。

茵陈蒿汤《伤寒论》：茵陈 18　栀子 6　大黄 6

清热利湿退黄——湿热黄疸。

牵正散《杨氏家藏方》：白附子　白僵蚕　全蝎　各等分

祛风化痰止痉——风中经络，口眼歪斜（面瘫）。

厚朴温中汤《内外伤辨惑论》：厚朴 12　草豆蔻 9　陈皮 9　木香 6　干姜 6　茯苓 6　炙甘草 6

行气温中，燥湿除满——寒湿气滞证。

胃苓汤《丹溪心法》：即平胃散加五苓散

祛湿和胃，行气利水——水湿内盛之泄泻、水肿、小便不利。

咳血方《丹溪心法》：青黛 9　栀子 9　瓜蒌仁 9　海浮石 9　诃子 6

清肝宁肺，凉血止血——肝火犯肺，咳嗽咯血。

香砂枳术丸《景岳全书》：白术　砂仁　木香　枳实

消痞理气——脾胃气滞，脘腹痞满，不思饮食。

香砂六君子汤《古今名医方论》：即六君子汤加砂仁、木香

益气化痰，行气温中——脾胃气虚，痰阻气滞。

香薷散《和剂局方》：香薷 10　厚朴 6　白扁豆 6

祛暑解表，化湿和中——夏季乘凉饮冷，外感于寒，内伤于湿。

香苏散《和剂局方》：香附 12　苏叶 12　陈皮 6　甘草 6

疏散风寒，理气和中——外感风寒，内有气滞。

香连丸《兵部手集方》：黄连　木香

清热燥湿，行气化滞——湿热痢疾。

保元汤《博爱心鉴》：黄芪 10　人参 3　炙甘草 3　肉桂 2

益气温阳——虚损劳怯，元气不足。

保和丸《丹溪心法》：山楂 18　神曲 6　半夏 9　茯苓 9　陈皮 6　连翘 6　莱菔子 6

消食和胃——食积。

复元活血汤《医学发明》：柴胡 15　大黄 15　当归 9　红花 9　桃仁 9　天花粉 9　穿山甲 6　甘草 6

活血祛瘀，疏肝通络——跌打损伤，瘀血留于胸胁。

钩藤饮《医宗金鉴》：钩藤 9　羚羊角 0.3（磨粉冲服）　全蝎（去毒）1　天麻 6　人参 3　甘草 3

清热熄风，扶正祛邪——小儿热病惊风。

独参汤：人参

益气固脱——大出血或创伤后之虚脱、休克。

独活寄生汤《备急千金要方》：独活　桑寄生　杜仲　牛膝　细辛　秦艽　茯苓　肉桂心　防风　川芎　人参　甘草　当

归　芍药　地黄

祛风湿，止痹痛，益肝肾，补气血——肝肾不足，气血两虚之虚痹。

宣痹汤：木防己 15　杏仁 15　滑石 15　连翘 10　栀子 10　苡仁 15　半夏 10　赤小豆 15　晚蚕沙 10

清热祛湿，通络止痛——湿热痹。

冠心苏合丸《中国药典》：苏合香　冰片　乳香　檀香　青木香

芳香开窍，行气止痛——冠心病心绞痛。

养阴清肺汤《重楼玉钥》：生地 20　麦冬 15　玄参 15　白芍 10　贝母 10　丹皮 10　薄荷 5　甘草 5

养阴清肺，解毒利咽——白喉，以及属肺阴虚之咽喉疾患。

举元煎《景岳全书》：黄芪 18　人参 6　炙甘草 9　白术 6　升麻 6

益气升陷——气虚下陷。

活络效灵丹《医学衷中参西录》：当归 15　丹参 15　生明乳香 15　生明没药 15　煎服，或制散剂服

活血祛瘀，通络止痛——各种血瘀证。

济川煎《景岳全书》：肉苁蓉 10　当归 15　牛膝 9　泽泻 5　升麻 3　枳壳 3

温肾益精，润肠通便——肾虚便秘。

济生肾气丸（原名加味肾气丸）**《济生方》**：熟地　山药　山茱萸　泽泻　茯苓　丹皮　肉桂　附子　川牛膝　车前子

温补肾阳，利水消肿——肾虚水泛。

十画

泰山磐石散《景岳全书》：人参　黄芪　白术　炙甘草　当归　川芎　白芍　熟地　续断　糯米　黄芩　砂仁

益气健脾，养血安胎——胎动不安。

秦艽鳖甲散《卫生宝鉴》：地骨皮　柴胡　鳖甲　秦艽　知母　当归　青蒿　乌梅

滋阴养血，清热除蒸——阴虚火旺，骨蒸潮热。

真人养脏汤《和剂局方》：罂粟壳 15　诃子 12　肉豆蔻 10　人参 9　当归 9　白术 9　肉桂 6　白芍 15　甘草 6　木香 6

涩肠止泻，温中补虚——脾肾虚寒之久泻久痢。

真武汤《伤寒论》：附子 12　茯苓 12　白术 9　白芍 9　生姜 9

温阳利水——脾肾阳虚，水气内停。

都气丸《医贯》：即六味地黄丸加五味子

滋肾纳气——肾虚气喘。

桂枝汤《伤寒论》：桂枝 9　白芍 9　炙甘草 6　生姜 9　大枣 3 枚

解肌发表，调和营卫——外感风邪，营卫失调。

桂枝茯苓丸《金匮要略》：桂枝 6　茯苓 6　丹皮 6　桃仁 6　芍药 6

活血化瘀，缓消癥块——瘀阻胞宫证。

桂枝芍药知母汤《金匮要略》：桂枝　芍药　知母　麻黄　附子　生姜　白术　甘草

祛风除湿散寒，兼清热护阴——风寒湿痹反复发作，有郁而化热之象。

桂苓甘露饮《宣明论方》：滑石 30　石膏 30　寒水石 30　茯苓 15　猪苓 15　泽泻　白术 12　肉桂 3　甘草 6

清暑解热，化气利湿——暑湿证。

桂附八味丸：即六味地黄丸加肉桂、附子

温补肾阳——肾阳虚。

桃核承气汤《伤寒论》：桃仁 12　大黄 12　桂枝 9　芒硝 9　炙甘草 6

破血下瘀——下焦蓄血证。

桃红四物汤《医宗金鉴》：即四物汤加桃仁、红花

养血活血——月经超前，血多有块，色紫稠黏。

桃花汤《伤寒论》：赤石脂 25　干姜 6　粳米 25

温中涩肠止痢——虚寒痢。

夏枯草膏《医宗金鉴》：夏枯草　玄参　昆布　浙贝　桔梗　当归　白芍　红花　川芎　香附　陈皮　乌药　僵蚕　甘草

蜂蜜

软坚散结——瘰疬、痰核、腮腺炎等。

柴胡疏肝散《景岳全书》:柴胡9 香附9 川芎6 陈皮6 枳壳6 白芍6 甘草5

疏肝解郁,行气止痛——肝气郁滞证。

柴葛解肌汤《伤寒六书》:柴胡9 葛根9 黄芩9 羌活3 白芷3 白芍3 桔梗3 甘草3

解肌清热——感冒风寒、郁而化热。

柴葛解肌汤《医学心悟》:柴胡6 葛根6 黄芩6 知母6 生地6 丹皮6 芍药6 贝母6 甘草3 心烦加淡竹叶,谵语加石膏

解肌清热——表邪未解,化热入里(前方重在解肌,本方重在清暑)。

透脓散《外科正宗》:黄芪15 当归9 穿山甲5 皂角刺5 川芎9

托毒透脓——痈疡肿毒,内已成脓,无力外溃。

透脓散《医学心悟》:黄芪 皂角刺 白芷 川芎 牛蒡子 穿山甲 金银花 当归(上方加白芷、牛蒡子、金银花而成)

扶正祛邪,托毒溃脓——痈疡肿毒,脓成而无力外溃。

逍遥散《和剂局方》:柴胡9 当归9 白芍9 白术9 茯苓9 炙甘草5 生姜少许 薄荷少许

疏肝理脾——肝脾不和。

射干麻黄汤《金匮要略》:射干9 麻黄9 生姜9 细辛3 紫菀6 款冬花6 半夏9 五味子6 大枣3枚

宣肺祛痰,下气止咳——寒饮内停,咳嗽气逆,喉中痰鸣。

健脾丸《证治准绳》:白术15 人参9 山药9 茯苓9 神曲6 山楂6 炒麦芽6 陈皮6 木香6 砂仁6 肉豆蔻6 黄连6 甘草6

健脾和胃,消食止泻——脾虚停食证。

胶艾汤(又名芎归胶艾汤)**《金匮要略》**:阿胶9 艾叶9 当归9 白芍12 川芎6 生地15 甘草6

养血止血,调经安胎——冲任虚损之崩漏下血。

资生丸《先醒斋医学广笔记》:人参　白术　茯苓　甘草　陈皮　桔梗　藿香　蔻仁　山楂　麦芽　山药　苡仁　扁豆　芡实　莲肉　黄连　泽泻　砂仁

益气健脾,和胃渗湿,消食理气——脾胃虚弱,湿阻中焦,兼有热象。

凉膈散《和剂局方》:连翘 18　黄芩 6　栀子 6　大黄 9　芒硝 9　甘草 9

泻火通便,清上泻下——上中二焦火热证。

消风散《外科正宗》:荆芥　防风　牛蒡子　蝉蜕　苍术　苦参　石膏　知母　当归　胡麻仁　生地　木通　甘草各 3

疏风养血,清热除湿——风疹、湿疹。

消瘰丸《医学心悟》:玄参　煅牡蛎　贝母

消瘰养阴,化痰软坚——瘰疬痰核。

海藻玉壶汤《医宗金鉴》:海藻　昆布　贝母　半夏　青皮　陈皮　川芎　当归　独活　连翘　海带　生甘草

消瘿散结,化痰软坚——瘿瘤。

涤痰汤:半夏　胆南星　橘红　枳实　茯苓　人参　石菖蒲　竹茹　甘草　生姜　大枣

涤痰开窍——中风痰迷心窍,舌强不能言。

益胃汤《温病条辨》:生地 15　麦冬 15　北沙参 9　玉竹 5　冰糖 3

养阴益胃——热病伤阴,烦热口渴。

调胃承气汤《伤寒论》:大黄 12　芒硝 10　炙甘草 6

缓下热结——阳明热结,燥实而无痞满之证。

通窍活血汤《医林改错》:桃仁 6　红花 9　赤芍 3　川芎 3　老葱 3 根　生姜 9　大枣 5 枚　麝香 0.15　黄酒半斤

活血通窍——头部瘀血。

桑杏汤《温病条辨》:桑叶 9　杏仁 9　沙参 9　浙贝 6　香豉 6　栀皮 6　梨皮 10

轻宣温燥——外感温燥证。

桑菊饮《温病条辨》:桑叶 9　菊花 9　连翘 9　芦根 12　杏仁 9　桔梗 6　薄荷 3　甘草 3

疏风清热，宣肺止咳——外感风热，上犯肺系。

桑螵蛸散《本草衍义》：桑螵蛸 10　龙骨 15　龟板 15　人参 9　茯神 12　当归 9　菖蒲 6　远志 6

调补心肾，涩精止遗——心肾两虚，肾关不固之小便频数或遗尿遗精。

桑麻丸：嫩桑叶 500　黑芝麻 125　白蜜 500

补益肝肾，清利头目——阴虚口燥，头昏眼花。

十一画

理中丸《伤寒论》：人参 9　干姜 9　白术 9　炙甘草 9

温中散寒，补气健脾——脾胃虚寒证。

黄土汤《金匮要略》：灶心黄土 30　白术 10　附子 10　阿胶 10　生地 10　黄芩 10　甘草 6

温阳健脾，养血止血——脾不统血之便血、崩漏。

黄龙汤《伤寒六书》：大黄 12　芒硝 10　枳实 9　厚朴 9　当归 9　人参 6　甘草 3

攻下热结，益气养血——热结里实，气血不足。

黄芪建中汤《金匮要略》：即小建中汤加黄芪

温中补气，和里缓急——脾胃虚寒腹痛并兼自汗、气短、困倦者。

黄芪桂枝五物汤《金匮要略》：黄芪 10　白芍 10　桂枝 10　生姜 18　大枣 4 枚

益气温经，和血通痹——营卫气血不足，邪入血分而成血痹，症见肌肤顽麻痹痛。

黄芩汤《伤寒论》：黄芩 10　芍药 10　甘草 3　大枣 4 枚

清热止痢，和中止痛——邪热入里，腹痛下利。

（治痢诸方多由此方发展而来。）

黄连解毒汤 崔氏方录自《对台秘要》：黄连 9　黄芩 6　黄柏 6　栀子 9

泻火解毒——三焦火毒热盛证。

菊花茶调散《银海精微》：菊花　川芎　荆芥　细辛　甘草　防风　白芷　薄荷　羌活　僵蚕　蝉蜕

疏风止痛，清利头目——风热上犯头目之头晕目眩及偏正头痛。

萆薢分清饮《丹溪心法》：萆薢 10　石菖蒲 10　益智仁 10　乌药 10

温肾利湿，分清化浊——虚寒白浊。

萆薢分清饮《医学心悟》：萆薢 12　车前子 10　茯苓 6　黄柏 6　白术 6　莲子心 6　丹参 6　石菖蒲 3

清热利湿，分清化浊——湿热下注之白带

银翘散《温病条辨》：银花 15　连翘 15　牛蒡子 6　薄荷 6　桔梗 6　淡豆豉 6　荆芥穗 5　竹叶 5　甘草 5

辛凉透表，清热解毒——温热病初起，邪在卫分。

猪苓汤《伤寒论》：猪苓 9　茯苓 9　泽泻 9　阿胶 9　滑石 9

利水清热养阴——水热互结证。

麻黄汤《伤寒论》：麻黄 9　桂枝 6　杏仁 6　炙甘草 3

发汗解表，宣肺平喘——外感风寒表实证。

麻黄杏仁甘草石膏汤《伤寒论》：麻黄 10　杏仁 9　甘草 6　石膏 20

辛凉宣肺，清热平喘——表邪未解，肺热咳喘。

麻黄附子细辛汤《伤寒论》：麻黄 6　制附子 6　细辛 3

助阳解表——阳虚外感表证。

发汗解表，宣肺平喘——外感风寒表实证。

麻子仁丸《伤寒论》：麻仁 20　杏仁 10　白芍 10　枳实 9　大黄 12　厚朴 9

润肠通便——肠胃燥热，大便秘结。

旋覆代赭汤《伤寒论》：旋覆花 10　代赭石 15　生姜 10　人参 6　半夏 10　炙甘草 6　大枣 4 枚

降逆化痰，益气和胃——中虚痰结，胃气上逆。

清气化痰丸《医方考》：胆南星 9　瓜蒌仁 6　黄芩 6　制半夏 9　陈皮 6　杏仁 6　枳实 6　茯苓 6

清热化痰，行气止咳——痰热咳嗽。

清金化痰汤《统旨方》：黄芩 15　栀子 15　知母 15　桑白

皮15　瓜蒌仁15　川贝9　麦冬9　橘红9　茯苓9　桔梗9　甘草3

清肺化痰——肺热痰稠。

清胃散《兰宝秘藏》：黄连6　生地10　丹皮10　升麻6　当归6

清胃凉血——胃有积热，火气上攻之牙龈肿痛。

清骨散《证治准绳》：银柴胡9　胡黄连6　地骨皮9　知母6　秦艽6　青蒿6　鳖甲9　甘草3

清虚热退骨蒸——骨蒸潮热。

清营汤《温病条辨》：犀角3　生地15　玄参9　麦冬9　竹叶心3　丹参6　黄连5　银花9　连翘9

清营解毒，透热养阴——热入营分证。

清暑益气汤《温热经纬》：西洋参5　石斛15　麦冬9　黄连3　竹叶6　荷梗10　知母6　甘草3　粳米15　西瓜翠衣30

清暑益气，养阴生津——感受暑热，气津两伤。

清肺汤《医宗金鉴》：知母　贝母　黄芩　桑白皮　麦冬　天冬　橘红　甘草

清肺润燥，化痰止咳——肺热燥咳。

清燥救肺汤《医门法律》：桑叶10　石膏15　麦冬6　人参3　胡麻仁3　阿胶6　杏仁6　枇杷叶3　甘草3

清燥润肺——温燥伤肺（燥热伤肺之重证）。

清瘟败毒饮《疫疹一得》：生石膏　生地　犀角　栀子　桔梗　黄芩　知母　赤芍　玄参　连翘　甘草　丹皮　鲜竹叶

清热解毒，凉血泻火——瘟疫热毒，气血两燔。

清心莲子饮《和剂局方》：黄芩　麦冬　地骨皮　车前子　炙甘草　石莲肉　白茯苓　黄芩　人参

清心火，益气阴，止淋浊——心火偏亢，气阴两虚，湿热下注。

羚角钩藤汤《通俗伤寒论》：羚羊角5　钩藤10　桑叶6　菊花9　鲜生地15　白芍9　川贝12　竹茹15　茯神9　甘草3

凉肝熄风，增液舒筋——肝经热盛，热极动风。

十二画

琼玉膏（申铁瓮方，录自《洪氏集验方》）：人参 1.5 斤　生地 16 斤　茯苓 3 斤　白蜜 10 斤

滋阴润肺，益气补脾——肺肾阴虚，干咳少痰。

葛根黄芩黄连汤《伤寒论》：葛根 15　黄芩 9　黄连 9　甘草 6

解表清里——表证未解，里热已炽之协热下利。

葶苈大枣泻肺汤《金匮要略》：葶苈子 9　大枣 4 枚

泻肺行水，下气平喘——痰涎壅盛，咳喘胸满。

越鞠丸《丹溪心法》：香附　川芎　苍术　神曲　栀子各等分

行气解郁——气郁为主，兼有血、痰、火、湿、食诸郁之轻证。

紫金锭（见玉枢丹）

紫雪丹《外台秘要》：石膏　寒水石　滑石　磁石　犀角　羚羊角　青木香　沉香　玄参　升麻　炙甘草　丁香　芒硝　硝石　麝香　朱砂　黄金

清热开窍，熄风止痉——热邪内陷心包，热盛动风证。

痛泻要方（刘草窗方）：白术 10　白芍 10　陈皮 6　防风 5

补脾柔肝，缓急止痛——肠鸣腹痛，大便泄泻（痛泻）。

温经汤《金匮要略》：吴茱萸　桂枝 9　当归 9　白芍 9　川芎 9　人参 6　阿胶 9　丹皮 6　生姜 9　半夏 9　麦冬 9　甘草 6

温经散寒，祛瘀养血——冲任虚寒，瘀血阻滞证。

温胆汤《三因极一病证方论》：半夏 10　竹茹 10　枳实 6　橘皮 6　茯苓 6　炙甘草 3

理气化痰，清胆和胃——胆胃不和，痰热内扰证。

温脾汤《备急千金要方》：大黄 12　附子 9　干姜 6　人参 6　甘草 6

攻下寒积，温补脾阳——寒积腹痛。

普济消毒饮(《东垣试效方》,录自《普济方》):黄芩　黄连　陈皮　甘草　玄参　柴胡　桔梗　连翘　板蓝根　马勃　牛蒡子　薄荷　僵蚕　升麻

清热解毒,疏风散邪——大头瘟(面颈部急性感染)。

疏凿饮子《济生方》:泽泻　赤小豆　商陆　羌活　大腹皮　椒目　木通　秦艽　槟榔　茯苓皮　姜皮

泻下逐水,疏风发表——阳水实证,遍身水肿。

犀角地黄汤《备急千金要方》:犀角6　生地30　赤芍12　丹皮9

清热解毒,凉血散瘀——热入血分证。

犀黄丸《外科证治全生集》:牛黄　麝香　乳香　没药　黄米饭

清热解毒,化痰散结,活血祛瘀——乳岩,横痃,瘰疬,痰核,流注。

十三画

蒿芩清胆汤《重症通俗伤寒论》:青蒿6　竹茹9　半夏5　赤茯苓9　黄芩9　枳壳5　陈皮5　碧玉散(滑石、甘草、青黛)9

清胆利湿,和胃化痰——胆经湿热,痰浊中阻。

暖肝煎《景岳全书》:小茴香　肉桂6　当归9　枸杞9　乌药6　沉香3　茯苓6

温补肝肾,行气止痛——肝肾虚寒,气机阻滞之少腹痛,疝气痛。

新加香薷饮《温病条辨》:香薷6　银花9　鲜扁豆花9　厚朴6　连翘9

祛暑解表,清热化湿——暑温初起,复感于寒,症见发热头痛,恶寒无汗,口渴面赤,胸闷不舒。

新加黄龙汤《温病条辨》:生地15　玄参15　麦冬15　人参5　大黄9　芒硝5　甘草6　当归5　海参2条　姜汁6匙

泄热通便,滋阴益气——热结里实,气阴不足。

新制橘皮竹茹汤《温病条辨》:橘皮9　竹茹9　柿蒂9

姜汁3匙

理气降逆,清热止呃——胃热呃逆。

槐花散《本事方》:槐花12　侧柏叶12　荆芥穗6　枳壳6

清肠止血,疏风下气——肠风脏毒下血。

槐角丸《和剂局方》:槐角　防风　地榆　当归　黄芩　枳壳

清肠止血,疏风利气——肠风下血,痔疮,脱肛属风邪热毒或湿热者。

十四画

酸枣仁汤《金匮要略》:酸枣仁　茯苓　知母　川芎　甘草

养血安神,清热除烦——肝血不足,阴虚内热之虚烦不眠。

磁朱丸《备急千金要方》:磁石　朱砂　神曲

重镇安神,潜阳明目——心肾不交之心悸失眠,视物昏花。

膈下逐瘀汤《医林改错》:桃仁9　红花9　当归9　川芎6　赤芍6　丹皮6　五灵脂6　乌药6　玄胡6　香附5　枳壳5　甘草3

活血化瘀,行气止痛——膈下瘀血。

滚痰丸(王隐君方):礞石　大黄　黄芩　沉香

泻火逐痰——实热顽痰,症见癫狂惊悸,或咳喘痰稠,或胸脘痞闷。

缩泉丸《妇人良方》:乌药　益智仁各等分

温肾祛寒,缩尿止遗——膀胱虚寒,小便频数或遗尿不止。

十五画以上

增液汤《温病条辨》:玄参30　麦冬24　生地24

滋阴增液——热病耗损津液。

增液承气汤《温病条辨》:即增液汤加大黄、芒硝

滋阴增液,泄热通便——热结阴亏证。

镇肝熄风汤《医学衷中参西录》:怀牛膝30　代赭石30　生龙骨15　生牡蛎15　生龟板15　白芍15　玄参15　天冬15　川楝